国家卫生健康委员会"十三五"规划教材

全国高等职业教育教材

供医学影像技术、放射治疗技术专业用

医学影像设备学

第4版

主　编　黄祥国　李　燕

副主编　刘颖辉　史晓霞　刘　红

编　者（以姓氏笔画为序）

马敬研（天津医学高等专科学校）

王衍子（山东医学高等专科学校）

史晓霞（内蒙古科技大学包头医学院）

刘　红（上海健康医学院）

刘颖辉（白城医学高等专科学校）

李　燕（雅安职业技术学院）

杨海峰（山东新华医疗器械股份有限公司）

吴春兴（中山大学附属第三医院）

岳若蒙（南阳医学高等专科学校）

周　晚（咸阳职业技术学院）

周　鑫（江西医学高等专科学校）

胡　昊（肇庆医学高等专科学校）

秦志刚（四川卫生康复职业学院）

黄祥国（永州职业技术学院）

董晓军（湖南医药学院）

蒋彬斌（永州职业技术学院）

蔡惠芳（北京卫生职业学院）

人民卫生出版社

·北京·

图书在版编目（CIP）数据

医学影像设备学/黄祥国,李燕主编. —4版. —
北京：人民卫生出版社,2020.8（2024.11重印）
ISBN 978-7-117-30248-7

Ⅰ.①医… Ⅱ.①黄…②李… Ⅲ.①影像诊断–医
疗器械学 Ⅳ.①R445

中国版本图书馆 CIP 数据核字（2020）第 130098 号

人卫智网	www.ipmph.com	医学教育、学术、考试、健康,
		购书智慧智能综合服务平台
人卫官网	www.pmph.com	人卫官方资讯发布平台

医学影像设备学
Yixue Yingxiang Shebeixue
第 4 版

主　　编：黄祥国　李　燕
出版发行：人民卫生出版社（中继线 010-59780011）
地　　址：北京市朝阳区潘家园南里 19 号
邮　　编：100021
E - mail：pmph @ pmph.com
购书热线：010-59787592　010-59787584　010-65264830
印　　刷：廊坊十环印刷有限公司
经　　销：新华书店
开　　本：850×1168　1/16　印张：15　插页：8
字　　数：475 千字
版　　次：2002 年 9 月第 1 版　　2020 年 8 月第 4 版
印　　次：2024 年 11 月第 9 次印刷
标准书号：ISBN 978-7-117-30248-7
定　　价：58.00 元

打击盗版举报电话：010-59787491　E-mail：WQ @ pmph.com
质量问题联系电话：010-59787234　E-mail：zhiliang @ pmph.com

为深入贯彻党的二十大精神及全国教育大会精神,落实《国家职业教育改革实施方案》对高等卫生职业教育改革发展的新要求,服务新时期经济社会发展和"健康中国"战略的实施,人民卫生出版社经过充分的调研论证,组织成立了全国高等职业教育医学影像技术、放射治疗技术专业教育教材建设评审委员会,于2018年启动了医学影像技术、放射治疗技术专业规划教材第四轮修订。

全国高等职业教育医学影像技术专业规划教材第一轮共8种于2002年出版,第二轮共10种于2010年出版,第三轮共11种于2014年出版。本次修订结合《普通高等学校高等职业教育(专科)专业目录(2015年)》新增放射治疗技术专业人才培养的迫切需要,在全国卫生行指委及相关专指委、分委会的全程指导和全面参与下,以最新版专业教学标准为依据,经过全国高等职业教育医学影像技术、放射治疗技术专业教育教材建设评审委员会广泛、深入、全面地分析与论证,确定了本轮修订的基本原则。

1. **统筹两个专业** 根据医学影像技术、放射治疗技术专业人才培养需要,构建各自相对独立的教材体系。由于两个专业的关联性较强,部分教材设置为专业优选或共选教材,在教材适用专业中注明。

2. **对接岗位需要** 对接两个专业岗位特点,全面贴近工作过程。本轮修订对课程体系作了较大调整,将《医学影像成像原理》《医学影像检查技术》调整为《X线摄影检查技术》《CT检查技术》《MRI检查技术》,将《超声诊断学》《核医学》调整为《超声检查技术》《核医学检查技术》,并根据医学影像技术、放射治疗技术专业特点编写了相应的《临床医学概要》。

3. **融合数字内容** 本轮修订充分对接两个专业工作过程与就业岗位需要,工作原理、设备结构、操作流程、图像采集处理及识读等岗位核心知识与技能,通过精心组织与设计的图片、动画、视频、微课等给予直观形象的展示,以随文二维码的形式融入教材,拓展了知识与技能培养的手段和方法。

本套教材共18种,为国家卫生健康委员会"十三五"规划教材,供全国高等职业教育医学影像技术、放射治疗技术专业选用。

教材目录

序号	教材名称	版次	主编		适用专业	配套教材
1	影像电子学基础	第4版	鲁 雯	郭树怀	医学影像技术、放射治疗技术	√
2	临床医学概要		周建军	王改芹	医学影像技术、放射治疗技术	
3	医学影像解剖学	第2版	辛 春	陈地龙	医学影像技术、放射治疗技术	√
4	医学影像设备学	第4版	黄祥国	李 燕	医学影像技术、放射治疗技术	√
5	X线摄影检查技术		李 萌	张晓康	医学影像技术	√
6	CT检查技术		张卫萍	樊先茂	医学影像技术	√
7	MRI检查技术		周学军	孙建忠	医学影像技术	√
8	超声检查技术		周进祝	吕国荣	医学影像技术	√
9	核医学检查技术		王 辉		医学影像技术	
10	介入放射学基础	第3版	卢 川	潘小平	医学影像技术	√
11	医学影像诊断学	第4版	夏瑞明	刘林祥	医学影像技术、放射治疗技术	√
12	放射物理与防护	第4版	王鹏程	李迅茹	医学影像技术、放射治疗技术	
13	放射生物学		姚 原		放射治疗技术	
14	放射治疗设备学		石继飞		放射治疗技术	√
15	医学影像技术		雷子乔	郑艳芬	放射治疗技术	√
16	临床肿瘤学		李宝生		放射治疗技术	
17	放射治疗技术	第4版	张 涛		放射治疗技术、医学影像技术	√
18	放射治疗计划学		何 侠	尹 勇	放射治疗技术	√

第二届全国高等职业教育医学影像技术、放射治疗技术专业教育教材建设评审委员会名单

主 任 委 员

舒德峰　周进祝

副主任委员

付海鸿　李宝生　王鹏程　余建明　吕国荣

秘 书 长

李　萌　窦天舒

委　　员（以姓氏笔画为序）

韦中国　邓小武　田　野　刘媛媛　齐春华　李迅茹
李真林　辛　春　张卫萍　张晓康　张景云　陈　凝
陈　懿　罗天蔚　孟　祥　翁绳和　唐陶富　崔军胜
傅小龙　廖伟雄　樊先茂　濮宏积

秘　　书

裴中惠

主　编　蒋彬斌　黄祥国

副主编　杨海峰　史晓霞　李　燕

编　者（以姓氏笔画为序）

马敬研（天津医学高等专科学校）

王衍子（山东医学高等专科学校）

史晓霞（内蒙古科技大学包头医学院）

刘　红（上海健康医学院）

刘颖辉（白城医学高等专科学校）

李　燕（雅安职业技术学院）

杨海峰（山东新华医疗器械股份有限公司）

吴春兴（中山大学附属第三医院）

陈宗桂（湖南医药学院）

岳若蒙（南阳医学高等专科学校）

周　晚（咸阳职业技术学院）

周　鑫（江西医学高等专科学校）

赵李湘（永州职业技术学院）

胡　昊（肇庆医学高等专科学校）

秦志刚（四川卫生康复职业学院）

唐高华（永州职业技术学院）

黄祥国（永州职业技术学院）

董晓军（湖南医药学院）

蒋彬斌（永州职业技术学院）

蔡惠芳（北京卫生职业学院）

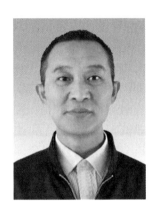

黄祥国,副教授,永州职业技术学院教学名师及名师工作室主持人、"教学科研拜师结对"导师,全国医学影像技术高职教育专业委员会委员、湖南省医学影像科技与教育委员会委员、永州市放射学专业委员会委员。主要研究方向:医学成像分析和医学图像处理。

主编国家规划教材 4 部,参编人民卫生出版社改革创新教材 5 部,主持规划并核心参与"湖南省职业院校医学技术示范性特色专业群"等省级及以上重点项目建设 5 项,荣获"湖南省黄炎培职业教育奖"杰出教师奖、湖南省高职教育教学管理工作先进个人、湖南省职业教育教学成果三等奖、永州市科研成果三等奖、永州市优秀教师等荣誉。

寄语:

医学影像技师既是影像医师的"双臂",又是临床医师的"双眼";既是具有熟练操作技能的影像设备工程师,又是能配合临床医师诊疗疾病的医学物理师,"双师"素质集于一身。你们与医师一道,除人类之病痛,助健康之完美。望同学们勿忘初心,德高医精,薪火相传!

主编简介与寄语

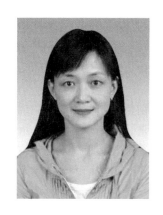

李燕,副教授,四川雅安职业技术学院优秀骨干教师、医疗设备应用技术专业负责人,全国食品药品职业教育教学指导委员会医疗器械专业教学指导委员会委员。主要研究方向:影像设备及医用物理。

主编或副主编国家规划教材《医学影像设备学》《医学影像设备学实训与学习指导》《医用物理》《物理应用基础》4部。主持或主研省级科研课题1项、院级科研课题4项,发表论文多篇。在本院示范性高等职业院校、优质高等职业院校等省级项目建设中,主持教材建设和实训室建设工作。指导学生参加全国职业院校医学影像技术专业实践技能大赛荣获一等奖和优秀指导教师奖各1项。

寄语:

随着医学影像的发展,临床诊疗越来越依赖于影像设备,影像人才的需求量大大提升,同时影像设备更新换代的周期正在逐渐缩短。在机遇和挑战面前,望同学们树立终身学习的观念,不断学习新理论、新技术,在黑白影像中书写人生华彩。

　　《医学影像设备学》第4版是国家卫生健康委员会"十三五"规划教材、全国高等职业教育教材。教材以第3版为基础，认真落实党的二十大精神进教材相关要求，吸纳广大高职院校提出的宝贵意见，根据医学影像技术、放射治疗技术专业培养目标，以"必需、够用、实用"为原则推陈出新，删繁就简，力争实现教材内容与职业岗位能力需求紧密对接。全书整体上强调"三基"（基本知识、基本理论、基本技能）、体现"五性"（思想性、科学性、先进性、启发性、适用性），进一步突出了专业特色，更加符合高素质技术技能人才的培养需求。

　　全书共分九章。第一章绪论，简要介绍了医学影像设备的发展历程和应用特点；第二章至第五章，对X线发生装置、诊断X线机、数字X线设备、X线计算机体层成像设备的基本结构、工作原理等作了重点阐述；第六章至第八章分别介绍了磁共振、超声和核医学成像设备；第九章对医学图像存储与通讯系统（PACS）作了简要介绍。全书在内容上力求把握主体，选材适当，同时注重与其他课程之间的联系和衔接，通过本书的学习可以构建较为系统和扎实的医学影像设备知识结构，具有较强的设备操作和使用技能，为学习后续课程和从事临床实践奠定基础。

　　本书是集体智慧的结晶，参加编写的有20位编者（含数字内容），每一章节都由多位编者共同完成，章后编者署名皆以编者姓氏笔画为序。在教材编写过程中，永州职业技术学院、内蒙古科技大学包头医学院、上海健康医学院、山东新华医疗器械股份有限公司等单位的领导和同仁给予了多方面的关心、支持和帮助，在此一并致谢。同时，对为本书提出许多宝贵意见和建议的教师、行业专家，以及为本书累积经验和提供参考的第3版教材编写人员，表示最诚挚的敬意和衷心的感谢。

　　医学影像设备的发展日新月异，加之编写经验和水平有限，书中不足之处在所难免，敬请读者们批评指正。

黄祥国　李　燕
2023 年 10 月

教学大纲

目 录

第一章 绪论

自学要点

　　图像科学是现代科学技术领域中的一个重要分支,它包括图像的形成、获取、传输、存储、处理、分析与识别等研究内容。生物医学图像学(biomedical imaging,BMI)是图像科学研究领域中的重要学科,是 20 世纪生物医学工程(biomedical engineering,BME)领域中发展最为迅速的学科之一。在 BMI 研究中,包含两个相对独立的研究方向:医学成像系统(medical imaging system)和医学图像处理(medical image processing)。医学成像系统主要研究生物医学图像的形成过程,包括对成像原理、成像设备、成像系统分析等问题的研究。医学图像处理是指对已经获得的医学图像作进一步分析处理,其目的或者是使原来不够清晰的图像复原,或者是为了突出图像中的某些特征信息,或者是对图像作模式分类等。由于医学图像能提供生物体内脏器、组织、细胞甚至分子水平的相关信息,能以形象直观的形式,向我们展示人体内部的结构形态与脏器功能信息,现已成为临床检查与诊断最重要的手段之一。

　　医学成像系统涉及理学、工学、医学等各个学科领域,是生物医学、物理学、电子技术、计算机技术、材料科学与精细加工等多种高新技术相互渗透的产物。随着系统中的成像设备种类日益增多,结构也越来越复杂,20 世纪 90 年代已形成较为完整的医学影像设备体系,医学影像设备学也由此建立。

教学参考

　　医学影像设备学是以医学图像形成过程中的成像设备为研究对象,以成像设备的基本构造、工作原理、维护保养、安装维修、使用方法、操作规程等为研究内容,已成为 BME 领域中的一门新的学科。

第一节　医学影像设备发展历程

　　自 1895 年德国物理学家伦琴(Wilhelm Conrad Rontgen)发现 X 线(X-ray)、并用 X 线为其夫人拍摄了世界上第一张 X 线照片以后,X 线便广泛应用于多个领域,特别是在临床诊断上发挥着极其重要的作用。在此后的一百多年中,随着现代科学技术的不断进步,特别是计算机技术的快速发展,各种医学影像设备不断涌现,临床诊断的准确性、敏感性、特异性、快速性、无创伤性不断提高,并已从单一的 X 线机(X-ray machine)发展到包括 X 线计算机体层成像(X-ray computed tomography,X-CT)、计算机 X 线摄影(computed radiography,CR)、数字 X 线摄影(digital radiography,DR)、磁共振成像(magnetic resonance imaging,MRI)、超声(ultrasound,US)成像、核医学(nuclear medicine)成像如单光子发射型计算机体层成像(single-photon emission computed tomography,SPECT)和正电子发射型计算机体层成像(positron emission tomography,PET)等多类设备组成的医学影像设备体系,促进了医学影像诊断学(di-

笔记

agnostic imageology）以及在动态监视下诊断和治疗的介入放射学（interventional radiology）等多种学科的发展。

一、X 线设备的发展

（一）X 线机的发展

X 线发现伊始即应用到了医学领域。X 线成像是基于 X 线的物理特性（直线传播、穿透作用、荧光作用、感光作用）和受检体内组织密度、厚度的差别。当均匀的 X 线束透过受检体时，由于不同方向受检体解剖结构不同，X 线衰减程度有差异，透射到探测器的 X 线剂量不一样，从而形成具有一定灰度等级的灰阶图像。早期的 X 线机，因 X 线剂量小、成像时间长、空间分辨率低，故仅用于密度差别明显的骨折和体内异物的诊断。

迄今，X 线管（X-ray tube）经历了四次重大发展：①从早期的充气管发展到真空管，提高了 X 线量的可控性（1913 年），使 X 线机由初始阶段发展到实用阶段；②从固定阳极发展到旋转阳极，提高了 X 线管的输出功率和图像质量（1929 年），使 X 线机进入到提高完善阶段；③高速旋转阳极和复合材料阳极靶面的应用，进一步提高了 X 线管的输出功率和连续负荷能力（20 世纪 60 年代）；④阳极直冷、电子束定位、飞焦点等新技术的应用，使 X 线管的连续负荷能力提高到了一个更高的水平（2003 年）。

高压发生装置早期使用的是感应线圈、裸高压线，输出电压不高，防电击性能差。直到 1910 年工频升压、高压真空管整流技术及 1928 年高压电缆的应用，X 线机才具有了防电击、防辐射的功能。20 世纪 60~70 年代，随着自动控制、程序控制技术的应用，由于采用是分离式元器件，大型 X 线机变得十分复杂，高压发生装置也很庞大和笨重。1982 年，大功率、高电压的逆变电路进入实用化阶段，加之随后计算机技术的应用，高压发生装置由繁到简、由重变轻，具有了高度集成化的特点。

早期的荧光屏透视，操作者必须在暗室中操作。1951 年出现了影像增强器（image intensifier，I.I），使工业电视技术引入到了 X 线机之中。X 线电视（X-ray television，X-TV）透视可在明室中进行，将操作者从暗室中解脱了出来，使 X 线机发生了一次划时代的革命，X 线机的发展也进入到了影像增强器阶段。20 世纪 70 年代，多功能遥控床得到广泛应用，操作者可在胃肠检查过程中远离遥控床，在控制室中遥控操作。20 世纪 60~90 年代，电影和录像技术也曾引入到 X-TV 中，曾是心血管专用机动态器官检查影像的主要记录方式。21 世纪初，随着平板探测器（flat panel detector，FPD）的广泛应用，X 线电影和录像也随之淡出历史舞台，I.I 和 X-TV 在 X 线成像中的应用也将逐渐成为历史。

20 世纪 80 年代，随着计算机技术和 X 线探测技术在 X 线成像中的应用，CR、DR、数字减影血管造影（digital subtraction angiography，DSA）系统先后应用于临床，X 线机发展到了数字化阶段。CR、DR、DSA 具有强大的数字图像后处理功能，具有曝光剂量小和宽容度大等优点，获得的数字图像可直接纳入医学图像存储与传输系统（picture archiving and communication systems，PACS）。DSA 扩大了血管造影的应用范围，具有微创、实时成像、对比度分辨率高、安全、简便等特点。20 世纪 90 年代中期，FPD 型 DR 开始兴起，并逐步取代 CR，广泛应用于临床诊断。

X 线机作为医学影像设备大家庭中的一名老成员，可用于包括呼吸、循环、泌尿生殖、骨骼、中枢神经、五官等人体各部位、各系统的 X 线检查，至今仍是基本的、有效的临床检查设备之一，特别是对肺、骨骼、胃肠道和心血管（尤其是冠状动脉）的 X 线诊断，仍占有重要或主导地位。

总之，X 线机的发展，经历了五个阶段：①初始阶段；②实用阶段；③提高完善阶段；④影像增强器阶段；⑤数字化阶段。

（二）CT 设备的发展

1972 年，英国工程师豪斯菲尔德（G. N. Hounsfield）在英国放射学会上宣布了世界上首台用于颅脑检查的 CT 设备研制成功。他于 1979 年与美国物理学家柯玛克（A. M. Cormack）共同荣获了诺贝尔生理学医学奖。CT 的成功研制和临床应用，极大地促进了医学影像技术的发展，为现代医学影像设备体系的建立奠定了基础，被誉为是自伦琴发现 X 线以来的又一里程碑。

20 世纪 70 年代后的 30 年间，CT 设备更新了四代，扫描时间由最初的 3~5min 缩短到了 0.5s 甚至更短，空间分辨力提高到 0.1mm 量级以上。20 世纪 80 年代先后研制开发的超高速 CT（ultra-fast CT，UFCT）、螺旋 CT（helical/spiral CT，SCT），以及现今广泛应用于临床的多层螺旋 CT（multislice spiral CT，

MSCT），进一步扩大了CT的检查范围，提高了病变的检出率和诊断的准确率。不管是CT的发展历程，还是CT的发展趋势，都是从以下几个方面提高设备的应用性能：

1. 提高速度 它主要包括提高扫描速度和提高重建及处理速度两个方面。CT扫描速度越快，越能清晰地定格人体运动器官，这对心脏扫描、急症和小儿的CT检查尤为关键。早期CT主要在提高轴向扫描速度方面做文章，随着MSCT的发展，提高扫描速度的着力点放在了提高容积扫描速度方面。图像重建及处理速度的提高得益于并行处理、多处理器工作站、多工作站流水作业、SCSI硬盘阵列数据存储、光缆传输、千兆网络、专用图像处理软件等计算机新技术的应用。

2. 提高图像质量

（1）空间分辨率（spatial resolution）：指在高对比度条件下（对比度差异大于10%），能够鉴别出细微结构差别的能力。对于容积扫描，垂直于纵轴（X，Y）平面内的空间分辨率，与扫描视野（field of view，FOV）成反比，与重建矩阵成正比。采用（X，Y）平面飞焦点技术，可以使获得的原始扫描数据加倍，从而使分辨率大幅提高，可达每厘米30线对（30LP/cm）甚至更高。

（2）Z轴空间分辨率：在单排探测器阶段，Z轴空间分辨率很低，其高低与轴向扫描的厚度成反比，厚度越小，重建出来的Z轴平面的图像分辨率越高。多层螺旋CT诞生后，由于探测器的排间距与各排探测器的单元间隔相同，可以达到0.5mm，并且可以采用无间隙的容积扫描，因此Z轴平面的图像在特定的扫描视野时，可以和轴向分辨率相同，这就是所谓的各向同性。同样，Z轴飞焦点技术可以使Z轴方向的数据加倍，相当于CT探测器的排数加倍，从而使Z轴平面的图像分辨率也达到30LP/cm甚至更高。

（3）时间分辨率：指采集到可以重建一层完整的图像数据所需的最短时间。对采用容积扫描的多层螺旋CT来说，其时间分辨率可分为轴向时间分辨率和Z轴时间分辨率。轴向时间分辨率指垂直于纵轴平面内的时间分辨率，可理解为轴向扫描时间的倒数，通常直接用扫描时间来表示，扫描时间越短越好；为了缩短扫描时间，有的采用气动驱动技术使扫描架旋转一周的时间缩短到0.27s甚至更短，有的采用双源技术将两套数据叠加，进而使获取一层图像所需的扫描时间缩短到83ms（毫秒）以下。对多层螺旋CT来讲，Z轴时间分辨率也就是容积时间分辨率，可理解为完成整个活动器官扫描所需的最短时间；对于数十或数百层的多层螺旋CT来说，由于探测器宽度足以覆盖整个活动器官，它在Z轴方向的扫描数据是同时获得的，Z轴时间分辨率取决于轴向时间分辨率。

3. 拓展应用范围

（1）心脏扫描：心脏扫描对时间分辨率要求很高。一般来说，只有使用16排以上的探测器、扫描架旋转一周所需时间小于0.5s的多层螺旋CT，才能较好地完成心脏扫描。心脏扫描通常使用半重建算法（cardiac half Recon，CHR）即心脏单扇区重建技术来提高时间分辨率。在一个心动周期中，以设定相位为中心，提取240°的扫描数据（180°加上X线扇角）来重建图像。心脏多扇区重建利用心电门控技术，从不同的心动周期和不同排列的探测器，收集同一相位、不同角度的扫描数据，从原有单扇区中划分出多个同一相位的小扇区，进而达到提高有效时间分辨率的目的。对于双源CT，其轴向时间分辨率可达75ms，可在一个心动周期内完成扫描，无须采用多扇区重建。

（2）CT灌注成像（CT perfusion imaging）：是指在静脉快速注射对比剂时，对感兴趣区域的层面进行连续扫描，获得该区域的时间-密度曲线，再利用不同的数学模型，计算出各种灌注参数值。它能有效地、量化地反映局部组织血流灌注量的改变，对明确病灶的血液供应具有重要意义，有利于发现早期的脑梗死疾病，目前广泛应用的有脑组织灌注成像、肝灌注成像等。

（3）双能量成像：双能量成像源于双能量减影。诊断用X线与人体组织相互作用时，主要因光电效应和康普顿效应而产生衰减。骨骼、钙质等高密度组织以光电效应为主，肌腱、韧带、脂肪等软组织以康普顿效应为主。用高、低两种不同能量的X线对被检体进行CT扫描时，将两种效应的扫描数据进行分离，选择性地去除骨骼或软组织的结构信息，可得出能体现组织化学成分、具有一定组织特性的软组织或骨骼图像，即双能量图像。

CT双能量成像的关键是如何实现X线能量的分离。目前，主要有两种方式：一种是双源CT，它采用两个X线管同时产生两种不同能量的X线；另一种是高分辨CT（high resolution CT，HRCT），它采用单个X线管，依靠高频高压发生装置，为X线管瞬间提供两种不同数值的管电压，使X线管在瞬间产生两种不同能量的 X 线。

（4）仿真内镜（virtual endoscopy，VE）技术：它是以容积扫描为基础，对图像信息进行特殊三维后处理，重建出的图像效果类似于内镜所见。

4. 减少辐射剂量

（1）硬件方面：①提高 CT 探测器的灵敏度和宽度。目前，CT 探测器已从气体探测器、晶体探测器、固态陶瓷探测器，发展到第四代的光子探测器，其灵敏度、信噪比，一代比一代高，宽度能覆盖单个组织器官。②采用高频 X 线发生装置，配合适当的准直器和滤过器，可减少软射线，进而减少辐射剂量。

（2）软件方面：采用管电流调制技术、四维实时剂量调节技术、前瞻性心电门控技术、迭代技术等，可以使受检者的辐射剂量减少一半以上。

二、MRI 设备的发展

1939 年美国物理学家拉比，用分子束实验方法和射频技术，首次观察到了核磁共振（nuclear magnetic resonance，NMR）现象。1945 年底和 1946 年初，美国哈佛大学的玻赛尔和斯坦福大学的布洛赫两个科研小组，分别用石蜡、吸收法和水、感应法各自独立发现了 NMR 现象。1971 年美国纽约州立大学的达马迪安，发现小白鼠正常组织与癌组织中的原子核弛豫时间不同。1973 年美国纽约州立大学的劳特布尔，用"磁场梯度法"获得两个充水试管的水模图像。1978 年英国诺丁汉大学和阿伯丁大学的物理学家，重建出了第一幅人体头部磁共振图像。1980 年 MRI 设备开始应用于临床。主磁体、梯度场、视频系统是 MRI 设备的核心结构。

（一）主磁体

磁体是 MRI 设备的核心部件之一，目前朝着高场强、短腔磁体、开放式方向发展。2000 年美国食品药品监督管理局（food and drug administration，FDA）批准 3T（3 特斯拉）MRI 设备用于临床，4T 已得到 FDA 无明显危险的许可，7T、9.4T、12T 已用于动物实验。目前，1.5T MRI 设备的最短主磁体长度仅为 1.2m，开放式超导磁体的场强已达到 1.0T 以上。

（二）梯度场

梯度场在很大程度上决定着 MRI 系统的性能。近年来，MRI 的梯度场技术快速发展，使用级联脉冲宽度调制（pulse width modulation，PWM）技术的梯度放大器可输出 2 000V 电压、500A 电流，并支持任意形状的梯度脉冲波形。对于全身应用，其梯度强度达到 45mT/m，爬升时间升至 $200\mu s$，切换率达到 $200mT/(m \cdot ms)$。

（三）射频系统

射频系统的线圈技术经历了线性极化线圈、圆形极化/正交线圈、相控阵线圈及全景化一体线圈（total imaging matrix，Tim）几个阶段。目前，支持并行扫描的线圈技术飞速发展，可支持 4~128 个接收通道的多通道线圈，且支持 3~4 倍的图像采集加速、每个通道 3MHz 带宽的射频系统，模数转换速度大幅提升，在混频-滤波-模拟处理环节实现了全数字化采集，使 MRI 设备的图像分辨率更高、扫描速度更快。

MRI 检查无电离辐射、软组织分辨率高，可任意方位、多序列、多参数成像，可提供生理、生化及功能方面的信息，对中枢神经系统、心血管系统、盆腔实质脏器、四肢关节和软组织的诊断准确率优于CT。MR 波谱（MR spectroscopy，MRS）可提供机体物质代谢的功能信息，功能 MRI（functional MRI，FMRI）可用于研究脑组织的解剖生理，可为脑部手术设计提供详尽的功能分区信息，并有利于超早期或早期脑梗死的疾病诊断。

三、超声成像设备的发展

20 世纪初，物理学家朗之万（Langevin）首次研制成了石英晶体超声发生器，从此揭开了发展与推广超声成像技术的历史篇章。1946 年，A 型超声反射法开始用于疾病诊断；1949 年，首次用超声显像法得到了上臂横断面声像图，称为二维回声显像（tow dimensional echogram）；1955 年，获得了特异的二尖瓣狭窄回声图像。其后，有些学者相继用 M 型超声进行了多种心血管疾病的诊断，并称此显像为超声心动图(ultrasonic cardiogram)或回声心脏图(echocardiogram);1956年,研究者发现用双探头从头颅两侧探测脑中线波,有助于颅脑占位性病变的诊断,并首次使用术语"脑回声图";1957年,超声多普勒(doppler)效应开始应用于超声诊断,1959年研制出了脉冲多普勒超声诊断仪。

20世纪60年代中期,快速实时超声成像法研究有了新进展。1967年,提出了电子扫描法;1973年,机械扇形扫查和电子相控阵扇形扫查等实时成像法成功应用于临床;1975年,计算机技术、灰阶及数字扫描变换器(digital scanning converter,DSC)、数字图像处理(DSP)技术开始应用于超声成像,使超声成像设备体积大幅度缩小、图像质量进一步提高,并很快在医学领域得到普及。

20世纪80年代,用彩色多普勒超声成像技术诊断心脏、大血管疾病取得了令人满意的效果;1982年,研制出了彩色经颅多普勒超声扫描仪(TCD),它可用于颅内血管的各种切面显像,呈现脑血管分布、血流方向和速度等信息,加之环阵、凸阵探头和各种腔内、管内探头及术中探头等超声成像新技术的应用,致使实时超声显像更加受到重视,并得到迅速发展。

20世纪90年代以来,随着计算机图像重建、对比谐波和组织谐波成像、彩色多普勒血流成像、超声介入等技术的快速发展,使超声成像能够为临床医师提供更多敏感性和特异性的诊断信息,并因此广泛应用于几乎所有疾病的影像诊断、结构成像和运动成像。超声心动图三维重建技术的应用,也使组织成像和器官成像呈现出新的发展态势。

目前,超声成像在定量分析方面还有待提高,还需要通过提高设备空间分辨力、时间分辨力和探测深度来改进其性能。因此,提高超声成像设备的定量分析能力,是超声成像技术发展的重要方面,需要进一步加快研究进度。

四、核医学成像设备的发展

核医学成像是一种功能性显像,它是在不同脏器之间、不同组织之间、同一组织的正常组织与病变组织之间,以放射性浓度差别为基础,实现脏器或病变组织的功能代谢信息显像。

核医学成像的过程是将标记好的放射性药物引入体内(口服、静脉,皮内或鞘内注射),在体外用成像设备对体内的放射性药物浓度分布情况进行探测,最终由计算机重建图像。核医学成像可以从不同角度呈现人体脏器内细胞的功能、脏器的血流供应及分布、脏器的代谢过程、抗原或受体的分布特性等信息,即所谓的功能和代谢成像。一般情况下,由于疾病引起的功能性改变早于形态学改变,因此,核医学检查有利于疾病的早期诊断、疗效判断、预后评价和机制分析、基础医学研究等。

放射性成像需具备能够在特定脏器或病变组织产生特异性浓聚或特异性稀疏的放射性核素或放射性核素标记化合物,使该脏器或病变组织与邻近脏器或正常组织之间的放射性浓度具有一定差别,核医学成像设备可探测这种放射性浓度差,并根据需要以一定的方式显像。

1951年,美国加州大学的Cassen研制出第一台线性扫描机,这是最早的一台核医学成像设备。该扫描机由闪烁探头、电子测量电路、同步记录装置和机械扫描装置构成。闪烁探头在人体表面作弓字形匀速运动,连续进行计数率的定点测量、移位和同步记录,再通过打印机将体内的放射性核素分布图打印出来,供分析和诊断。虽然此类扫描机只能进行静态成像,且空间分辨率很低和扫描速度很慢,但在此后的20多年中,它一直作为核医学成像设备使用。

1957年,安格(Hal O. Anger)研制出第一台γ照相机。该机成功地用一次成像技术代替逐点扫描方式,由此开启了核医学成像由静态显像到动态显像的时代。与线性扫描机相同的是,γ照相机也是探测发射单光子γ射线的放射性核素。Anger型γ照相机由大视野探头(直径达40cm)、机架、扫描床和采集处理计算机构成。大视野探头可以进行静态、动态和全身扫描,极大地扩展了核医学检查的应用范围。直到现在,γ照相机仍然在核医学检查中占有一席之地。

1974年,基于Anger型γ照相机的SPECT面世。SPECT是在γ照相机的机架上安装了旋转装置,使探头围绕受检者身体,进行体层图像采集所必需的360°旋转扫描。SPECT克服了体内各层面组织的放射性重叠干扰,可以单独分析某一层面内的放射性分布情况,这不仅有利于发现深部和较小的病变,还能够更准确地进行放射性分布的定量分析,并由此提高了核医学成像在临床检查和诊断中的应用地位。

与SPECT几乎同时出现的另一类核医学成像设备是PET。PET与SPECT的不同之处在于,PET

探测的是发射正电子的放射性核素。它利用围绕受检者对称分布的多对探头,采集成对的、来自正电子湮灭辐射的 γ 光子进行符合成像。由于发射正电子的放射性核素,如碳、氮、氧和氟所合成的示踪化合物,与人体组织十分接近,能参与到人体的生理生化和功能代谢过程之中,它所呈现的信息有利于更早地从分子水平分析病变组织的生理机能。因此,PET 在肿瘤、神经和心血管领域得到了深入而广泛地应用。值得指出的是,在双探头 SPECT 基础上,安装符合探测电路及相应的处理软件,可以使 SPECT 实现部分 PET 扫描功能。

为了克服核医学成像空间分辨率低、对脏器解剖结构和空间位置关系显示不清晰等缺点,自2000年以来,将 SPECT 或 PET 与 CT 结合,构成如 SPECT/CT 或 PET/CT 这类的融合型影像设备成为一种新的趋势。CT 的引入,不仅克服了核医学成像设备的不足,还继承了 CT 的成像优势,进而把两类成像设备的优势叠加,生成融合图像,使受检者一次检查就可呈现出丰富的诊断信息,它提高了影像检查的工作效率和诊断准确率,减低了受检者的临床检查费用。

目前,虽然 SPECT 和 PET 已经成为核医学乃至分子影像学检查的主要设备,但仍需从以下几个方面提升其性能:进一步改进系统灵敏度、提高空间分辨率、提高图像重建速度和精度、增强与其他影像设备的融合能力、将呼吸和心电门控技术应用其中,以及获取"运动"时相的图像、扩展临床应用范围等,逐渐克服核医学成像设备的固有缺点,使其更有效地发挥功能代谢成像的优势,为临床提供更清晰、更准确的诊断依据。

五、现代医学影像设备体系建立

随着 X 线机、CT、MRI、US 和核医学成像设备的不断发展,介入放射学自20世纪60年代兴起,于70年代中期逐步应用于临床,近年来尤其以介入治疗的发展最为迅速,因其具有微创、安全、经济等特点,深受临床医师和受检者的重视与欢迎,现正处于不断发展和完善的过程之中。20世纪90年代出现的立体定向放射外科学设备,解决了放射治疗设备治疗时的精确定位难题。常用的放射治疗设备有 ^{60}Co 医用直线加速器、γ 刀(γ-knife)和 X 刀(X-knife)等,由于它们可不用开颅手术即可治疗一些脑部肿瘤和其他一些疾病,深受临床医师和病人欢迎。介入放射学设备和立体定向放射外科学设备,都是由医学影像设备引导和定位来实施临床治疗的设备,两者都属于医学影像设备的范畴。

综上所述,多种类型的医学影像诊断设备与医学影像治疗设备相结合,共同构成了现代医学影像设备体系。

第二节 医学影像诊断设备应用特点

按照影像信息载体的不同,医学影像诊断设备可分为:X 线设备、MRI 设备、超声成像设备、核医学成像设备、热成像设备、医用光学成像设备(医学内镜)。

一、X 线设备

X 线设备以穿透人体的 X 线为图像信息载体,是通过测量透射 X 线来实现人体成像的。常见的 X 线设备有出现最早、发展历程最长的常规 X 线机;有以 CR、DR、DSA 等为代表的数字 X 线设备;有能获取人体断面图像的 X-CT 等。

用 X 线作为图像信息的载体,应考虑两个制约因素,即分辨力和衰减系数。从分辨力来看,为了获得有价值的图像,X 线波长应小于 1.0cm。另一方面,X 线通过人体时,将被衰减,若衰减过大,在测量透过人体的 X 线时,由于噪声的存在,很可能导致测量结果失去意义;反之,若 X 线透过人体时几乎无衰减,则因无法区分人体对 X 线的衰减,也使测量结果失去意义。只有波长为 $1.0\times10^{-12}\sim5.0\times10^{-11}$m 的 X 线(对应 1.0~250keV),其波长比所要求的图像分辨力短得多,并沿直线传播,且穿过人体时对大部分组织呈现明显的衰减差别,才能应用于 X 线诊断。

在 X 线设备中,X 线机图像分辨率较高,极限空间分辨率达 10LP/mm,且使用方便,价格较低,广泛应用于各级医院。但它得到的是人体不同深度组织重叠在一起的二维平面图像,故病变组织深度很难区分,且对软组织病变的对比度分辨率低。数字 X 线设备可提高图像的对比度分辨率,有利于发现微细病变,扩大了诊断范围,便于进行胃肠道和心脏等部位的诊断。CT 以横断面体层成像为主,不受层面间组织的干扰,解决了 X 线投影成像的重叠难题,密度分辨率比 X 线摄影图像高 10~20 倍,能分辨出 0.1%~0.5% 的 X 线衰减差异,在颅脑及腹部的肝、胆、胰和后腹腔、肾、肾上腺等影像诊断方面占据着主导地位。

二、MRI 设备

MRI 设备通过对处于静磁场中的人体施加某种特定频率的射频脉冲,使人体内的氢质子受到激励而发生 NMR 现象。射频停止后,质子在弛豫过程中产生 MR 信号。通过对 MR 信号的接收、空间编码和图像重建,输出 MR 图像。MR 图像的空间分辨率一般为 0.5~1.7mm,没有 CT 高,但它对人体组织某些方面的成像远优于 CT,可清楚地呈现骨骼、软骨、肌肉、肌腱、脂肪、韧带、神经、血管等各种组织结构。此外,它还有一些特殊的优点:①MRI 剖面的定位,完全是通过调节梯度磁场,用电子方式确定的,可在任意方向上按要求选择断面成像;②对软组织的成像远优于 X 线机、CT,能非常清楚地显示脑灰质与白质;③MR 信号含有丰富的生理生化信息,可功能性显像;④可在活体组织中探测到化学物质的成分和含量,获取脏器或细胞新陈代谢信息;⑤没有电离辐射,不存在辐射危害,目前还没有查阅到MRI 检查发生危害的报道。

MRI 设备的缺点:①与 CT 相比,成像时间较长;②植入金属假体的受检者,特别是植入心脏起搏器或神经刺激器的受检者,禁止进入 MRI 检查室,不能进行 MRI 检查;③设备价格昂贵,超导型 MRI设备运行费用高。

总之,MRI 设备可对人体任意断面成像,可呈现生理、生化等方面的功能性信息,有利于某些疾病(如肿瘤)的早期或超早期诊断。

三、超声成像设备

超声成像设备分为利用超声回波成像的超声诊断仪和利用超声透射成像的超声 CT 两大类。超声 CT 目前仍没有达到实用化程度。根据所利用的物理特性不同,超声诊断仪可分为回波幅度式(A 型、B 型、M 型等)和多普勒式。近年来,临床应用最多的是 B 型超声诊断仪(B 超)和超声多普勒系统(彩超)。超声成像设备在甲状腺、乳房、心血管、肝脏、胆囊、泌尿科、妇产科等检查方面有独到之处。

从分辨力角度考虑,诊断用超声频率应高于 0.15MHz(波长小于 1.0cm)。因超声频率越高,衰减越强,故对较深部位的诊断,常选用的频率为 1.0~3.0MHz,而对较浅部位(如眼球),可选用 20MHz。与 X 线不同,超声成像通常是利用回波(反射波)成像,由已知的声速来计算传播深度。需要指出的是,适用于软组织成像的超声波,要考虑空气的衰减特性,而 X 线则不存在这一问题,空气对 X 线的衰减作用可忽略不计。因此,人体的某些部位不宜用超声检查,特别是肺部。但是,整个胸部并非全被肺部所覆盖,左胸的前面有一个被称为心脏窗口的非覆盖区,通过这个"窗口",仍可用超声(如超声扇扫诊断仪)检查疾病,这种检查正日益受到重视。

超声成像与 X 线成像之间的一个重要区别是对受检者有无危害。实践表明,长期大剂量的电离辐射(如 X 线)将增加癌症、白血病和白内障等疾病的发病率。而目前诊断用超声剂量还没有使受检者发生不良反应的报道。

超声和 X 线的物理特性不同,决定了它们有各自适宜的临床应用范围。例如,对于胸部组织,X线检查因胸部有良好的 X 线自然对比可获得较为满意的诊断图像,但因肺部含有空气而不宜用超声检查。骨关节与软组织有良好的密度对比,X 线检查至今仍是骨骼肌肉系统影像诊断的基本检查。超声脉冲回波法适用于腹部实质性结构或心脏的显像,而利用 X 线对腹部检查只能观察部分器官的形态,采用 X 线造影方法则可显示空腔性脏器的形态和功能方面的改变。

20 世纪 80 年代初,超声内镜问世。它是将超声探头和内镜连在一起,在内镜的引导下,将超声探头送入体内进行扫查,所得到的信息要比在体表扫查获得的信息准确、详细。目前,这类设备主要用线形和扇形两种扫描方式,采用凸式扫描做彩色多普勒和 B 型图像显示较为少见。

四、核医学成像设备

核医学成像设备是通过有选择性地测量摄入体内的放射性核素所发出的 γ 射线来实现受检者成

7

像的设备。此类设备主要有 γ 照相机、SPECT 和 PET。

γ 照相机属于功能性显像设备,临床上可用它对脏器进行静态或动态显像,动态显像主要用于心血管疾病的检查。因为 SPECT 既具有 γ 照相机的功能,又具有体层成像功能,所以明显提高了疾病诊断的定位能力,加上各种新开发出来的放射性药物,使其在临床上得到日益广泛的应用。SPECT 在动态功能显像和早期疾病诊断方面有独到之处,其缺点是图像分辨率不如 X 线机和 CT,操作中要使用放射性药物,比较麻烦。PET 可用人体组织构成元素(如 ^{15}O、^{11}C、^{13}N 等)来制造放射性药物,特别适合做人体生理和功能方面的医学研究,尤其是代谢功能的研究,其缺点是需要有专门生产半衰期较短的放射性核素的加速器和建立放射化学实验室,而且检查费用较昂贵。

核医学成像的横向分辨力很难达到 1.0cm,图像较为模糊。这是因为核医学成像所用的放射性物质浓度较低,透射出体外的射线光子数(射线剂量)有限所致。相比之下,X 线成像具有较高的分辨力和较低的量子噪声,但 X 线成像只能显示解剖学结构,不能进行功能性显像。

PET 作为核医学成像设备发展的新代表,正日益受到临床工作的重视。它是目前唯一用解剖形态方式进行功能、代谢和受体显像的设备。将发射正电子的放射性核素标记在示踪化合物上,再注射到受检者体内,这些示踪物就可对活体进行生理、生化过程的示踪,显示生物物质相应的生物活动的空间分布、数量及时间变化,以达到研究受检者病理和生理过程的目的。由于 PET 所需的放射性药物与受检者体内自然存在的组织元素相近,因此 PET 也被称为"受检者生化代谢显像"设备。

五、多种医学影像设备的融合

20 世纪 90 年代后期,随着图像数据融合技术的发展,医学影像学又发生了新的飞跃,核医学影像和 CT 影像相融合成为整个核医学影像设备发展的方向,功能影像与解剖影像的相互完善与优势互补,形成了一种全新的影像学,即解剖-功能影像学,而这种新兴的影像设备将成为 21 世纪重要的影像设备之一,PET/CT 就是其代表。PET/CT 能将 PET 在细胞和分子水平反映的生理和病理特点,与 CT 在解剖学方面反映的结构变化有机地结合在一起。二者的融合并不是 PET 功能和 CT 功能的简单相加,它所具备的同机图像融合功能,以及利用 X 线对核医学图像进行衰减校正的功能,都是各自在独立状态下不具备的。同机 CT 图像及 PET 图像进行图像融合时,因为 PET 和 CT 共用一个机架、同一扫描床和同一图像处理工作站,所以能进行 PET 和 CT 图像的精确定位,可方便地实现准确的同机图像融合。PET/CT 从根本上解决了核医学影像解剖结构关系不明确的缺点,同时,实现了 CT 图像对核医学成像进行全能量校正的功能,使核医学图像真正达到定量分析的目的,可以更早期、更准确、更客观地诊断和指导治疗多种疾病,对肿瘤的早期诊断、神经系统的功能检查和冠心病的诊断等起着越来越重要的作用。在 SEPET 和 PET 设备基础上配置 CT 或 MRI 系统,实现衰减校正(attenuation correction, AC)与同机图像融合,可同时获得病变部位的功能代谢状况和精确解剖结构的定位信息,使核医学显像发展到了功能-解剖学的成像时代。

六、热成像和医用光学成像设备

热成像设备是通过测量体表红外信号和体内的微波信号,实现人体成像的设备。红外辐射与温度有关,因此又可以说,热成像就是利用温度信息成像的技术。医用热成像设备一般包括红外成像、红外照像、红外摄像和光机扫描成像等。光机扫描热成像仪是将人体的热像转变为连续变化的图像电信号,经放大处理后在显示器显示可见的热像,其温度分辨率为 0.1～0.01K,且具有灵敏度高、空间分辨率高等优点,目前已用于乳腺癌的普查、血管瘤和血管闭塞情况诊断、妊娠的早期诊断等。还有一种热释电摄像机,将输入的热辐射由红外透镜聚焦在摄像管靶面上,产生空间和强度变化与热体温度分布相同的电荷图形,最后把反映温度变化情况的电信号转变为视频信号输出。热释电摄像机在整个红外光谱区工作相当平稳,且无须制冷,具有电子扫描、能与电视兼容等优点,是一种很有发展前途的热成像系统;但目前,它存在着灵敏度低、工作距离近、性能指标比光机扫描热成像仪差等缺点,有待进一步完善和提高。由于引起人体组织温度异常分布的原因很多,因此,利用热成像无法得到准确的诊断结果,它所提供的信息仅供提示和参考。

医学内镜可以直观地观察体内部器官的形态,可直接观察内脏空腔器官的黏膜组织形态和病理状态,从而提高诊断的准确性。医学内镜的诊疗优势,已成为医学界的共识。医学内镜的种类很多,以往临床上使用最多的是光导纤维内镜(纤镜),而最有发展潜力的还是电子内镜。电子内镜应用了微电子和计算机等高新技术,其功能比光导纤维内镜强大。它主要由内镜、光源、视频处理中心、视频显示系统、影像与病人数据记录系统及附属装置组成。它的最大优点是采用电荷耦合器件(charge coupled device,CCD)摄像机,将观察到的物像转换成电信号,并传输到视频中心进行处理,最终通过显示器呈现直观、实时的动态影像。显示器上的影像可放大 80~100 倍,利于观察微小病变,影像记录系统可将影像记录保存起来,或者打印输出,亦可传输到异地同时观察。激光内镜和三维内镜处在快速发展之中,激光内镜是一种将诊断与治疗结合在一起的新一代内镜。三维内镜可提供立体图像,可使许多高难度手术得以顺利实施,为手术安全提供可靠保证,也使医学内镜技术迈上了一个新的台阶。

本章小结

  1895 年德国物理学家伦琴发现了 X 线;20 世纪 10~20 年代,出现了诊断 X 线机;1972 年首台 X-CT 研制成功;20 世纪 80 年代,MRI、CR、DSA 应用于临床;20 世纪 90 年代中期,DR 逐步兴起;20 世纪 50~60 年代,超声和核医学设备出现,并各成系统。

  现代医学影像设备按使用目的可分为医学影像诊断设备和医学影像治疗设备。医学影像诊断设备按照图像信息载体不同可分为 X 线设备、MRI 设备、US 设备、核医学设备、热成像设备、医用光学成像设备(医学内镜)。不同的医学影像诊断设备有其自身的应用特点。多种医学影像设备的融合促使了解剖-功能影像学的形成。

(李燕 黄祥国)

扫一扫,测一测

思考题

1. 简述 X 线、MRI、超声、核医学成像设备的主要发展历程。
2. 列举 X 线机、X-CT、MRI、超声、核医学设备的影像特点和典型应用。

第二章　X线发生装置

自学要点

教学参考

学习目标

1. 掌握：X线管装置的结构及作用；高压发生装置的功能、结构及特点；X线机曝光控制原理、管电流与管电压的调节。
2. 熟悉：X线管的规格与特性；X线管安全保护。
3. 了解：特殊X线管的特点和用途；供电与防电击保护。

X线发生装置的主要任务是产生X线，并控制X线的"质"与"量"。它是X线设备（如X线机、CT）的核心组件之一。本章主要介绍诊断X线机的X线发生装置。

第一节　概　述

产生X线，必须具备三个条件：①能提供足够数量电子的电子源；②使电子高速运动的高压电场；③能够经受高速电子撞击而产生X线的靶。当电子在高压电场的作用下，加速飞向阳极，撞击阳极靶面，通过能量转换，约1%的能量转换为X线能，从而产生X线。

能完成X线的产生并对X线进行调控的装置即是X线发生装置，它主要由X线管装置、高压发生装置、控制装置三部分组成（图2-1）。

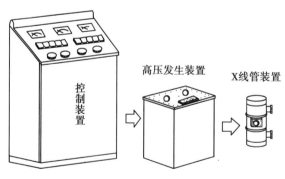

图 2-1　X 线发生装置

X线管装置X线发生装置产生X线的关键组件，主要由X线管和管套组成。有时也称之为X线管组件，简称管头。

高压发生装置为X线管产生X线提供直流高压和灯丝加热电压的装置。X线发生装置的大部分高压部件集中放置在高压发生装置中，以保证操作者和被检者的人身安全。

控制装置控制 X 线的发生时间,调节 X 线的质与量并对其进行指示的装置。控制装置的大部分元件和电路集中在控制台(或控制机柜)内,各种调节旋钮、控制按钮或开关、指示仪表等则布置在控制面板上,便于操作者集中操作和观察。

X 线发生装置的组成及各部分的作用(视频)

第二节 X 线管装置

X 线管装置的主要部件是 X 线管。自伦琴发现 X 线以来,X 线管逐步向高功率、小焦点和专用化方向发展,其结构不断更新,先后出现了固定阳极、旋转阳极和各种特殊 X 线管。

一、固定阳极 X 线管

固定阳极 X 线管是 X 线管中最简单的一种,主要由阳极、阴极和玻璃管壳三部分组成(图 2-2)。

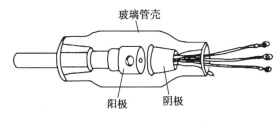

图 2-2 固定阳极 X 线管

(一)阳极

阳极的主要作用是:①接受高速电子撞击而产生 X 线;②将阳极热量辐射或传导出管外;③吸收二次电子和散乱射线。阳极结构主要由阳极头、阳极柄、阳极罩三部分组成(图 2-3)。

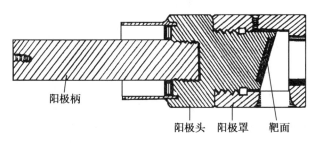

图 2-3 固定阳极 X 线管阳极结构

固定阳极 X 线管的结构——阳极(视频)

1. 阳极头　钨靶面和铜体组成。靶面承受阴极电子的撞击产生 X 线。由于 X 线发生时将伴随大量的热量产生,靶面的工作温度很高,因此靶面材料一般选用熔点高(3 370℃)、原子序数大(Z = 74)、蒸发率低的钨制成,故称钨靶。但钨的导热率低,产生的热量不能很快地传导出去,因此常通过真空熔焊的办法把钨靶面熔焊在导热系数大的无氧铜铜体上构成阳极头,以此来提高阳极的散热能力。

2. 阳极柄　阳极引出管外的部分,由普通铜(紫铜)制成,并与阳极头连接,浸泡在高压绝缘油中。其作用是将阳极头的热量传导到高压绝缘油中,热量在油中扩散,从而提高了阳极的散热能力。

3. 阳极罩　阳极罩又名阳极帽,用含有一定比例钨的无氧铜制成,套在阳极头上。阳极罩有两个窗口:正对阴极的窗口是阴极电子束的入口,侧面正对靶面中心的窗口是向外辐射 X 线的出口,有的 X 线管在该出口上加装金属铍片,以吸收软 X 线。

当阴极电子束高速撞击靶面产生 X 线时,靶面因反射和高温而释放出部分电子,称为二次电子。二次电子的危害有:①撞击到玻璃管壳内壁上,使玻璃温度升高并产生气体,降低管内真空度;②部分二次电子附着在玻璃壁上,使玻璃壁负电位增加,造成管壁电位分布不均匀,从而产生纵向应力,易致玻璃管壁损坏;③二次电子是散乱的,当它再次轰击靶面时,会产生散射线而使图像质量降低。因此在阳极头上加装阳极罩来吸收二次电子,它能吸收 50% ~ 60%的二次电子。

此外,阳极罩可吸收部分散射线,从而保护 X 线管和提高成像质量。

（二）阴极

阴极由灯丝、聚焦槽、阴极套和玻璃芯柱等组成（图2-4），主要结构是灯丝和聚焦槽。其作用是发射电子并使电子束聚焦，使撞击在靶面上的电子束具有一定的形状和大小。

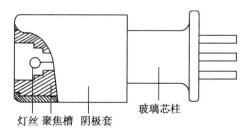

图2-4 固定阳极X线管阴极结构

1. 灯丝 其作用是发射电子。它用具有较好的电子发射能力，熔点高、蒸发率低的钨材料制成，绕制成螺旋管状。灯丝电压一般为交流5~10V，灯丝电流一般为2~9A，大多数为3~6A。灯丝通电后，温度迅速上升，到一定数值（约2 100K）后开始发射电子。对于给定的灯丝，在一定范围内，灯丝电压越高，灯丝温度也越高，单位时间内发射电子的数量就越多，调节灯丝的加热电压（或灯丝加热电流）即可改变灯丝温度，改变灯丝单位时间内发射电子的数量，从而实现对管电流的调节。由于灯丝温度与发射电子的数量呈指数（非线性）关系变化（图2-5），因此在调试X线发生装置的管电流（mA）值时，一定要小心谨慎，特别是在调整大mA档时一定要细微调整，以免因灯丝烧断而损坏X线管；另外，在更换X线管时，必须按照新换X线管的灯丝加热参数，仔细调整灯丝加热电流，使各mA档数值准确。

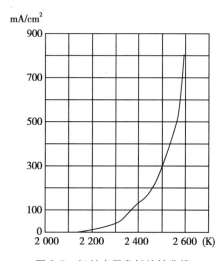

图2-5 灯丝电子发射特性曲线

一般情况下，灯丝点燃时间越长，工作温度越高，钨的蒸发越快，灯丝寿命越短。如果灯丝电流比额定值升高5%，灯丝寿命则缩短一半。因此，灯丝的加热方式常设计成预热增温式，即在曝光前的准备阶段，灯丝处于低温预热状态，曝光前瞬间，灯丝增温到预置管电流所需的额定温度，以此来延长灯丝的使用寿命。

现在常用的双焦点X线管，根据不同功率与焦点的关系，在阴极装有两根长短、粗细不同的螺旋管状灯丝（图2-6）。长、粗的灯丝为大焦点灯丝，其截面积大，加热电压相对较高，单位时间内发射电子数量多，对应的管电流大；短、细的灯丝为小焦点灯丝，其截面积小，单位时间内发射电子数量少，对应的管电流小。其阴极端有三根引线，一根为公用线，其余两根分别为大、小焦点灯丝的引线。

2. 聚焦槽 聚焦槽又名阴极头、聚焦罩、集射罩，其作用是对灯丝发射的电子进行聚焦。灯丝加热产生大量电子，由于电子之间存在着排斥力，致使外围电子向四周扩散呈发散状。为使电子束聚焦成束状飞向阳极，将灯丝安装在直形凹槽或阶梯形凹槽中心，灯丝的一端与聚焦槽相连，获得相同的负电位，借其几何形状，形成对电子束向中心靠拢的聚焦。图2-7为阶梯形凹槽的电子聚焦轨迹示意图，图中实线代表灯丝前方电子的运动轨迹，形成主焦点；虚线代表灯丝侧后方电子的运动轨迹，形成副焦点。由此可知，高速电子在靶面上的撞击面积并非标准的矩形。

（三）玻璃管壳

玻璃管壳又名玻璃壳，简称管壳。它用来固定和支撑阴、阳两极，并保持管内真空。玻璃壳通常

固定阳极X线管的结构——阴极（视频）

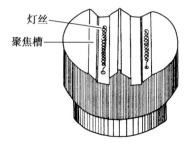

图2-6 双焦点阴极结构

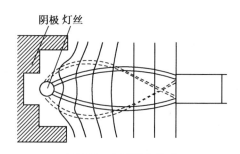

图2-7 电子聚焦轨迹

用熔点高、绝缘强度大、膨胀系数小的钼组硬质玻璃（如国产 DM-305）制成。由于钼组玻璃壳与阴、阳两极的金属膨胀系数不同，两者不宜直接焊接，故在铜体上镶有含 54%铁、29%镍、17%钴的合金圈作为中间过渡体，再将玻璃壳焊接在合金圈上，使合金圈与硬质玻璃膨胀系数相近，避免因温度变化而造成结合部分玻璃出现裂缝或碎裂。有的 X 线管还将 X 线出射口处的玻璃加以研磨，使其略薄，以减少玻璃对 X 线的吸收。

为保证阴极灯丝发射的电子加速飞向阳极，减少能量损失，管内的真空度应保持在 10^{-6}mmHg 以下；另外，装入管内的所有零件都必须经过严格清洗去油和彻底除气（通常采用高频真空加热抽气）。

固定阳极 X 线管的主要缺点是：焦点尺寸大、瞬时负载功率小。目前在诊断 X 线机中，固定阳极 X 线管多被旋转阳极 X 线管取代。但固定阳极 X 线管具有结构简单、价格低的优点，在小型 X 线机、治疗 X 线机（阳极循环冷却）等设备中仍被采用。

（四）X 线管的焦点

在 X 线成像过程中，X 线管的焦点大小对成像质量的影响很大。X 线管焦点分为实际焦点和有效焦点两种。

1. 实际焦点　实际焦点是阴极电子在阳极靶面上的实际轰击面积。因 X 线管的灯丝绕制成螺旋管状，其发射的电子经聚焦后撞击在靶面上的形状近似为长方形，故实际焦点又称为线焦点。

实际焦点的形状是由灯丝的形状决定的，由于灯丝位于聚焦槽内，聚焦槽的作用是使电子聚焦，故实际焦点的大小，主要取决于槽的形状、宽度及灯丝位于槽中的深度。

2. 有效焦点　有效焦点即实际焦点在空间中各个投射方向上的投影面积。其中在垂直于 X 线管长轴（两极连线）、且经过实际焦点中心方向上的投影面积，称为标称有效焦点或有效焦点的标称值，简称标称焦点。实际焦点与有效焦点的关系如图 2-8 所示。

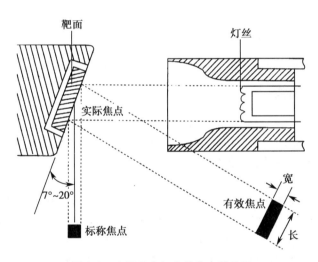

图 2-8　实际焦点与有效焦点的关系

电子束所轰击的靶面与阳极头横截面之间的夹角称为阳极倾角 θ。由于阳极倾角的存在，标称焦点的宽等于实际焦点的宽，而标称焦点的长等于实际焦点的长×$\sin\theta$。如有一阳极倾角为 19°的固定阳极 X 线管，实际焦点长为 5.5mm，宽为 1.8mm，则该 X 线管的标称焦点的长为：5.5×sin19° = 5.5×0.325 6≈1.8mm，加之宽度不变，即标称焦点近似为 1.8mm×1.8mm 的正方形。

国际电工委员会（international electrotechnical commission, IEC）规定，有效焦点的标称值采用无量纲制表示，如 1.0、1.2，但目前其标注方法仍用习惯标注法，如 1.0mm×1.0mm、1.2mm×1.2mm 等。

从提高成像质量的角度来讲，总希望有效焦点越小越好。有效焦点越小，成像质量越高。减小有效焦点可通过减小阳极倾角来实现，但阳极倾角太小，X 线投照方向上的 X 线量将大量减少，所以阳极倾角要合适，固定阳极 X 线管的阳极倾角一般为 15°~20°。另外，也可以通过减小实际焦点的面积来减小有效焦点，但由于钨靶单位面积能承受的功率较小，一般为 200W/mm²，对于固定阳极 X 线管来说，实际焦点面积减小后，X 线管的功率（容量）也随之减小。由于这一矛盾，致使固定阳极 X 线管的功率难以提高，为此，在单焦点 X 线管的基础上生产出了双焦点 X 线管，对于低曝光量的部位采用小焦点摄影可提高图像质量。

3. 焦点的方位特性　X线呈锥形辐射,在照射野不同方向上投影的有效焦点不同,投影方位愈靠近阳极,有效焦点尺寸愈小;愈靠近阴极,则有效焦点尺寸愈大(宽度不变)。而且,若投影方向偏离管轴线和电子入射方向组成的平面,有效焦点的形状还会出现失真。因此,使用时应注意保持实际焦点中心、X线输出窗中心与投影中心"三点一线",X线中心线应对准摄影部位中心。

4. 焦点增涨　当管电流增大时,由于电子数量增多,电子之间的排斥力增大,使焦点尺寸出现增

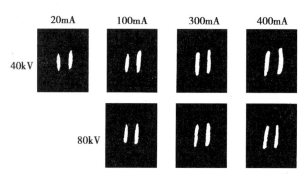

图2-9　焦点增涨现象

大的现象,称为焦点增涨。在实验室中,用针孔照相法拍摄的焦点像如图2-9所示,图中可见,当管电压一定时,焦点增涨的程度视管电流的大小而定。管电压对焦点增涨的影响较小,甚至出现管电压升高而焦点尺寸略显缩小的趋势。因此,焦点增涨的程度主要取决于管电流的大小,且随焦点而异,一般小焦点增涨幅度较大。

综上所述,有效焦点的大小与实际焦点、投照方位、管电流和管电压的大小有关。因而在测定有效焦点的标称值时,IEC规定,投照方位为垂直于X线管的长轴方向,管电流值为最大管电流的50%,管电压一般取75kV(最大管电压为100~125kV时)作为针孔照相的条件。

二、旋转阳极X线管

对于固定阳极X线管来说,要提高X线管的功率、延长阳极靶面寿命,必须增大高速电子撞击靶面的面积(即增大焦点),而要提高成像质量则希望缩小焦点,提高功率与缩小焦点相互制约。旋转阳极X线管较好地解决了这一矛盾,如图2-10所示,它的结构也是由阳极、阴极和玻璃管壳组成,与固定阳极X线管相比,除阳极结构有明显差别外,阴极和玻璃管壳相差不大。

旋转阳极X线管的阳极靶为一个可以高速旋转的圆盘,灯丝及聚焦槽偏离X线管长轴中线而正对阳极靶环轨迹中心。此时,阴极灯丝发射出来的电子,撞击的不再是靶面的固定位置,而是一个转动的环形面积(图2-11),因此,电子撞击产生的热量均匀分布在整个圆环面积上,其热量分布面积比固定阳极X线管大得多,有效地提高了X线管的功率,并且使实际焦点减小,同时还可适当减小靶面倾角,使有效焦点进一步减小。旋转阳极X线管的最大优点是瞬时负载功率大、焦点小。目前,X线机使用的旋转阳极X线管的功率多为20~50kW,高者可达150kW,而标称焦点多为1~2mm,微焦点可

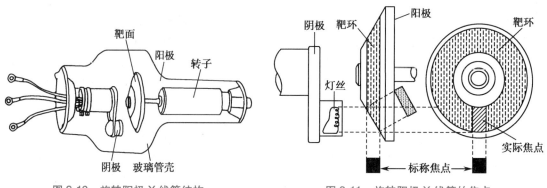

图2-10　旋转阳极X线管结构　　　　图2-11　旋转阳极X线管的焦点

达 0.05~0.3mm,从而大幅度地提高了成像质量。

旋转阳极 X 线管的阳极主要由靶面、转子、转轴、轴承套座、玻璃圈等组成(图 2-12)。

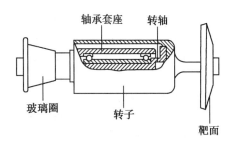

图 2-12 旋转阳极 X 线管的阳极结构

（一）靶盘与靶面

靶盘是一单凸状圆盘,中心固定在转轴(钼杆)上,转轴的另一端与转子相连,要求有良好的运动平衡性;靶面具有一定的倾角,倾角大小一般在 6°~17.5° 之间。过去靶面由纯钨制成,纯钨产生 X 线的效率较高,但热容量较小、散热性和抗热膨胀性都较差。改进后的阳极靶面采用铼钨合金(10%~20%铼)制成,用钼或石墨做靶基,制成钼基或石墨基铼钨合金复合靶(图 2-13)。

铼钨合金靶面晶体颗粒细,抗热膨胀性高,靶面龟裂机会减少。有的还在靶盘上开几条径向的细膨胀缝来消除机械应力(图 2-14)。

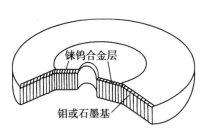

图 2-13 合金复合靶结构

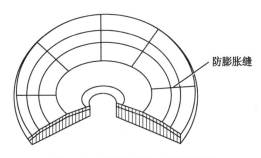

图 2-14 消除机械应力阳极靶面

铼钨合金与纯钨靶的剂量对比曲线如图 2-15 所示。在相同使用条件下曝光 2 万次,铼钨合金复合靶和纯钨靶比较,输出剂量下降分别是 13% 和 45%,说明铼钨合金靶面的综合性能明显优于纯钨靶面。钼及石墨的热容量和散热率比钨好,而密度比钨小,用钼或石墨做靶基重量轻、热容量大,有效地提高了 X 线管连续负荷能力。

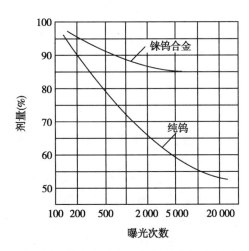

图 2-15 铼钨合金与纯钨靶的辐射剂量对比曲线

旋转阳极工作时产生的热量,主要靠热辐射向外散发。阳极靶盘表面积较大,其热量辐射到管壁,再传导到周围的绝缘油中。为了防止热量向转轴方向传导,连接转轴和靶盘的钼杆做得较细。

（二）转子

转子是由无氧铜制成的,为了提高其热辐射能力,将转子表面进行黑化处理。转子的运转与小型单相异步电机的原理相同,只是转子装在 X 线管的玻璃壳内,而定子绕组装在 X 线管玻璃壳的外面。转轴装入由无氧铜或纯铁制成的轴承套中,两端各装一只轴承。低速旋转阳极 X 线管的阳极实际转速约为 2 700r/min(50Hz 供电),高速旋转阳极 X 线管一般为 8 500r/min(150Hz 供电)。阳极转速越高,单位时间内承受高速电子流撞击的圆环面积越大,X 线管的功率也就越大,当然,提高转速须考虑转子的运动平衡、

0207

旋转阳极 X 线管的结构——阳极（视频）

轴承的承受能力等因素。

旋转阳极 X 线管用于透视时,因所需功率小,阳极可以不转动;而用于摄影时,阳极必须转动,且达到规定转速后才允许曝光,否则靶面极易损坏。所以,在使用旋转阳极 X 线管的 X 线发生装置中,均设置有旋转阳极启动延时(约 0.8~1.2s)保护电路,只有阳极达到规定转速后才能曝光。曝光结束后,定子绕组的电源被切断,转子会因惯性而静转一段时间,从切断定子绕组供电到转子停止转动所经历的时间称为静转时间。新的 X 线管的静转时间约在 30min 左右,转子静转加速了对轴承的磨损,

所以在有些X线发生装置中,设计有制动装置(俗称刹车),当曝光结束后在数秒内使转子转速迅速降低,以减少磨损。对于高速旋转阳极X线管,为避免转子在临界转速(5 000~7 000r/min)时引起共振,必须设置制动装置,以保护X线管。另外,在X线发生装置的维护中,观察静转时间的长短,可用来判断旋转阳极X线管转子的转动性能。

（三）轴承及其润滑

轴承装在轴承套座内,轴承系统的工作温度很高,所以用耐热合金钢制成。为保证轴承的转动性能,轴承内需注入固体润滑材料,如二硫化钼、银、铅等。

三、特殊X线管

前面阐述了固定阳极和旋转阳极X线管的一般结构,除此之外,还有许多特殊结构和特殊用途的X线管,诸如金属陶瓷X线管、三极X线管、软X线管等。

（一）金属陶瓷X线管

玻璃壳用硬质玻璃制成的固定阳极和旋转阳极X线管,在使用一段时期后,由于阴极灯丝和阳极靶面的钨蒸发,使对应区域的玻璃壳内壁附着一层金属钨的沉积物,形成第二阳极,导致大量高速电子(包括二次电子)撞击玻璃壳内壁,而损坏X线管。为了消除这种影响,延长X线管使用寿命,近年来研制出了一种金属陶瓷大功率旋转阳极X线管。该管的阴极、阳极与普通旋转阳极X线管一样,只是玻璃管壳改为由金属和陶瓷组合而成,金属与陶瓷之间用铌(Nb)来接合,用铜焊接。金属部分是管壳主体,仅在高压接入部分用陶瓷与管壳绝缘。金属管壳接地,以吸收二次电子,使管壁上的电场和电位梯度保持不变,解决了在使用中X线管由于管壁击穿而寿命终结的问题。

（二）三极X线管

三极X线管是在普通X线管的阳极与阴极之间加了一个控制栅极,故又称为栅控X线管。三极X线管的其他部分与普通X线管类同,只是阴极的结构比较特殊(图2-16)。在聚焦槽中装有灯丝,灯丝前方装有栅极和聚焦极,灯丝与聚焦极之间相互绝缘,栅极电位就加在灯丝和聚焦极之间。

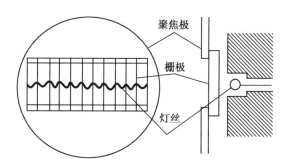

图2-16　三极X线管的阴极结构

三极X线管的控制原理,如图2-17所示。当栅极与阴极之间加一个负电压(2~5kV)或负脉冲电压时,可使阴极发射的电子完全阻止,不能到达阳极,不会产生X线。当负电压或负电压脉冲变化到一定数值时,阴极发射的电子在阳极与阴极之间的强电场作用下加速向阳极运动,形成管电流,产生X线。由于电压脉冲信号无机械惯性延时,控制灵敏,因此可实现快速连续X线摄影,摄影频率可达200帧/s。

三极X线管有时还可制成一个没有实体栅极而有特殊形状的阴极头,它也具有三极X线管的栅控特性,通过负偏压以控制X线管的电子流,当负偏压较小时,将有一部分电子飞向阳极,并能聚焦起来形成很窄的电子流,以获得很小的焦点,即微焦点,例如,给阴极头加一个小于X线管截止电压的负偏压,如-400V,那么该负偏压将使阴极发射的电子聚焦,从而可获得0.1mm×0.1mm的微焦点。若负偏压值再小一点,可获得更小的焦点,这也是有些微焦点X线管的工作原理。微焦点X线管常用于放大X线摄影。

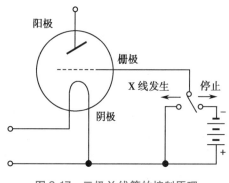

图2-17　三极X线管的控制原理

（三）软X线管

当对乳腺、咽部等软组织进行X线摄影时,用普通X线管得不到满意的对比图像。为提高成像对比度,须

使用大剂量的软X线。软X线管产生软X线的效率高,与普通X线管相比,有如下几方面的区别:

1. 铍窗　软X线管的输出窗口一般用铍(原子序数 Z＝4)制成,其X线吸收性能低于玻璃,固有滤过很小,软X线极易通过铍窗,可获得大剂量的软X线。

2. 钼靶　软X线管的阳极靶材料一般是由钼(原子序数 Z＝42,熔点 2 622℃)或者铑(原子序数 Z＝45,熔点为 1 966℃)制成的。临床实验证明,软组织摄影时最适宜的X线波长是 0.06～0.09nm。而软X线管在管电压高于20kV时,除辐射连续X线外,还能辐射出波长为 0.07nm 和0.063nm 的特征X线。摄影时主要是利用钼靶辐射的特征X线。一般要加上 0.03mm 的钼片,钼片对波长小于0.063nm 的稍硬X线具有强烈的选择性吸收作用而使其滤除,同时波长大于 0.07nm 的较软X线被钼片本身吸收而衰减,余下的X线正好适合于软组织摄影。

3. 极间距离短　普通X线管的极间距离一般为17mm 左右,而软X线管的极间距离一般只有10～13mm。由于极间距离缩短,在相同灯丝加热电流情况下,软X线管的管电流比一般X线管的管电流要大。另外,软X线管的最高管电压不超过60kV。

另有阳极直冷式X线管、飞焦点X线管,主要用于X-CT。

四、X线管管套

X线管管套是封装X线管的特殊容器。现代X线管管套均为防电击、防辐射、油浸式,结构因用途、型号的不同而有所差别。X线管封装在管套内使用,称该组合体为X线管装置(又叫X线管组件或X线管头)。

(一)固定阳极X线管管套

此类管套的基本结构,如图 2-18 所示。整个管套是由薄铜板或铝等金属制成。这种管套体积小,管套内高压部件对外壳的距离很近,靠变压器油绝缘。管套的一端或两端装有耐油橡胶或金属制成的膨胀器,以适应油的涨缩,防止管套内油压增加。管套内壁侧衬有薄铅层,以防止散射X线射出。管套中央开一圆口称为放射窗,并装有透明塑料或有机玻璃制成的凹形窗口,窗口向内凹接近X线管以减少油层厚度,增加X线输出剂量。通过窗口可以观察X线管灯丝的亮度。管套一侧的两边,装有高压插座,以便连接高压电缆。X线管用绝缘支架和高压插座固定在管套中,其焦点中心对准窗口中心,两极引线分别接到两个高压插座上。管套两端各有一个端盖,阳极端盖的内壁衬有一层铅皮,以阻止散射X线。另外为了减少对人体有害的软X线,通常在窗口前放置一层铝滤过片。有些管套为了避免焦点外X线的射出,在窗口处还装有杯状的铅窗。整个管套内充满变压器油,作为绝缘和冷却用。注油孔多在窗口附近或管套两端。有的管套无专用注油口,可用窗口兼之。

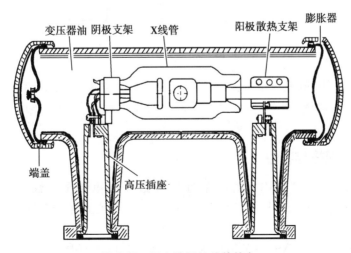

图 2-18　固定阳极X线管管套

(二)旋转阳极X线管管套

如图 2-19 所示,此类管套需在阳极端内侧设置旋转阳极启动电机定子绕组,其引线接线柱固定在阳极端内层封盖上,便于和控制台电机启动电路连接,且与高压绝缘。其余类同于固定阳极X线管管套。

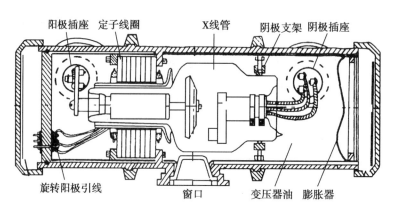

图 2-19 旋转阳极 X 线管管套

另外,有的管套内设有微动开关,当 X 线管混合负载大、工作时间长时,油温过热,油体积膨胀而压缩金属波纹管或膜片而使微动开关动作,致使曝光不能进行,防止 X 线管因积累性过荷损坏。待油冷却至一定温度时,作用在微动开关上的压力消失,波纹管或膜片复位,曝光可以继续进行。有些大功率 X 线管的管套,在玻璃壳外壁(靠近阳极侧)或管套外壁设置一个温度传感器,当油温过热时,自动切断高压,以保护 X 线管。

(三)组合机头

为了使小型 X 线机尽量轻便,其 X 线管、灯丝变压器以及高压变压器等共同组装在一个充满变压器油的密封容器中,称为组合机头。外形呈圆筒状,因无高压电缆,故无高压插座,其结构简单(图 2-20)。

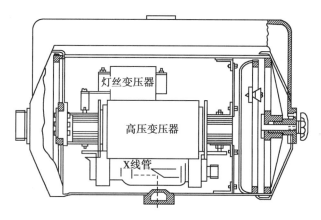

图 2-20 组合机头

20 世纪 80 年代出现的逆变 X 线机,因高压变压器、灯丝加热变压器以及高压整流器等部件的体积成倍减小,使 X 线管、高压变压器、灯丝加热变压器封装在一起成为可能,形成了新一代的大功率组合机头。

五、X 线管的规格与特性

各种型号的 X 线管都有其一定的规格和特性,如构造参数、电参数、特性曲线等,只有熟悉、掌握这些规格和特性后,才能正确合理地使用 X 线管,并在参数允许范围内,充分发挥 X 线管的最大效能。

(一)构造参数

X 线管的构造参数是指由 X 线管的结构所决定的非电性能方面的参数。例如阳极倾角、灯丝尺寸、焦点大小、外形尺寸、重量、管壁的滤过当量、冷却和绝缘方式、旋转阳极 X 线管的阳极转速、最大允许工作温度等,这些数据都标注在 X 线管的技术参数资料中。

(二)电参数

X 线管的电参数是指 X 线管电性能方面的规格数据。如最高管电压、最大管电流、最长曝光时间、最大允许功率、容量等。

1. 最高管电压 即允许加在X线管两极的最高电压峰值，单位是千伏峰值(kVp)。最高管电压值的大小是由X线管的生产制造参数所决定的。在工作中如果加在X线管两极间的电压峰值超过了此值，就会导致管壁放电，甚至击穿损坏。

2. 最大管电流 即在管电压和曝光时间一定的情况下，X线管内允许通过的最大电流平均值，单位是毫安(mA)。在生产、安装调试及维修中调整管电流时不得超过该值，否则将导致X线管靶面过热损坏及缩短X线管灯丝寿命，造成X线管损坏。

3. 最长曝光时间 即在管电压和管电流一定的情况下，X线管一次曝光所允许的最长时间，单位是秒(s)。在工作中，X线曝光时间若超过此值，X线管阳极将因累积热量过多、温度过高导致靶面损坏。

4. X线管的容量 又称为负荷量，即X线管在安全使用条件下，单次或连续曝光而无任何损坏时所能承受的最大负荷量。由于高速电子流的能量99%以上转换成热能，阴极电子轰击靶面的部分温度升高很快，此温度超过一定值时，将导致靶面熔化而损坏X线管。对于旋转阳极X线管来说，可以从以下四个方面增大其容量：①增大高速电子撞击靶面的面积；②减小靶面倾角；③增加阳极转速；④减小管电压波形的纹波系数。

（1）容量的计算：X线管的容量常用输入电功率表示，其计算公式为：

$$P = UI/1\ 000\ (kW)$$

式中P为X线管的负载功率(容量)，单位为千瓦(kW)；U为管电压的有效值，单位为千伏(kV)；I为管电流有效值，单位为毫安(mA)。

由计算式可知，X线管的容量为管电压与管电流的乘积。在实际使用中它并不是一个固定值，除与管电压和管电流有关外，还与整流方式有关。整流方式不同，峰值与有效值、平均值与有效值的转换关系不同。例如在单相全波整流电路中，管电压有效值=0.707×管电压峰值，管电流有效值=1.1×管电流平均值。

X线管的容量还与曝光时间有关，曝光时间增长，容量将相应地减小。这是因为单次曝光时间越长，阳极产生的热量不能及时散发出去，产生热量累积，X线管的容量也随之越小；多次连续摄影也会产生热量积累，后续曝光时所允许的容量也会减小。

综上所述，同一只X线管的容量是一个不确定量，为了便于比较，通常将一定整流方式和一定曝光时间下X线管的最大负荷量称为X线管的代表容量，也称标称功率，或者额定容量。

固定阳极X线管的代表容量是指在单相全波整流电路中，曝光时间为1s时所能承受的最大负荷。例如，XD₄-2·9/100型X线管，小焦点(1.8mm×1.8mm)的代表容量为2kW，大焦点(4.3mm×4.3mm)的代表容量为9kW。

旋转阳极X线管的代表容量是指在三相全波整流电路中，曝光时间为0.1s时所能承受的最大负荷。例如，XD₅₁-20·40/125型旋转阳极X线管：小焦点(1.0mm×1.0mm)的代表容量为20kW，大焦点(2.0mm×2.0mm)的代表容量为40kW。

（2）瞬时负荷的容量表示方法：曝光时间为数毫秒到数秒的单次摄影或透视称为瞬时负荷。瞬时负荷的容量常用瞬时负荷特性曲线表示。图2-21是XD₅₁-20·40/125型旋转阳极X线管大焦点瞬时负荷特性曲线。图中的横轴表示曝光时间，纵轴表示管电流，管电压为参变量，曲线下方为可使用范围，上方为超负荷范围。它可以直接表明在一定的整流形式、管电压和管电流条件下，所允许的最长曝光时间。这对安装和调试X线机十分有用。X线管型号不同，其瞬时负荷特性曲线也不同；同一只X线管，其大、小焦点的瞬时负荷特性曲线也不相同；整流方式变化时，X线管的瞬时负荷特性曲线亦将发生变化。

X线管负荷大小直接影响其寿命，超负荷使用会致使X线管损坏。所以X线管在实际使用时，其最大负荷一般按其最大容量的85%~90%设计。另外，大、中型X线机一般设计有容量保护装置，当单次摄影选择的曝光条件过高，超过X线管的最大允许负荷时，摄影不能进行。

由于电源电压有波动，X线机本身和测量仪表也存在误差，我国规定管电压允许误差为±7%，管电流为±10%、曝光时间为±15%(大于或等于0.1s，单相非零相位合闸)，mAs为±20%。这些措施都是

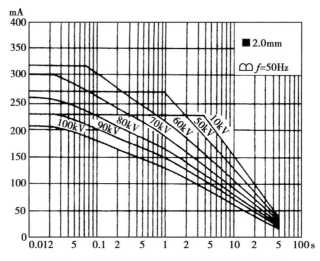

图 2-21 XD₅₁ 型 X 线管大焦点瞬时负荷特性曲线

为了保证 X 线管的使用安全。

（3）连续负荷的容量表示方法:曝光时间为 10s 以上的透视或间隔时间很短的连续摄影称为连续负荷。在 X 线机说明书中对 X 线管连续负荷的容量一般有以下两种标注方法:

1）限定连续使用时的最大功率。例如某 X 线管在为 200W 的条件下连续使用。

2）限定管电压、管电流。例如某 X 线管在 100kV、3.5mA 条件下连续使用。

5. 生热和冷却特性曲线 连续多次摄影或透视与点片摄影交替进行的曝光称为混合负荷。瞬时负荷特性曲线只能表明 X 线管在瞬时负荷情况下的安全容量,而不能说明混合负荷或连续负荷时的温升和散热关系。对于混合负荷或连续负荷,用 X 线管的生热和冷却特性曲线来表示则更为合理。

（1）X 线管的热容量:X 线管在曝光时,阳极靶面将产生大量热量,在生热的同时伴随着散热,如果生热快,散热（又称冷却）慢,阳极将积累热量。当其他条件一定时,阳极积累的热量越多,散热速率越大。单位时间内阳极靶面传导给其他介质的热量称为冷却速率（又称散热速率）。X 线管处于最大冷却速率时,允许承受的最大热量称为热容量（heat unit,HU）。热容量的单位是焦耳（J）,即:

$$1J = 1kV（有效值）×1mA（有效值）×1s$$

热容量的单位目前还常用 HU 来表示,即:

$$1HU = 1kV（峰值）×1mA（平均值）×1s$$

单相全波整流情况下,两者的换算关系是:1HU = 0.707J。

由于高压整流方式不同,整流后的波形也不同,所以在各种不同的整流电路内,X 线管产生的热量是不相同的。在计算阳极产生的热量时,应乘以相应的系数（表 2-1）。

表 2-1 X 线管热容量计算表

高压整流形式	计算式	备 注
单相全波整流、半波整流、自整流	HU＝kVp×mA×s	高压电缆长度≤6m/根,否则管电流在 10mA 以下时应乘以系数 1.35
三相六波整流	HU＝kVp×mA×s×1.35	
三相十二波整流	HU＝kVp×mA×s×1.41	
电容充放电式	HU＝C(E_1^2-E_2^2)×0.7	E_1、E_2 分别为放电前、后电压,C 为高压电容（μF）

（2）生热与冷却特性曲线:生热特性曲线表示 X 线管在负荷时,热量增加的速率（生热速率）与曝光时间的关系。根据这个关系可确定 X 线管在不同热量增加的速率下,可连续与断续工作的时间。

如果一个X线管累积热量达到它的最大允许热容量,应停止使用,休息一段时间后才能再次使用。否则,高速电子的撞击将熔化靶面从而损坏X线管。

　　冷却特性曲线表示曝光结束后,阳极热量散发与冷却时间的关系,根据此曲线可确定X线管的最短休息时间。由于生热和冷却速率的单位均为HU/s,通常将生热和冷却两种特性曲线画在一起。例如,图2-22所示的是某X线管的生热和冷却特性曲线。图中上升曲线为生热曲线,下降曲线为冷却曲线,最大散热速率是500HU/s。使用X线管时,阳极上的热量累积不得超过它的最大允许热容量110 000HU。图中500HU/s生热曲线表示在该曝光条件下,经7.5min的连续曝光,阳极积累的热量达到最高值,但生热的同时伴随着冷却,冷却曲线显示,冷却速率也为500HU/s。此时生热速率和冷却速率相等,生热和冷却保持相对平衡,在此条件下,理论上讲X线管可以连续工作,但实际使用时应留有余地。由冷却曲线可知,要将约110 000HU的热量全部散去(即冷却到室温)需要7.5min的时间。从曲线上还可以看出,透视时只要曝光条件不大于500HU/s(425HU/s、340HU/s)的生热速率,长时间连续透视,也不会超出X线管的最大允许热容量110 000HU。

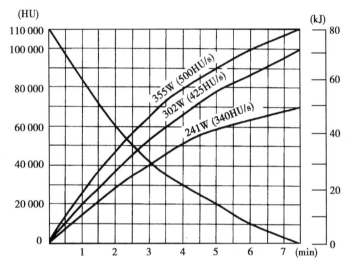

图2-22　某X线管的生热和冷却特性曲线

　　以上分析的是X线管在空气中的生热和冷却特性,当X线管装入管套后,其生热与冷却特性(无风扇助冷却)会产生较大变化,图2-23是上述X线管装入管套后的生热和冷却特性曲线。由图可知,X线管装入管套后的最大允许热容量约为130万HU,是原来的十多倍,但冷却速率却下降

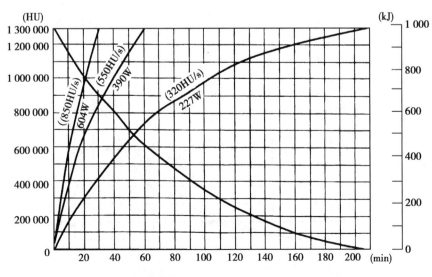

图2-23　某X线管装入管套后的生热和冷却特性曲线

了。无风扇助冷时,最大冷却速率仅为320HU/s。需经过210min才能将130万HU的热量全部散发出去

（三）X线管的特性

1. 阳极特性曲线（Ia~Ua）　是指X线管灯丝加热电流在某一定值下,管电压（Ua）与管电流（Ia）的关系曲线。

阴极灯丝发射的电子大致可分为三个区域:①灯丝前端发射出来的电子,它们在静电场作用下飞往阳极,这部分电子的运动几乎不受阻力;②灯丝侧面发射出来的电子,这部分电子的运动特点是在空间发生交叉后飞向阳极,因此它们的运动要受到一定的阻力;③灯丝后端发射出来的电子,由于电子之间相互排斥和灯丝的屏蔽作用,致使电场作用力很微弱,因此这部分电子在管电压较低时会滞留在灯丝后方的空间,形成"空间电荷",空间电荷只能随着管电压的升高而逐渐飞向阳极。

当管电压为恒定直流电压时,阳极特性曲线如图2-24所示。图中I_f表示灯丝加热电流,当灯丝加热电流为I_{f1}时,曲线可分为两段:①O-A_1段:此时由于管电压较小,灯丝附近存在着大量的空间电荷,随着管电压的升高,空间电荷逐渐减小,飞往阳极的电子数目随之增加,即管电流随管电压升高而增大,这段曲线反映了空间电荷起主导作用。实验表明,管电流与管电压的3/2次方成比例,因这部分曲线的管电压较小,可近似看为直线,管电流与管电压成正比,故该段曲线所在区域称为比例区。②A_1-B_1段:此时管电流不再随管电压增加而明显上升,趋向饱和,因此该段曲线所在区域称为饱和区。在饱和区,管电流与管电压基本无关。管电流的大小主要由灯丝加热电流决定。当灯丝加热电流从I_{f1}增大到I_{f2}时,阳极特性曲线由曲线O-A_2-B_2表示,由于灯丝加热电流增大,灯丝温度升高,灯丝发射的电子数目增多,相同管电压下,管电流变大;同时由于空间电荷增多,使管电流达到饱和的管电压必将增大。

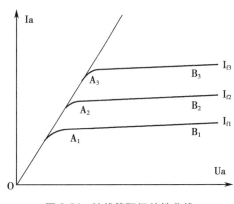

图2-24　X线管阳极特性曲线

由阳极特性曲线可知,X线管在饱和区域使用时,管电流的大小主要取决于灯丝加热电流,利用这一特性可以实现管电压和管电流的分开调节,以获得所需要的不同质和量的X线。但由于空间电荷的影响,在饱和区域内,管电流仍随管电压升高而略有增加,为此在X线机中设计有空间电荷补偿装置。补偿的基本原理是:当管电压升高时,适当减小灯丝加热电流,以使管电流值不随管电压的变化而变化。反之,当管电压降低时,则适当增加灯丝加热电流。

2. 灯丝发射特性曲线（Ia~I_f）　是指在一定的管电压下,管电流（Ia）与灯丝加热电流（I_f）的关系曲线。图2-25是XD_{51}型X线管在单相全波整流电路中的大焦点灯丝发射特性曲线。由图可见,由于空间电荷的影响,同一灯丝加热电流,100kV获得的管电流比60kV的大,而要得到同一管电流,100kV时要比60kV时所需的灯丝加热电流小。

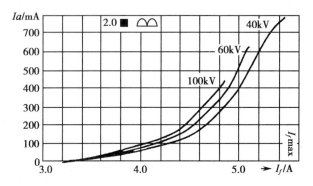

图2-25　XD_{51}型X线管大焦点灯丝发射特性曲线

第三节　高压发生装置

高压发生装置由高压发生器和高压输送部件两部分组成,本节主要介绍高压发生器和高压电缆。要说明的是,在X线设备说明书中,高压发生装置系指产生X线的组件集合,一般包括控制台和高压变压器组件,与这里所述的高压发生装置略有不同。

高压发生器的作用主要是为X线管提供所需的管电压和灯丝加热电压,并且完成多管X线机的管电压及灯丝加热电压的切换。高压发生器包括高压变压器、灯丝加热变压器、高压整流器、高压交换闸、高压插座、高压绝缘油等(图2-26)。

高压发生器的外壳用钢板制成长方形或圆形箱体,箱内充满变压器油,用于各部件之间及对地之间的绝缘和散热。箱体接地,以防高压电击。高压发生器与X线管之间通过高压电缆连接。

高压发生器的体积大小与其高压电源的频率有关。简化的变压器方程为:

$$U = kfNA$$

式中U为变压器的输出电压;N为变压器绕组匝数;f为电源频率;A为变压器铁芯横截面积,k为常数。

小型X线机一般采用组合机头,大、中型工频X

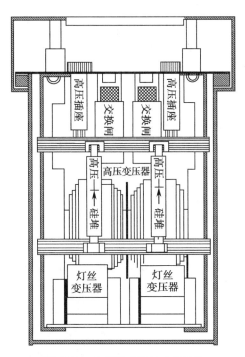

图2-26　高压发生器的内部结构

线机由于电源频率较低,所以高压发生器的体积均较大,高压发生器须单独设置。随着逆变技术的发展,提高了电源频率,变压器铁芯横截面积和绕组体积可大幅度缩小,高压变压器、灯丝加热变压器体积可做得很小,进而缩小了高压发生器的体积,所以中、高频逆变X线机的高压发生器一般放置在控制台内。

一、高压变压器

高压变压器需产生交流高压,因此它是一个初、次级绕组匝数相差很大的升压变压器,其工作原理与分析方法与普通变压器相同。

(一)结构

高压变压器由铁芯、初级绕组、次级绕组、绝缘材料和固定件组成(图2-27)。要求结构紧凑、体积小、重量轻,具有良好的绝缘性能和散热效率,负载时内部不产生过大的电压降。

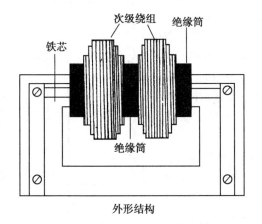

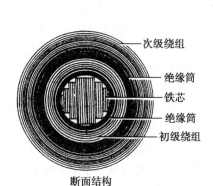

图2-27　高压变压器结构示意图

高压发生装置的结构及各部分的作用(视频)

23

1. 铁芯　铁芯的作用是给磁通提供通路。高压变压器的铁芯与普通变压器相同,多采用闭合式的导磁体,以 0.35mm 厚的热轧硅钢片($D_{41} \sim D_{44}$)或冷轧硅钢片($D_{310} \sim D_{330}$)剪成不同宽度的矩形条叠成阶梯形状。为减少涡流损耗,每片表面涂上一层很薄的绝缘漆。为减少叠片接合处的磁阻,采取交叉叠片的方法,最后嵌成闭合"口"字形或"日"字形。为使铁芯压紧以减少漏磁,多用扁铁或角铁夹持并用螺栓紧固。

现代 X 线机的高压变压器,广泛采用 C 形卷绕铁芯,它是用带状冷轧硅钢片经过卷绕、成形、退火、浸渍等多种工序加工而成。装配时将绕好的初级绕组、次级绕组套在铁芯上用夹板夹紧即可。这种 C 形铁芯,由于卷绕紧密,间隙小,接缝少,因而减少了漏磁和磁化电流,提高了导磁率,与相同容量的其他形状铁芯相比,具有重量轻、体积小等特点。

2. 初级绕组　它的匝数较少,一般为数百匝;所加的电压不高,一般在 500V 以下,但瞬间通过的电流很大,对绕组层间绝缘强度的要求不十分严格,一般采用厚度为 0.12mm 的电缆纸或多层 0.02mm 的电容器纸作为绝缘介质。初级导线多用线径较粗的纱包或玻璃丝包扁铜线,将线圈分若干层绕在绝缘纸筒上。有的高压变压器将初级绕组绕成两个,串联或并联后使用。初级绕组的直流电阻很小,一般在 1Ω 以下。

3. 次级绕组　多采用线径很小的油性或高强度漆包线绕制,总匝数在数万到数十万匝之间,输出电压很高,所以次级一般分成两组绕制(图 2-28),每个绕组呈阶梯状绕成数十层,层间用绝缘纸(常选用电容器纸)间隔,且每层边缘留有 6~10mm 的宽度,以提高层间的绝缘强度。两个次级绕组串联,套在初级绕组外面。初、次级间必须有良好的绝缘。

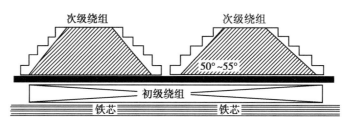

图 2-28　高压变压器初次级绕组断面示意图

为了增强绕组的抗电强度和机械强度,防止突波电压冲击时出现断线现象,次级绕组的开始和最后二、三层都用绝缘强度高、线径较粗的漆包线绕制。有的高压变压器为了防止次级高压袭击初级回路,保证人员和设备的安全,在初、次级之间加一层不闭合的薄铜片,并使之接地以作为屏蔽层。

（二）次级绕组的中心接地

X 线机高压变压器一般采用两个次级绕组同相串联、次级中心点接地的方式,这样可使高压变压器总的绝缘要求降低一半。

高压次级中心点接地后可获得与大地相同的零电位,因此,次级任何一个输出端对中心点的电位,等于输出高压的一半(图 2-29)。假如高压变压器次级输出的电压为 100kV,中心点接地后,每个次级输出端对中心点(地)的电位都是 50kV,这样,可使高压变压器的整体绝缘要求降低一半。另外,由于次级中心点电位为零,就可把毫安表串接在次级中心点处,并安装在控制台上,使控制台免受高压电击的威胁,从而保证了操作人员的安全。

为了防止管电流测量回路断路而使非直接接地的中心点电位突然升高,需要设置保护装置。多数 X 线机是在中心点的两个接线柱上并联一对放电针或一个纸介电容器,当中心点电位升高时,放点针放电或电容器击穿,将次级中心端对地短路,起到保护作用。有的 X 线机是在次级中心点的两个接线柱上并联一只放

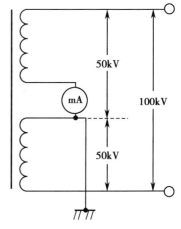

图 2-29　次级中心接地

电管,当次级中心点电位升高时,放电管起辉导通,同样能起到保护作用。

二、灯丝变压器

灯丝变压器是为X线管灯丝提供约5~12V加热电压的降压变压器。对于双焦点X线管需配备两个结构相同、规格不同的灯丝变压器。

(一)结构

灯丝变压器的结构与普通变压器类同,由铁芯、初级绕组和次级绕组构成(图2-30)。

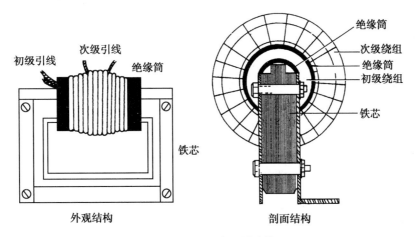

图2-30 灯丝变压器结构

1. 铁芯 一般用0.35mm涂漆硅钢片以交错叠片的方法制成口字形或C字形,有的铁芯还将有绕组的一臂叠成阶梯形。

2. 初级绕组 因流过初级绕组的电流很小,故采用的导线直径很细,一般用线径为0.19~0.93mm的漆包线,分数层绕在用黄蜡绸或绝缘纸包好的阶梯形臂上,层间用绝缘纸绝缘,总匝数为1 000匝左右。初级绕组可直接绕在绝缘后的铁芯上,或绕在绝缘筒上再套在铁芯外面。

3. 次级绕组 因次级绕组流过的电流较大,多用直径为2mm左右的纱包或玻璃丝包圆铜线,分几层绕制,总匝数多为数十匝。初、次级之间用绝缘强度较高的绝缘筒作绝缘材料。

(二)特点

1. 灯丝变压器必须有足够的容量 因为灯丝变压器需连续负荷工作,所以灯丝变压器必须具有足够的容量,才能在连续负荷下为X线管提供持久稳定的灯丝加热电流。

2. 初次级间必须有足够的绝缘强度 因为灯丝变压器次级绕组的一端与高压变压器次级相连,次级绕组电位很高,所以要求初、次级间必须有良好的绝缘,绝缘强度不能低于高压变压器最高输出电压的一半。

三、高压整流器

X线管本身可以看成是一个真空电子二极管,具有单向导电特性,即整流作用。高压变压器次级输出的交流高压可以直接加到X线管两端,利用X线管自身的整流作用进行自整流。此时只有交流高压的一个半周为正向电压,另一半周为逆向电压。正向电压时,阴极发射的电子飞向阳极,产生X线;逆向电压时,阳极比阴极电位低,阴极发射的电子不能到达阳极,X线管不产生X线。显然这种自整流形式不能充分发挥X线管的工作效率。另外因逆向电压时无X线产生,逆电压很高,所以容易导致高压元器件的击穿损坏。

除小型X线机可采用自整流方式外,现代X线机大都设有高压整流电路,利用高压整流器,将高压变压器输出的交流高压变成脉动的直流高压,此直流高压加到X线管的阴阳两极,使X线管始终保持阳极为正,阴极为负,提高了X线的发生率,并且使X线管免受逆电压的影响。

现代X线机都采用半导体整流器,半导体整流器种类较多,有氧化铜整流器、硒整流器、硅整流器和锗整流器等。目前应用最广泛的是高压硅整流器,亦称高压硅堆。它具有体积小、机械强度高、绝缘性能好、寿命长、性能稳定、正向电压降小、使用时无须灯丝加热等优点,从而简化了电路结构,缩小了高压变压器的体积。

高压硅堆结构(图2-31)是用单晶体硅做成的多个二极管(PN结)用银丝逐个串联而成,接线从两端引出,外壳用环氧树脂封装,两端设置有引出线的接线端口,端口的方式有多种以便根据需要装配不同形式的插脚。

使用高压硅堆时,要求将其浸入绝缘油内,油温不得超过70℃。加在硅整流器上的反向峰值电压不得超过额定值,以防击穿。

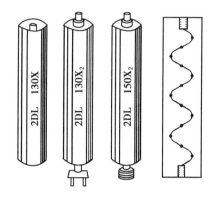

图 2-31　高压硅堆结构

国产高压硅整流器的型号有2DL系列。如2DL100X、2DL130X、2DL150X、2DL180X等,主要性能见表2-2。

表 2-2　国产 2DL 系列高压硅堆主要性能参数

型　号	工作电压/kV	最高测试电压/kV	正向压降/V
2DL100X2	100	150	≤120
2DL130X1	130	195	≤150
2DL130X2	130	195	≤150
2DL130X3	130	195	≤150
2DL150X1	150	225	≤180
2DL150X2	150	225	≤180
2DL150X3	150	225	≤180
2DL180X1	180	270	≤200
2DL180X2	180	270	≤200
2DL180X3	180	270	≤200
2DL200X2	200	300	≤250
2DL250X2	250	375	≤250

四、高压交换闸

大、中型的X线机具有多种检查功能,以适应不同的检查需要,多配有两只或两只以上的X线管。如双管X线机,一只安装在诊视床上用于透视和点片摄影;另一只安装在立柱或悬吊装置上用于摄影或特殊检查用。由于几只X线管共用高压发生器,产生的高压和灯丝加热电压必须经过交换装置进行切换,才能分配给不同用途的X线管,这种交换装置称为高压交换闸。

高压交换闸不仅要切换高压,还要切换灯丝加热电压,且动作十分频繁,因此在结构上要求具有很高的绝缘强度和机械强度。为了保证触点接触良好,减小接触电阻,要求触点面积要大,并有足够的接触压力。

目前,高压交换闸多为电磁接触器式,一般由两组高压交换闸组成,一组做阳极高压切换;另一组做阴极高压和灯丝加热电压切换。两组高压交换闸同步工作。其结构包括铁芯、线圈、衔铁和带有触点的高压绝缘臂。工作原理与普通接触器相同。

除上述接触器式高压交换闸外,还有电动机式高压交换闸。

五、变压器油

变压器油又称为绝缘油,为碳氢化合物,属矿物绝缘油。高压发生器和X线管头中均充以变压器油,起绝缘和散热的作用。

变压器油主要性能如下:①电介质强度(绝缘强度)高:国际标准是用一种高压陶瓷制的油杯做变压器油耐压试验(图 2-32),油杯内电极的圆平面直径为 25mm,圆平面厚度为 7~8mm,两电极间平行距离为 2.5mm。高压发生器用油耐压应达到 30kV/2.5mm,组合机头和 X 线管管套内用的油耐压要求达到 40kV/2.5mm。②燃烧点和闪燃点高:燃烧点要求在 150~160℃;闪燃点

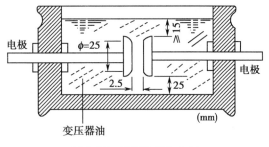

图 2-32 高压油杯和电极

要求在 135~150℃。③导热系数高。④化学性能稳定。⑤黏度低。⑥凝固点低:一般要求在-15~-45℃之间,变压器油凝固点温度即为油的标号,如 45 号油其凝固点为-45℃。⑦颜色一般为浅黄、暗红或水白,透明无悬浮物。

X 线机用的变压器油不可低于上述要求,其中最主要的是电介质强度。它与变压器油的含水量有关,试验可知,干燥时击穿电压达到 60kV 的变压器油,当含水量为 0.001% 时,击穿电压下降到 30kV,当含水量达到 0.01% 时,击穿电压下降到 10kV 以下。

变压器油在工作过程中,由于受到电场、光线、高温、氧气、水分、杂质(如铜屑、铁屑、铅屑)等影响,其性能会逐渐变劣,电介质强度会下降,这种现象称为变压器油的老化。对于老化的变压器油,一般可采用过滤法再生后可继续使用。

六、高压传输部件

大、中型 X 线机的高压发生器和 X 线管装置是分开的,两者之间通过两根高压电缆线连接在一起。高压电缆的作用是将高压发生器产生的高压和灯丝加热电压输送给 X 线管。高压插头、插座是高压电缆与 X 线管和高压发生器的连接器件。

(一)高压电缆的结构

X 线机所用的高压电缆,按芯线分布位置不同,分为同轴式高压电缆和非同轴式高压电缆两种(图 2-33)。X 线机多用非同轴式高压电缆,其各部分构造和作用如下:

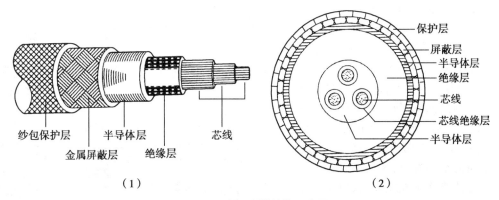

图 2-33 高压电缆结构示意图
(1)同轴高压电缆;(2)非同轴高压电缆。

1. 导电芯线 导电芯线位于高压电缆的最内层,每根芯线都由多股铜丝制成,外包绝缘橡皮,约 1mm 厚,其绝缘要求为能承受 50Hz、1 000V 交流电试验 5min 而不击穿。芯线的数目有二芯、三芯、四芯等几种,二芯线供单焦点 X 线管使用,三芯线供双焦点 X 线管使用,四芯线供三极 X 线管使用。芯线的作用是传送 X 线管所需的高压和灯丝加热电压。

2. 高压绝缘层 高压绝缘层位于导电芯线外侧,主要由天然橡胶制成,厚度为 4.5~20mm,呈灰白色。它的主要作用是使芯线的高电压与地之间绝缘。高压绝缘层需具有良好的机械强度和韧性,在一定范围内可以弯曲,其耐压要求一般在 50~200kV(峰值)之间。目前,也采用高绝缘性能的塑料作高压绝缘层,直径可做得较小,机械强度和韧性都较好。

3. 半导体层 半导体层紧包在高压绝缘层外,由具有半导体性能的橡胶制成,呈灰黑色,厚度约为 1~1.5mm。它的作用是消除绝缘层外表面与金属屏蔽层之间的静电。

值得注意的是在非同轴式电缆结构中,芯线外围还有一层半导体层,称为内半导体层。它的作用是使芯线与高压绝缘层间的静电场分布均匀。因为三条芯线不同轴,故电场分布不均匀,所以在凸起的地方,单位面积电荷密度增大,易引起电缆击穿。而内半导体层,可使电场分布均匀,从而避免了凸起部分发生电击穿的危险。

4. 金属屏蔽层 紧包在外半导体层上的是金属屏蔽层,金属屏蔽层是由直径不大于 0.3mm 的镀锡铜丝编织而成,编织密度不小于 50%。金属屏蔽层在高压电缆的两端与高压插头的金属喇叭口焊接在一起,借固定环接地。金属屏蔽层的主要作用是:当高压电缆击穿时,导电芯线的高压便与金属屏蔽层短路,金属屏蔽层则通过固定环接地,从而保护操作者和被检者的安全。

5. 保护层 保护层位于高压电缆的最外层,一般用塑料制成,也有用棉纱、涤纶线编织而成,裹在电缆外部。其作用是加强对高压电缆的机械保护,减少外部损伤,并能防止有害气体、油污和紫外线对高压电缆的危害。

(二)高压电缆的使用

高压电缆在使用时,应注意防止过度弯曲,以免损坏绝缘层,降低绝缘强度。平时要加强日常维护保养,保持电缆干燥、清洁,避免油污和有害气体的侵蚀。

高压电缆的主要参数是耐压值,高压电缆的最大允许耐压值与管电压的波形有关,交流成分愈大,最大允许耐压值就愈小。在高压变压器次级中心点接地时,每根高压电缆只承受高压变压器输出电压的一半,所以高压电缆的耐压值可降低一半。

高压电缆内部的导电芯线与金属屏蔽网之间形成一个沿电缆长度分布的电容,电容容量虽然很小,但由于电压很高,维修时须特别注意,应将导电芯线对地进行高压放电,以免发生严重的电击事故。另外,由于该电容在电路中会形成电容电流,电容电流在摄影时可以忽略,但对透视管电流影响较大,故在透视管电流测量电路中一般设置有电容电流抵偿电路。

(三)高压插头及插座

高压插头与插座工作在高电压下,对耐压的要求很高,多由机械强度大、绝缘性能好的压塑性材料或橡胶制成。为维修方便,近年来各厂家生产的高压插头与插座都采用 IEC 标准,可以通用、互换(图2-34)。

高压插座的底部有三个压铸的铜制接线柱,接线柱上端钻有约 1cm 深的圆孔,供高压插头上的插脚插入。高压插头的头端压铸有三个铜制插脚,每个插脚的根部钻有一个小的引线孔,导电芯线由此孔伸出,并焊接在插脚根部的槽沟内。高压电缆与高压插头间的空隙部分,要用松香和变压器油等配好的绝缘填充物灌满,以提高绝缘强度。高压插头底端镶有铜制喇叭口,以便与高压电缆金属屏蔽层相焊接,并通过高压电缆锁母(固定环)和高压发生器或

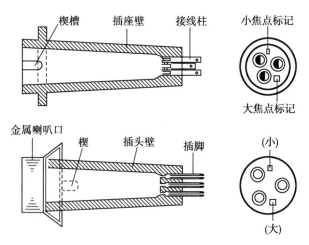

图 2-34 高压插头与插座

X线管头的外壳相连接。金属喇叭口可以改善接地处的电场分布,防止与地之间的接线过于密集。

有的高压插头的三个插脚呈等腰三角形排列,插入时要注意插脚的方位。插紧时,插脚就会紧密地与插座的接线柱接触。此时不可强力扭转,以免损坏插脚。为了正确插入和防止高压插头扭动,在插座口处铸有一楔槽,高压插头尾侧铸有一相应的插楔,插入时插楔对准楔槽,用固定环固定即可。另外,为了保持良好的绝缘,避免高压沿面放电,需在高压插头表面上均匀涂上一层脱水凡士林或硅脂,再将高压插头插入高压插座中。

高压插头插入高压插座时,常出现高压插头的插脚与高压插座的接线柱接触不良现象,使 X线管

不能正常工作,此时可用小刀将插脚的开口轻轻撑开,使其与高压插座的接线柱接触良好。

第四节　控 制 装 置

控制台的结构及各部分的作用(视频)

控制装置的主要任务是调节控制曝光过程中的管电压(kV)、管电流(mA)和曝光时间(s)三个基本参量。X线发生装置的基本电路主要集中在控制装置中,它需满足以下基本要求:①能够为X线管提供可以在一定范围内调节的管电压;②能够为X线管提供可以在一定范围内调节的灯丝加热电压;③能够准确地控制X线发生时间;④确保X线管能够安全地工作。

一、供电与防电击保护

X线机对供电电源质量和防电击保护的要求很高,只有满足其要求后,才允许装机和使用。

(一)供电电源

合格的供电电源应具有足够的容量、较小的内阻、稳定的频率和电压。

1. 电源容量　电源容量是指提供给X线机的电源功率。大中型X线机需要专用的供电变压器供电,电源容量就是指专用的供电变压器的容量,单位为千伏安(kVA)。

X线机一般有连续(透视)和间歇(摄影)两种工作模式,在选择电源容量时,应该以功率较大的摄影模式下的最大输出功率为依据。X线机的输出效率一般在90%左右。

2. 电源电压　电源电压是指X线机能够正常工作时的电源电压。

(1)常用的供电方式:常用的供电方式有以下三种。

1)单相220V供电:一般用于便携式、移动式,或储能式等需要较小功率(一般在3kW以下)的X线机。

2)两相三线380V供电:用于早期的功率在10kW左右的工频X线机,可以同时提供单相220V、两相380V电源。目前基本淘汰。

3)三相五线380V供电:包括三根相线、一根中线,一根保护地线,是目前大功率X线机最常用的供电方式。

(2)注意事项

1)根据X线机的技术要求,确定输入电压。

2)电源电压要稳定,一般要求在额定电源电压的±10%以内;若超出范围,可通过调整电源变压器,加装稳压电源等方式来解决。

3. 电源频率　X线机中的许多组件及电路的工作性能都与电源频率有关,电源频率不稳或者与X线机的要求不一致,都将影响X线机的正常使用。比如,X线管的阳极转速会随电源频率的变化而变化,从而影响X线管的输出功率和寿命。

4. 电源内阻　电源内阻为供电变压器内阻与电源导线电阻之和,当X线机距离供电变压器较远以及X线机功率较大的时候,尤其要注意导线的电阻。

(二)防电击保护

X线机是Ⅰ类B型设备。保护接地是其主要的安全措施。通过埋设接地装置,将X线机的金属外壳与大地可靠连接,可有效防止触电事故,达到防电击保护目的。

1. 接地装置　X线机的"接地"有两方面的意义:一是工作接地,即为保证某些电路工作需要,将电路中某一点与大地做电气上的连接,比如高压变压器次级的中心接地。二是保护接地,即将X线机中可触及的导电部分与大地进行可靠连接,一旦绝缘失效,由于人体电阻远远大于接地电阻,漏电流主要通过接地装置流入大地,从而避免人员受到电击伤害。

接地装置是指X线机与大地之间的连接部分,是专门泄放接地漏电流而设置的。它包括接地体和接地线两部分。

(1)接地体:是指直接埋入地下并且与大地接触良好的导体或导体组合。一般由铜板、钢管、扁钢等组成。

(2)接地线:是指连接X线机与接地体的金属导线。一般使用多股铜芯黄绿线,其截面积由X线机的功率确定。

X线机需要使用专用接地体,在机房建设时,同步埋设。

2. 接地电阻 接地电阻是接地漏电流由设备的接地端子,经过接地线、接地体流入大地再经大地流向另一接地体或向远处扩散所遇到的电阻。该阻值由接地线电阻、接地体电阻、接地体与土壤间过渡电阻以及土壤的溢流电阻组成。接地电阻值体现电气装置与"地"接触的良好程度。当出现对地漏电流、外壳漏电流时,电流从接地端子流入大地。在距离接地体 15~20m 远处,电流密度为零。

安装 X线机时,要求接地电阻小于 4Ω,可以使用 ZC-8 型接地电阻测量仪测量。接地电阻测量仪由手摇发动机、电流互感器、滑线电阻器及检流计等组成。接地电阻测量仪的工作原理和接线如图 2-35、图 2-36 所示。

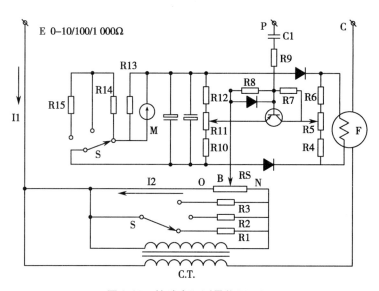

图 2-35 接地电阻测量仪原理图

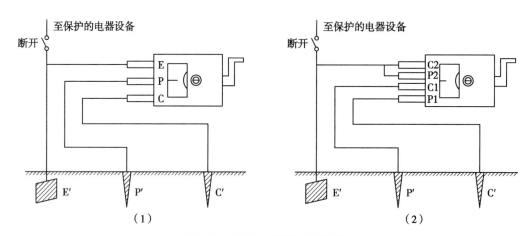

图 2-36 接地电阻测量仪接线图

ZC-8 型接地电阻测量仪使用步骤如下:

(1)沿被测接地电极 E′,使电位探测针 P′和电流探测针 C′,依次直线彼此相距 20m,并使电位探测针 P′插于接地电极 E′和电流探测针 C′之间。

(2)用导线将 E′、P′和 C′连接于仪表相应的端钮上。

(3)将仪表放置于水平位置,检查检流计指针是否指示在中心线上,否则调整调零钮将其指示中心线。

(4)将"倍率标度"置于最大倍数,慢慢转动发电机的摇把,同时转动"测量标度盘"使检流计指针指于中心线。

（5）当检流计指针接近平衡时,加快发电机摇把的转速,使其达到120r/min以上,调整"测量标度盘"使指针指于中心线上。

（6）如"测量标度盘"的读数<1时,应将倍率标度开关置于较小的倍数,再重新调整"测量标度盘"以得到正确读数。

（7）用"测量标度盘"的读数乘以倍率标度的倍数,即为所测量的接地电阻值。

二、曝光控制原理

为保证X线输出量的准确性,获得清晰的图像,必须对管电压、管电流、曝光时间进行控制。

一个完整的曝光过程如下:首先根据病人的性别、年龄、体型、拍摄部位、拍摄方向等设置摄影条件,摆好病人体位、限束器方向、限束器大小、限束器角度、摄影床高度等。然后按下曝光手闸一档,X线管开始启动运转,同时X线管的灯丝开始增温,约1.5s后,X线管达到额定转速（3 000/9 000rpm）,再按下曝光手闸二档。限时电路收到手闸二档信号后开始计时,设定的管电压也同时加到X线管的两端,X线管开始输出需要的射线。当达到设定的曝光时间后,管电压断开、管电流降为待机电流,曝光结束。

由此可见,X线的产生与停止是通过控制X线管是否加上管电压来实现的。管电压控制可以在高压初级电路中完成,按照使用的控制元件不同,可分为接触器控制和可控硅控制。

1. 接触器控制 接触器控制是将接触器的常开触点,串接于高压初级电路中,并使接触器线圈受脚闸或手闸与限时器控制。当接触器线圈得电时,其常开触点闭合,接通高压初级电路。线圈失电时,常开触点断开,切断高压初级电路。

该控制方法,最大的优点是电路结构简单。但因高压初级电路为电感性电路,且工作电流很大,在接触器触点闭合和断开的瞬间,高压次级会产生高于正常电压数倍的过电压,俗称突波。这种突波会造成高压元件击穿,同时在触点间还有较强的电弧产生,电弧温度很高,能使触点熔蚀而损坏。因此,采用接触器控制的高压初级电路,必须采取防突波、灭弧措施。这种防突波、灭弧的原理是:在高压变压器初级得电和失电的瞬间,通过降压电阻,降低其电压数值,从而抑制触点电弧和高压次级的过电压,达到防突波、灭弧目的。

如图2-37所示,B_1为自耦变压器;B_2为高压变压器;R为防突波、灭弧电阻,阻值一般为3~10Ω,功率25~30W;K为曝光控制开关;JC_3为接触器,在此称为高压接触器。JC_3触点的动作间隙是可以调整的,在安装到电路前,需缩小JC_3（3/4）和JC_3（1/2）触点的动作间隙。K闭合,JC_3线圈得电工作,常开触点JC_3（3/4）、JC_3（1/2）因动作间隙小而首先闭合,将电阻R接入电路,瞬间之后,常开触点JC_3（5/6）闭合,将R短路。松开K,JC_3线圈失电,JC_3（5/6）首先断开,电阻R再次被接入电路,瞬间后JC_3（3/4）、JC_3（1/2）断开,切断高压初级电路。这样,高压初级电路在连通和断开瞬间因串接了降压电阻R,高压变压器初级绕组加上的电压比正常值小,从而抑制了次级的过电压和触点的电弧,起到了防突波、灭弧作用。

2. 可控硅控制 接触器从线圈得电到常开触点闭合有一定的延滞时间,使之不能满足快速摄影的需要。故目前中、大型工频X线机常采用可控硅来控制管电压。可控硅亦称晶闸管,是一种无触点开关元件,它控制敏捷,无噪声,电压降小,能很好地满足快速摄影需要。

图2-38是可控硅控制原理图。图中可控硅SCR_1、SCR_2反向并联,控制高压初级电路的连通与切断。为防止可控硅因击穿或误导通使曝光失控,电路中设置了预备接触器SC（亦称高压预上闸）,其常开触点SC（1/2）、SC（3/4）在可控

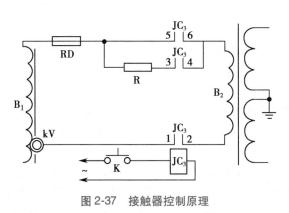

图2-37 接触器控制原理

硅导通前（约0.8s）闭合,截止后断开。一旦可控硅失控,可控硅不能切断高压初级电路时,由SC常开触点将电路切断。电阻R和电容器C组成阻容保护电路,以抑制可控硅在导通和截止时产生过电压

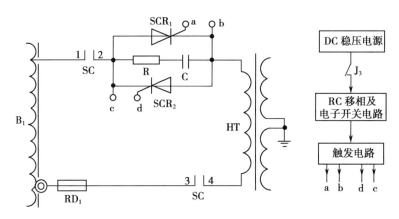

图 2-38　可控硅控制原理

曝光控制原理——可控制硅控制法（视频）

或因电感引起的串联谐振。

摄影时,SC 先工作,常开触点 SC(1/2)、SC(3/4)闭合。此时,因可控硅 a、b 间和 c、d 间无触发信号而呈截止状态,故 SC(1/2)、SC(3/4)闭合时无电弧发生。稍后,触发脉冲加到 a~b 和 c~d 上,可控硅 SCR$_1$ 和 SCR$_2$ 分别在正弦交流电的两个半周内交替触发导通,连通高压初级电路,高压变压器 HT 初级得电,次级产生高压,开始曝光。曝光结束时,触发信号停止,可控硅在正弦交流电过零点时截止,切断高压初级电路,高压变压器 HT 初级失电,次级停止产生高压。

要使可控硅 SCR$_1$、SCR$_2$ 在曝光开始时于正弦交流电的零相位附近导通并能维持,必须设计一个能产生连续脉冲的触发电路和与之协调的移相电路,这样才能抑制突波、提高曝光时间的准确性。否则,不但抑制不了突波,而且会使曝光时间有最大 10ms 的误差。图中的 RC 移相及电子开关电路,可使曝光时第一个触发脉冲正好在正弦交流电的零点附近产生。

由于电阻 R 和电容器 C 的存在,当 SC 常开触点闭合后,高压变压器初级绕组将有一很小的电流通过,次级会产生感应电压,但该电压一般只有 1~2kV,因此对摄影并无影响。

在实际电路中,由于透视和摄影管电压调节范围不同,管电流的大小也相差很大,因此在高压初级电路中,透视和摄影时的管电压是分开控制的。在工频机中,中、大型常规 X 线机,透视一般用接触器控制管电压,摄影常用可控硅控制管电压。

三、管电流与管电压的调节

（一）管电流的调节

X线管灯丝加热电压由 X 线管灯丝变压器供给,故 X 线管灯丝加热电路分为灯丝初级电路和灯丝次级电路。在灯丝初级电路中,需要实现管电流的调节,因此,灯丝初级电路亦称管电流调节电路,或者 mA 调节电路。由于灯丝次级电路结构简单,又无须调整,故在此不单独介绍。本节仅阐述灯丝初级电路。

当曝光时间一定时,X 线量由管电流的大小决定。而管电流的大小取决于灯丝在单位时间内发射的电子数,这一电子数是由灯丝温度决定的,灯丝温度越高,灯丝单位时间内发射的电子数越多。灯丝温度由灯丝加热电压决定。这一关系流程是:灯丝加热电压 U_f ↑→灯丝温度↑→灯丝单位时间内发射的电子数量↑→管电流 I_a ↑→X 线量↑。

由此可知,管电流的调节可通过改变灯丝加热电压来实现。在常规 X 线机实际电路中,多采用在灯丝初级电路中串联可变电阻来调节管电流。电阻增大,其电压降增大,灯丝初级电压降低,灯丝加热电压降低,灯丝温度随之降低,管电流减小。反之,管电流增大。

1. 透视管电流的调节　透视时,管电流小,一般为几毫安,最大限定为 5mA,要求在曝光时能连续调节。所以,在电路中用一个半可调电阻和一个线绕电位器串联,组成透视管电流调节电路(图 2-39)。半可调电阻 R$_1$ 限定最大管电流,电位器 R$_2$ 连续调节透视管电流。电位器 R$_2$ 的调节旋钮置于控制台台面上,称透视管电流(mA)调节器。其调节原理是:旋动调节旋钮→R$_2$ 阻值改变→灯丝变压器 B 初级电压改变→次级电压改变→灯丝加热电压改变→灯丝温度改变→灯丝单位时间内发射电子

笔记

数改变→管电流改变。

2. 摄影管电流的调节　与透视不同,摄影时管电流很大,从几十到数百或数千毫安,且曝光时不能调节。因此,在电路设计上采用分档定值的方法,对管电流进行调节和选择。其具体做法是:在灯丝初级电路中,串联一个或几个有很多抽头的可调电阻(图2-40)。并利用装在控制台台面上的转换开关或一组琴键开关进行选择,其毫安值就标在台面上,并与转换开关各档或琴键开关各按键相对应,以作摄影管电流预示。

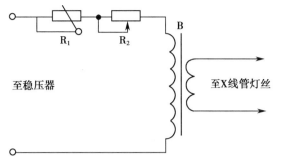

图 2-39　透视管电流的调节

转换开关或琴键开关称为摄影毫安(管电流)选择器。摄影时,只要将毫安选择器置于所需毫安值即可。其调节原理是:调节毫安调节器XK→R阻值改变→灯丝变压器B初级电压改变→次级电压改变→灯丝加热电压改变→灯丝温度改变→灯丝单位时间内发射电子数改变→管电流改变。

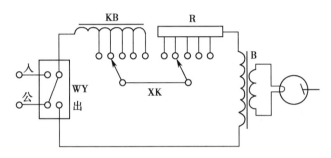

图 2-40　摄影管电流的选择

3. 管电流的稳定　在X线机中,影响管电流稳定的主要因素有两个:①电源电压的波动;②空间电荷效应。X线机在使用大管电流时,灯丝加热电压接近极限值,灯丝发射特性曲线处于"垂直"段,灯丝加热电压只要有很小变化就会引起大的灯丝发射率变化,将严重影响管电流的稳定性。因此,中、大型X线机对灯丝加热电压的稳定有严格的要求,一般在灯丝初级电路中都设有稳压装置,常规X线机常采用谐振式磁饱和稳压器。

当X线管灯丝加热到一定温度时,即在灯丝加热电压一定时,管电流应该是稳定不变的。但由于空间电荷效应,管电流会随管电压的升高而略有增大,致使管电压和管电流不能严格的分开调节。为解决这一问题,在X线机中常设有空间电荷补偿装置。

在大型X线机中,由于采用了单钮制控制、自动曝光、自动降落负载等自动控制系统,灯丝加热电路有了新的突破。比如,在XHD150B-10型X线机中,是利用正弦交流电的中心矩形分量的幅度来改变管电流,省去了交流稳压器;在逆变X线机灯丝加热电路中,采用直流逆变技术,对不同的管电压和管电流,规定了不同的触发频率,以提高X线输出的稳定程度。

常规X线机常用谐振式磁饱和稳压器来稳定灯丝加热电压,防止因电源电压的波动而影响管电流的稳定。

X线机需要设置空间电荷补偿装置,以补偿空间电荷效应对管电流的影响。空间电荷补偿的原理是:在升高管电压的同时,适当地降低灯丝加热电压,使管电流降低。如果管电流降低的数值正好等于或接近于因空间电荷效应的影响而使管电流增大的数值,此时管电流就会保持不变,实现管电流不随管电压变化而变化的目的。

（二）管电压的调节

X线的质(硬度)取决于管电压的大小,调节管电压就能有效控制X线的质。由于人体各部位组织密度、厚度的差异很大,这就要求管电压具有很宽的调节范围,以满足从手指关节至腹部盆腔等各部位对X线的质的不同要求。小型X线机管电压调节范围一般为40~90kV,中、大型X线机通常为40~150kV。

在逆变X线机中,由于采用直流逆变技术,它可以通过改变高压初级电流占空比或频率来调节管电压;而常规 X 线机,通常是通过调节自耦变压器的输出电压,并将其馈送至高压变压器初级绕组,使次级绕组产生可调控的管电压。它是根据变压器的工作原理进行的,若变压器初级绕组匝数为 N_1,初级电压为 U_1,次级绕组匝数为 N_2,次级电压为 U_2,则有

$$U_2 = U_1 \cdot N_2/N_1$$

根据这一关系,保持 N_1、N_2 变比不变,通过调节高压变压器初级电压 U_1,来实现次级电压为 U_2 的变化,达到调节管电压的目的。

通过调节高压变压器初级电压来调节管电压,在电路实现上通常采用下列两种方式。

1. 抽头分档式　抽头分档式的电路原理如图 2-41 所示。B_1 为抽头调压式的自耦变压器;$JC_3(1/2)$、$JC_3(3/4)$ 为高压接触器常开触点,控制高压变压器 B_2 初级电路的连通与切断;K_1 和 K_2 为管电压调节器,K_1 各抽头间的电压值差别较大,一般为 10~20V,称为粗调;K_2 各抽头间的电压值差别较小,一般为 2~4V,称为细调,联合调节 K_1 与 K_2,可改变高压变压器 B_2 初级输入电压,从而使次级产生不同数值的管电压。

这种调节方式结构比较简单,但获得的管电压值是断续的,不能完全满足工作中对摄影管电压微小变化的需要,主要用在小型 X 线机中。

2. 碳轮连续式　碳轮连续式的电路原理如图 2-42 所示。B_1 为滑动调压式的自耦变压器;$JC_3(1/2)$、$JC_3(3/4)$ 为高压接触器常开触点,控制高压变压器 B_2 初级电路的连通与切断;B_{1-12} 为管电压调节碳轮,碳轮在自耦变压器 B_1 外层绕组的裸露面上滑动,从而改变高压变压器 B_2 初级输入电压,使次级产生不同数值的管电压。这种方式调节细微,管电压几乎是连续变化的,所以为大多数中、大型 X 线机所采用,如 F_{30}-ⅡF 型、XG-200 型、F_{78}-ⅢA 型等国产 X 线机。碳轮 B_{1-12} 的驱动方式,在结构上有手动和电动之分。

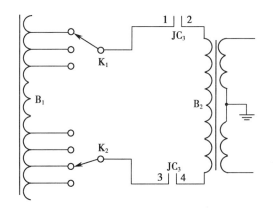

图 2-41　抽头分档式管电压调节

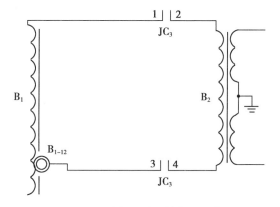

图 2-42　碳轮连续式管电压调节

(1) 手动:即碳轮 B_{1-12} 的驱动通过手工操作完成。它是在控制台面板上设置一管电压调节旋钮,该旋钮在控制台内通过导绳牵引碳轮运动,完成管电压调节。

(2) 电动:即碳轮 B_{1-12} 的驱动由伺服电机完成,通过控制伺服电机的正、反转实现管电压调节。程控 X 线机大多采用这种方式,操作人员按动控制台面板上的管电压"+"或"−"轻触键,电路产生相应指令,经处理后控制伺服电机的正、反转,从而驱动碳轮 B_{1-12}。

四、X线管安全保护

为保证 X 线管在额定条件下正常工作,避免因操作失误或电路出现异常时,使 X 线管损坏,在 X 线机电路中,设有多种 X 线管安全保护电路。如旋转阳极启动及延时保护、X 线管容量保护、X 线管温度保护、过流保护、冷高压保护等电路。本节主要讨论旋转阳极启动及延时保护电路和 X 线管容量保护电路。

(一) 旋转阳极启动及延时保护电路

旋转阳极 X 线管在曝光前阳极必须启动旋转,只有达到额定转速后才能曝光。否则高速电子将

集中撞击阳极靶面上的很小区域,使该区域过热熔化,造成X线管损坏。因此,使用旋转阳极X线管的X线机需设置旋转阳极启动及延时保护电路,以满足X线管安全工作的需要。

旋转阳极X线管内的阳极端装有与阳极靶同轴的鼠笼式转子,它与管套内的定子绕组一起,构成一小型单相异步电机。如图2-43所示,定子绕组分启动绕组和工作绕组,启动绕组串接一启动电容C后与工作绕组并接,再由同一交流电源供电。启动电容也称剖相电容,它使启动绕组和工作绕组中的电流形成一个时间上的相位差,以产生旋转磁场,使阳极转子迅速启动。启动电容容量越大,启动转矩越大。在实际电路中,为了加大启动转矩,常加一较高电压,待启动后转入正常运转时,再将此电压降低。但通常考虑到阳极转动时间不长,亦可采用同一电压值。

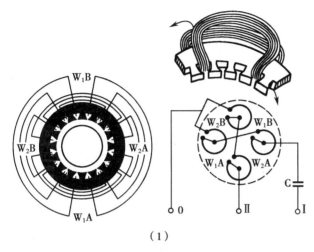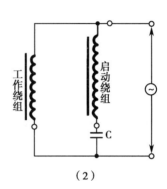

（1）　　　　　　　　　　　　　　　　　　（2）

图2-43　旋转阳极定子绕组结构、连接及基本电路
（1）旋转阳极定子绕组的结构与连接;（2）旋转阳极定子绕组基本电路。

目前中型X线机一般采用低速旋转阳极X线管,电源频率为50~60Hz,其阳极转速为2 800r/min左右。部分大型X线机采用高速旋转阳极X线管,并提高其供电电源频率,其转速高达8 500r/min左右。

由于阳极的惯性作用,曝光后,阳极将继续运转一段时间,这将增加阳极轴承的磨损,缩短X线管的使用寿命,因此有的中、大型X线机设计了阳极刹车(也称阳极制动)装置。尤其是使用高速旋转阳极X线管的大型X线机,由于X线管阳极处于临界转速(一般为5 000~7 000r/min)范围内时,转子系统会产生共振,因此此类X线机必须设置阳极制动装置,该装置一旦损坏,是绝对不允许曝光的。

由于旋转阳极X线管只有达到额定转速后才能曝光,否则会损坏靶面。在大部分工频X线机中,一般在工作绕组中串联一电流检测元件(电流继电器或电流互感器),检测工作绕组是否有电流流过,以判断阳极是否启动。如果工作绕组没有电流流过,说明阳极没有启动;另外,在启动电容两端并联一电压检测元件(电压继电器或电压互感器),检测启动电容两端的电压,以判断阳极启动运转是否正常。因为阳极在启动运转过程中,启动电容两端的电压不会突变。仅有上述检测电路是不够的,还必须设置一延时电路,在延时时间内,阳极从正常启动运转达到额定转速。延时时间一般需0.8~1.2s,延时完毕后才允许接通高压曝光。

在高频X线机中,利用电流互感器,分别测量启动、工作绕组中的电流,经AD转换,CPU可以获得旋转阳极的电流参数,并且与正常值比较,以判断旋转阳极的工作状态。

（二）X射线管容量保护电路

X线管容量是由X线管的管电压、管电流、曝光时间决定的,每只X线管都有自己确定的额定容量,如果超容量(也称过载)使用,会造成X线管的损坏。因此,大、中型X线机都设有X线管容量保护电路(简称容量保护电路),以保证每次曝光时X线管都在额定容量范围内进行。当预置的摄影条件超过X线管额定容量时,切断摄影曝光控制电路,使曝光不能进行,并有相应指示。这种容量保护电路只对一次性过载起保护作用,而对连续多次曝光所产生的累积性过载无效。对累积性过载问题,则应根据X线管和管套的热容量特性,严格遵守曝光间隔规定,才能确保X线管的安全,在电路设计上,可通过管头温度保护电路实现。

不同型号的X线机,容量保护电路的设计思路和电路结构差别很大,但都是以X线管瞬时负荷特性曲线为依据,每次摄影所选择曝光条件都应落在曲线下方,否则不允许曝光。目前,常规X线机比较常见的容量保护方式有参数连锁式、负荷率式和降落负载式。

1. 参数连锁式容量保护电路　在三钮制X线机中,管电压、管电流和曝光时间是分别调节的。所以这类X线机大多数采用参数连锁式容量保护。即当所选的曝光条件达到或接近额定容量时,若任一曝光参数上调(变大),将会超过额定容量,此时保护电路发出指令,切断曝光控制电路,使曝光不能进行。

在电路设计上,这种容量保护电路一般由信号输入电路和开关电路两部分组成。信号输入电路产生一个反映管电压、管电流和曝光时间三参数的变化的信号电压,该电压与反映X线管额定容量的基准电压相比较,由驱动电路输出比较结果,发出是否过载的指令,控制曝光能否进行。

2. 负荷率式容量保护　负荷率是指X线管一次曝光的负荷占最大允许负荷的百分数。这种保护电路的设计基础也是三参数连锁保护,将管电压、管电流、曝光时间三参数连锁的模拟信号送到负荷率指示仪表上(直流电压表),当预置的一次曝光负载超过额定值时,则通过驱动电路使保护继电器工作,致使曝光不能进行。由于设置了负荷率表,可以指示每次操作时X线管负荷的百分数,所以这种电路也称为负荷率电路。负荷率表所指示的也是一次性的曝光负荷率。

3. 降落负载式容量保护　参数连锁式容量保护是在负载允许范围内,使X线管功率随曝光时间增加而阶梯形下降,如图2-44(1)所示。X线管功率(由管电流和管电压大小决定)和曝光时间是在曝光前事先手工预置,在曝光过程中不允许再次调整,这种方法不能充分发挥X线管的使用效能。

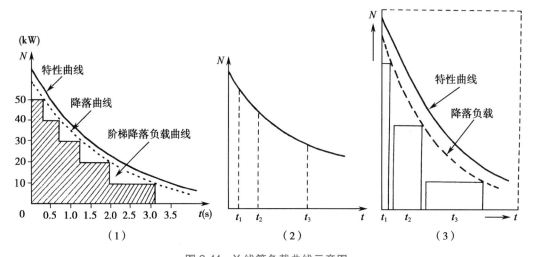

图 2-44　X线管负载曲线示意图
(1)阶梯形负载降落曲线;(2)自动连续降落负载曲线;(3)三级降落负载曲线。

目前,中、大型X线机常用单钮制或零钮制控制的X线发生装置中,一般采用自动降落负载曝光控制系统,配合自动曝光控时系统,实现降落负载式容量保护的目的。在摄影过程中,从X线管的最大允许功率(也称最大允许负载)开始曝光,然后依据X线管阳极焦点面上的散热能力,逐渐减小X线管功率。这种曝光控制预先只知道管电压的数值,而无法得知具体的管电流和曝光时间。在曝光过程中,管电压不变,管电流从最大值开始,之后,在保证X线管阳极焦点面不超过极限温度的情况下,管电流连续降落,X线管功率逐渐减小,焦点面温度仅接近极限,并且近似恒定。同时,自动曝光控时系统实时检测X线胶片的感光剂量(即胶片感光密度),当达到最佳感光剂量时,自动切断高压,停止曝光。这样,就可以在保证X线管安全工作的前提下,尽量缩短曝光时间,充分发挥X射线管效能。如图2-44(2)所示。

图2-44(3)为三级降落负载曲线。第一级对应最大管电流和很短的曝光时间 t_1,如在第一级胶片感光密度不足时,控制系统便自动过渡到第二级。第二级为降低的管电流和较长的曝光时间 t_2,假如前两级输出的X线仍不能使胶片达到理想的感光密度时,控制系统立即转入第三级。

此外,在自动降落负载时,由于管电流随曝光时间的增长而减小,必然导致主电路电压降的减小,使管电压相对增高,故在控制系统中必须作相应的管电压补偿。

4. 容量保护程序　在实际的摄影中,X线管的容量,还受到热容量的限制。上述三种容量保护电路,无法获得X线管当前的热容量数值。

在新型的X线机中,把所使用的X线管的主要参数,比如标称功率、最大功率、kV、mA、负载特性曲线等都存在程序的表格内,并且实时记录、显示X线管的热容量,程序能够根据所使用的X线管,计算出选择的摄影参数是否超出限制。

本章小结

X线发生装置主要由X线管装置、高压发生装置、控制装置三部分组成。

X线管装置主要由X线管和管套组成。X线管是产生X线的核心部件,其基本作用是将电能转换成X线能。它由阳极、阴极和玻璃壳组成。分为固定阳极和旋转阳极X线管。

高压发生装置由高压发生器和高压输送部件两部分组成。高压发生器的作用是产生高压和灯丝加热电压,通过高压电缆可将这些电压输送给X线管,并且完成多管X线机的管电压及灯丝加热电压的切换。高压发生器包括高压变压器、灯丝加热变压器、高压整流器、高压交换闸、高压插座、高压绝缘油等。

控制装置主要由各种低压部件组成,其主要任务是控制和调节透视或摄影过程中的管电压、管电流和曝光时间三大基本参量,并进行相关功能的控制与保护。

(李燕　杨海峰　蔡惠芳)

扫一扫,测一测

思考题

1. 简述固定阳极X线管的结构及各部分的作用。
2. 与固定阳级X线管相比,旋转阳极X线管具有哪些结构特点? 在使用中应注意哪些事项?
3. X线管具有哪些特性? 它们对X线管的使用有何指导意义?
4. 简述X线机高压发生器的结构以及各元件的功能。
5. 简述X线机曝光控制原理、管电流与管电压的调节作用。

第三章

诊断 X 线机

自学要点

📓 **学习目标**

　　1. 掌握:诊断 X 线机的组成与分类;常规 X 线机的电路基本结构、工作原理和透视、摄影的整机工作程序;高频 X 线机主要特点、闭环控制原理;影像增强管的结构和影像增强过程。

　　2. 熟悉:各类 X 线机的特点和使用;常规 X 线机各单元电路的逻辑控制关系和工作程序分析思路;高频 X 线机的电路构成和直流逆变电源工作原理、管电压闭环控制原理;医用 X 线电视系统的自动亮度控制原理。

　　3. 了解:程控 X 线机的操作方法、安装与调试方法;医用 X 线电视系统基本组成和工作原理、影像增强器的组成。

教学参考

　　诊断 X 线机是医学影像设备大家庭中的一名老成员,至今仍是基本的、有效的临床检查设备之一。尤其对骨骼系统、呼吸系统、胃肠道的检查起着重要的主导作用。临床对 X 线机的要求是:操作自动化程度高、辐射剂量低、图像质量高等。

第一节　概　　述

　　诊断 X 线机利用 X 线透过人体后强度的差异而形成各种图像,临床应用中的诊断 X 线机,除常用的胃肠 X 线机、摄影 X 线机外,还有牙科 X 线机、床边 X 线机等专用 X 线机。

一、组成与分类

(一)组成

　　诊断 X 线机因用途不同,故在结构上存在较大的差别。但都是由 X 线发生装置和外围装置两大部分组成。X 线发生装置也称为主机,由 X 线管装置、高压发生装置、控制装置等构成,其主要任务是:产生 X 线并控制 X 线的穿透能力、辐射强度和曝光时间;外围装置是根据临床检查需要而装配的各种机械装置和辅助装置,由机械辅助装置、影像装置、记录装置等构成(图 3-1)。

(二)分类

　　诊断 X 线机通常可按照高压电源频率、最大输出功率、结构形式、用途等分为多种类型。

　　1. 按高压电源频率分类　　高压电源是指高压发生器中高压变压器初级的供电电源。高压电源频率决定着高压发生器输出高压的脉动率和波纹系数。小的脉动率和波纹系数,可提高 X 线机输出 X 线的单色性和高能性,可提高成像质量,降低病人的皮肤剂量。

　　诊断用 X 线机按高压电源频率的高低可分为工频、中频和高频三种。通常把高压电源频率等于供电电源频率(50Hz 或 60Hz)的称为工频 X 线机;在 400Hz～20kHz 范围内的称为中频 X 线机;在 20kHz 以上

笔记

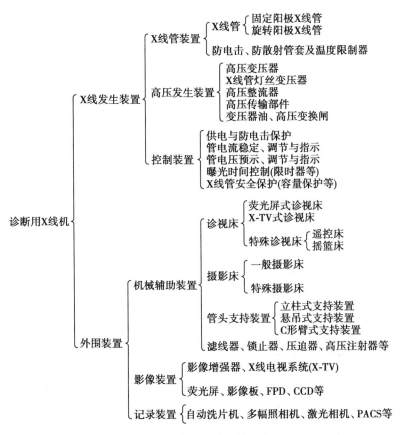

图 3-1 诊断 X 线机的组成

的称为高频 X 线机。中频 X 线机和高频 X 线机都采用了直流逆变技术,通常统称为逆变 X 线机。

一般情况下,又将工频 X 线机分为常规 X 线机和程控 X 线机两种。程控 X 线机采用了单片机控制技术,X 线质与量的控制较为精确,操作简单方便,自动化程度较常规 X 线机有所提高。

另外,按高压主电路的结构形式也可分为工频 X 线机、逆变 X 线机和电容充放电 X 线机等。

电容充放电 X 线机对电源要求低,主要用于病房进行床旁摄影或安装在流动车上工作。这类 X 线机采用了栅控三极 X 线管,曝光前先对高压电容充电至所需高压且加在 X 线管阳极和阴极两端,曝光时控制栅极电位,进而控制 X 线产生与停止。

2. 按最大输出功率分类　是指按 X 线管的标称功率分类,如 10、20、40、50kW 等。在我国,通常是以 X 线管允许通过的最大管电流来分类的。

(1)小型 X 线机:管电流小于 200mA、最高管电压在 90~100kV 之间。这类 X 线机体积小、重量轻、功能较少。主要用于床边等非固定场地的检查。

(2)中型 X 线机:管电流在 200~500mA、最高管电压在 100~125kV 之间。与小型 X 线机相比,其体积较大、重量重,固定安装在放射科。除进行一般透视和摄影外,还可以进行造影检查和特殊检查。

(3)大型 X 线机:管电流大于 500mA、最高管电压在 125~150kV 之间。这类 X 线机多配有两个或两个以上的旋转阳极 X 线管;在外围装置方面,多数配有 X-TV、摄影床和诊视床;整机结构复杂,输出功率较大,使用范围广,可一机多用。

3. 按结构形式分类　按结构形式不同,X 线机通常可分为便携式、移动式和固定式三类。

(1)便携式 X 线机(图 3-2):该类 X 线机结构简单,重量轻,装卸方便,X 线管装置和高压发生装置常融合成组合式机头。整机的机件可装在手提箱或背包内携带,对供电电源要求不高,一般照明电源即可使用。有的设计有直流逆变组件,在没有交流电源时,可使用直流电源(如蓄电瓶)供电。它适合在医院外做流动性检查,但因输出功率小,只能做临时性透视和较薄部位的摄影。

(2)移动式 X 线机(图 3-3):该类 X 线机的主要特点是:结构紧凑,体积小,X 线发生装置和外围装置组装在机座上。机座装有滚轮或电瓶,由人力或电力驱动,可在小范围内移动。有的是将 X 线管

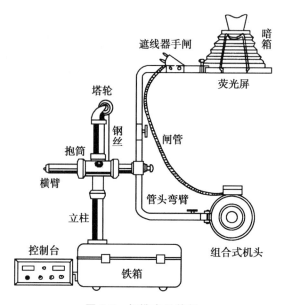

图 3-2　便携式 X 线机

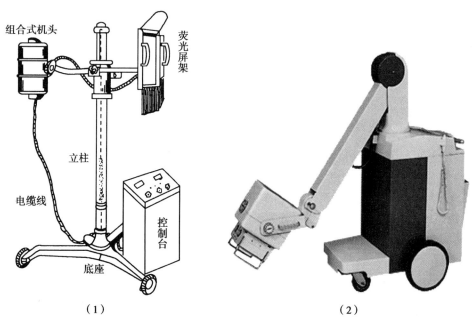

图 3-3　移动式 X 线机
（1）常规移动式 X 线机；（2）高频移动式 X 线机。

常规移动式
X 线机的结
构（视频）

装置和高压发生装置融合成组合式机头。目前,移动式 X 线机多采用直流逆变技术,使之整体重量减小,输出功率增大,移动方便,已成为床边 X 线摄影的重要设备。

随着电子技术的发展,有的移动式 X 线机外围装置采用小型 C 形臂,并且配备了影像增强器和 X-TV,可用于手术监视和介入手术。

（3）固定式 X 线机:该类 X 线机的主要特点是:组件多而重,体积大,结构复杂,需固定在专用机房内使用;对供电电源和接地装置的要求比较严格;功能较多,可做多种 X 线检查。如图 3-4 所示,是一种中型固定式 X 线机。

4. 按用途分类　按用途不同,X 线机通常可分为通用型和专用型两类。

（1）通用 X 线机:此类 X 线机具有透视、摄影或特殊检查等多种功能,适合对病人各部位作多种疾患的 X 线检查,是小、中型医院普遍使用的 X 线机。图 3-4 所示的中型固定式 X 线机就属此类。

（2）专用 X 线机:此类 X 线机是专为临床诊断工作的特殊需要或适应某些专科疾患的检查而设计的,并配有各种专用的外围装置。如乳腺摄影 X 线机、牙科 X 线机、口腔全景 X 线机、床边 X 线机、

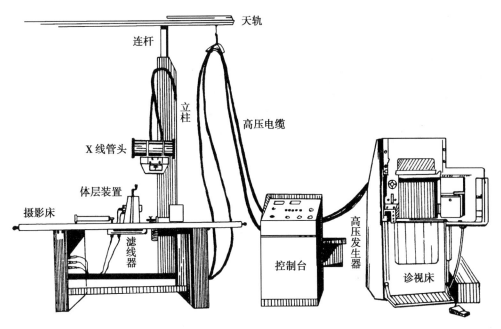

图 3-4　中型固定式 X 线机

手术 X 线机等。

诊断 X 线机的分类除上述外还有很多,如按使用目的可分为透视 X 线机、摄影 X 线机、胃肠 X 线机、心血管造影 X 线机等;按高压整流形式可分为单相全波整流 X 线机、三相全波整流 X 线机等。

二、胃肠 X 线机

胃肠 X 线机主要用于胃肠透视和点片摄影,也可兼做其他部位的透视和摄影,如胸透、胸部摄影及特殊造影等。与其他装置结合后,还可完成内镜检查、支气管造影、脊髓腔造影、心血管造影,介入治疗等。

（一）透视

X 线透视是利用人体各部分组织对 X 线具有不同的吸收作用而实现的一种检查方法。分为荧光屏式透视和 X-TV 式透视两种。其过程是:射入人体的 X 线束,在穿透过程中,部分能量因吸收、散射而消失,其余能量经人体不同组织的衰减后射出,携带着人体内部的结构信息(X 线影像),经过 X 线检测器,如荧光屏、X-TV 等,转换为可见光影像,供医生观察诊断。

早期的 X 线检测器采用硫化锌镉(ZnCdS)荧光屏,由于荧光屏产生的荧光图像亮度很弱,医生必须在暗室条件下观察。

目前,国内外大都用 X-TV 取代荧光屏,其图像亮度及质量有了很大的提高,使透视检查由暗室操作变为明室操作,提高了诊断正确率,降低了 X 线剂量。其特点是:X 线剂量小,图像清晰,易于查找病灶;病人体形和体位不同,图像亮度自动调整,适合观察;可在明室条件下进行透视,控制操作灵活方便;带有自动遮线器及透视曝光量限制和摄影限时器等;电视图像信息可以传送到一定距离外,便于教学、会诊和科研。

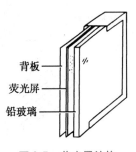

数字胃肠 X 线机的结构（视频）

但 X-TV 的图像层次不如荧光屏图像丰富,密度对比差的部位(如胸部)的某些细小病灶不易分辨,这主要是受电视部分的性能所限。

1. 荧光屏式透视　荧光屏式透视目前多采用隔室。隔室透视装置是在荧光屏平面建起具有 X 线防护功能的隔壁,荧光屏的观察面朝向暗室,供医生观察,X 线管和病人都在明室。隔室透视装置多由医院自行设计、安装。

（1）荧光屏:荧光屏由荧光纸、铅玻璃和背板三层组成(图 3-5)。荧光纸是主要部件,多发黄绿色荧光。铅玻璃用以吸收透过荧光纸的残余 X 线,一般具有 1.5mm 以上的铅当量。背板则用以保护荧光纸。

图 3-5　荧光屏结构

笔记

41

（2）透视检查台：透视检查台有多种形式，其结构特点是：X 线管中心线正对荧光屏的中心，并且两中心能同步上下左右活动，以扫描观察受检部位。

这种设备是将整套透视检查台直立安装，防护隔壁留有观察窗口，其大小应以荧光屏在扫描常见身高病人胸部时，不影响观察荧光屏为原则。荧光屏周围用防护板材遮挡，并设专用轨道和平衡装置，使防护板材增加的重量及荧光屏本身的重量保持平衡，荧光屏与 X 线管同步活动时轻便灵活，四周不漏光。如图 3-6 所示。

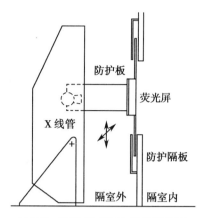

图 3-6 胃肠床式隔室透视示意图

2. X-TV 式透视（图 3-7） 由 X-TV 取代荧光屏，使图像亮度得到了明显提高，透视可由暗室转为明室，方便了病人和诊断医生。X-TV 主要由 I.I 和闭路电视两部分组成，X 线闭路电视由电视摄像机、监视器组成。I.I 把 X 线图像转换成可见光图像，并使其亮度大幅增强，经光分配器或光导纤维，将 I.I 输出屏上的可见光图像传输给电视摄像机，经电视摄像机摄像后由监视器显示透视图像。

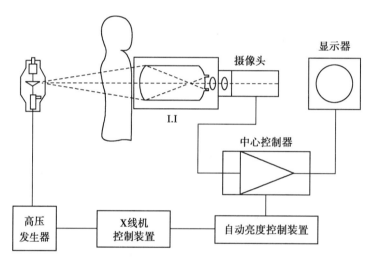

图 3-7 X-TV 式透视基本构成方框图

3. 诊视床 诊视床是胃肠 X 线机必配的辅助设备之一，主要用于透视和点片摄影。

（1）诊视床：一般诊视床由床体、点片架、点片架平衡装置、动力系统等几部分组成。床体由底座、床身和床面组成。点片架供透视和点片摄影用，也称为点片摄影装置、点片装置。因常用于消化道检查，故又称为胃肠摄影装置、消化道摄影装置。动力系统一般有两套：一套供床身回转用。床身回转是通过驱动三相电动机的正、反转，经变速器变速后，由齿轮组或涡轮、涡杆带动床身来完成；另一套供床面伸缩用。床面移动是通过驱动单相电动机的正、反转。经变速器变速后，由链条带动床面来完成（图 3-8）。

基本功能：①床身回转：床身可在 +90°～ -30°之间电动回转，并可停止在任意位置，以适应各种不同角度的透视观察和点片摄影需要。②床面伸缩：床面可电动向头端或脚端伸出。水平位时，一般可向头端伸出 50～100cm，可向脚端伸出 20～50cm。③点片架三维移动：荧光

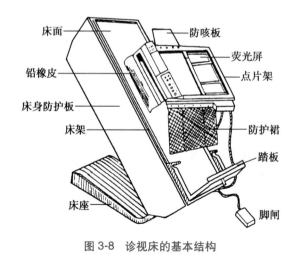

图 3-8 诊视床的基本结构

屏架可手动上下、左右、前后移动,电动锁止器可将其锁止于所需停止的位置。

（2）遥控床:它具有普通诊视床的各项功能。是将 X-TV 和诊视床合理组合,并实现全部机械运动电动化的新型诊视床。遥控床的床身回转、床面伸缩、点片架三维运动和锁止、压迫器动作、缩光器调节等,都采用电动遥控控制。为防止机械运动过位,在极限位置均设有限位和限位保护。

1）床下 X 线管式遥控床(图 3-9):多由传统的诊视床改进而来,X 线管位于床下,点片架在床上,点片架上设有各种动作的操作钮,除遥控操作外,也可进行近台操作控制。这类遥控床由于点片架上的影像增强器和胶片等与病人的距离较近,因此图像放大率减小,图像清晰。另外,床下 X 线管式遥控床利于 X 线防护。缺点是:点片架距病人身体太近,活动易受到身体的影响,同时点片架多用有暗盒式。

2）床上 X 线管式遥控床(图 3-10):是把点片架和影像增强器设计在床面以下,点片架多改用无暗盒式。床面以上只有 X 线管和一个机械压迫器使整个诊视床的结构更加紧凑、合理。透视过程中病人转动身体不受点片架的妨碍。并且,X 线管的位置与普通摄影床相同,可兼做普通摄影用。同时,X 线管和床面间的距离也可调整,有些甚至可调到 150cm,能满足胸部摄影需求。X 线管的投照方向可向病人头侧和足侧各倾斜 30°,更有利于病灶的观察。床身能在 +90°~0° 之间回转。这类遥控床的缺点是:不利于 X 线防护。

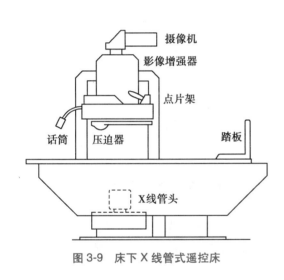

图 3-9　床下 X 线管式遥控床

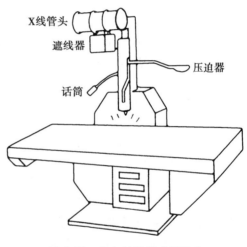

图 3-10　床上 X 线管式遥控床

（3）摇篮床(图 3-11):是一种功能全面、自动化程度更高的遥控床,其结构多采用固定底座和 C 形滑槽,实现了床身的垂直水平和负角度回转。在 0°~90° 时,回转速度为 90°/16s,在 0°~-90° 时为 90°/32s。床面可绕其纵轴作 ±360° 顺转,在水平位置时,可向头端伸出 50cm,向足端伸出 20cm,横向可移动 ±25cm。X 线管和影像增强器可绕病人转动 ±90°。可见,摇篮床可在病人不动的情况下,方便地对病人做任意方向投照。

摇篮床除具有遥控床的全部功能外,还具有以下优点:①病人被固定在凹形床面上,身体随床面可做 360° 至 720° 旋转,在病人身体不动的情况下,可方便地进行各种体位的透视和点片摄影,这也是摇篮床名称的由来;②在病人身体不转动的情况下,X 线管和点片架可一起绕病人转动,以便对病人同一部位进行不同体位的观察。

（二）点片摄影

点片摄影是供医生对透视检查过程中发现的病

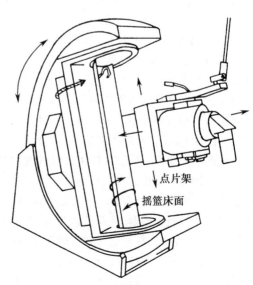

图 3-11　摇篮床结构示意图

灶及其周围组织所进行的摄影,以适时记录有诊断价值的图像。

点片架安装在诊视床上,并与透视媒介合理搭配,形成一个既能透视又能点片摄影的 X 线机。观察媒介的位置与床下的 X 线管保持准直对应并连动,可一起做上下和左右方向的二维扫描。装置本身还能单独做压迫动作,在透视或摄影时尽量靠近病人,以减少图像的放大和模糊。压迫动作是通过设在床边的专用支架的滑动来完成的。点片架还要求送片系统和透视互不影响,点片摄影时,迅速把胶片送到曝光区,即送到透视观察媒介的正前方,胶片中心对应观察媒介的中心,然后曝光,把透视观察到的病灶抓拍下来。从点片摄影的角度来说,透视对点片摄影起定位和病灶观察的作用。从透视的角度来说,点片摄影是透视图像的记录手段。可见,点片架就是透视和点片摄影两种功能的结合体。

1. 点片架的结构 点片架主要由主框架、观察媒介安装框、摄影用储片区、送片系统、控制盒、滤线器、遮线器、压迫器、防咳板和防护裙等组成。

观察媒介是指荧光屏、增强电视系统等,可以直接安装在主框架上,较大的增强器要专设天轨悬吊系统。送片系统把等候在荧光屏旁的暗盒适时送入荧光屏前方进行摄影,能适用于多种规格的片盒,并能进行水平或垂直方向的分割曝光。送片系统有手动和电动两种,电动送片由电机带动,可自动定位和曝光,并自动返回、分割换位,为下次送片做好准备。控制盒主要用于诊视床的移动和点片架的电动控制,是透视和摄影过程中对有关因素及参数进行集中控制的组件。在对胶片进行分割曝光时,为了使每幅图像分割清楚,除遮线器要做相应调整外,在暗盒的前面还要用铅制隔板进行遮挡,使同一张胶片上的几幅图像互不影响,图像清晰、边缘整齐。有的 X 线机遮线板是一套独立机构,与分割方式选择机构连动。有的则与压迫器组合在一起,在分割摄影时,选用相应规格的压迫器。

目前,胃肠摄影用 X 线机都配备 X-TV,均实现了明室、遥控操作。

2. 点片架的分类 根据点片架的结构,可分为有暗盒式和无暗盒式两种。

(1)有暗盒式:这种装置的机械结构和荧光屏结合为一体。透视中需要点片摄影时,将送片拉杆向左拉动,带动点片摄影夹和暗盒向左侧的荧光屏前方移动,这时透视自动停止,点片架上下、左右、前后运动自动锁止。同时,X 线管灯丝增温旋转阳极启动为曝光做准备,当暗盒到达摄影位置时手动或自动曝光。曝光结束后要手动将送片拉杆送回原位(最右端)。

(2)无暗盒式:这种装置一般装配在遥控床和摇篮床上,和 X 线管装置、X-TV 组合成一体。此装置在胶片装卸、传送时,只对胶片本身操作,适于工作量较大的情况。它由储片盒、胶片传送机构、增感屏和受片盒等组成。

储片盒一般可一次装入多至 50 张同一规格的胶片。摄片时,吸盘从储片盒拾取一张胶片送入传片机构,将胶片传送到增感屏内,增感屏夹紧胶片后将胶片送到等待位置,点片摄影命令发出后,按预定分割方式将胶片传送至曝光位置,进行曝光。曝光后,增感屏打开,胶片退出。如分割曝光尚未结束,则胶片随增感屏退至等待位置,同时增感屏打开,胶片在增感屏内移动一下,将未曝光区移动到增感屏中间后增感屏再夹紧,准备下一次曝光。如全片曝光完毕,则胶片被传送到受片盒,工作一段时间或受片盒将满时,取下受片盒送暗室统一由自动洗片机处理。

由于胶片在储片盒中无任何间隔地放在一起,如果空气湿度太大,可造成胶片相互粘贴,因此,要求机房内空气相对湿度不大于 80%。胶片在传送过程中有较多的摩擦,如果空气干燥又会产生静电放电,为此有的设备设有防静电装置,并要求环境相对湿度不小于 40%。总之,在使用中应严格掌握周围空气的相对湿度,必要时,使用去湿机或加湿机。

传片机构要求使用适当大小形状和厚度的胶片,不符合规定时容易引起卡片。机器有胶片计数及取出和返回检测,一旦有胶片卡片则不能再传送胶片,防止浪费更多的胶片。有的装置可同时装有两个不同尺寸的胶片暗盒,称双通道装置;有的在同一通道位置也可使用两种尺寸的胶片,但受片盒是共用的,可接收来自任何通道和不同尺寸储片盒送出的胶片。

无暗盒传片机构的传片示意图如图 3-12。

目前,全数字平板胃肠 X 线机,不需专门装配点片架,可兼做数字 X 线摄影,点片摄影也随之实现了数字化(图 3-13)。

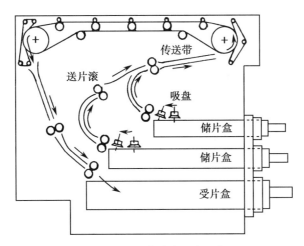

图 3-12 无暗盒送片系统示意图

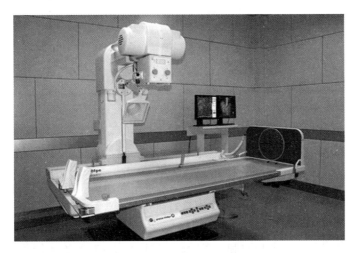

图 3-13 全数字胃肠 X 线机

三、摄影 X 线机

摄影 X 线机是利用 X 线的穿透作用、荧光作用、感光作用和人体各组织对 X 线的吸收能力不同，使胶片感光而形成图像的一种检查方法。要方便、灵活地利用 X 线对人体进行检查，还必须借助机械辅助装置。它包括管头支持装置、摄影床、诊视床、滤线器、锁止器、遮线器等。

（一）管头支持装置

管头支持装置是 X 线管头支持装置的简称，亦称为管头支架。其作用是把 X 线管头固定在摄影所需的位置和角度上，使 X 线管头以一定距离和角度进行摄影，并保证摄影时 X 线管头处于稳定状态。

在 X 线检查中，为尽量减少移动病人，要求 X 线管头能做上下、左右和前后三维移动，并能绕 X 线管长轴和短轴转动。也就是说，要求 X 线管头能有较大的移动范围和灵活的转动功能，这些功能主要由管头支持装置来完成。

管头支持装置从结构上可以分为落地式、附着式、悬吊式、C 形臂式等几种形式。

1. 落地式　这种管头支持装置的总重量最终由底座传到地面上，其结构和安装都比较简单。

（1）结构：落地式管头支持装置主要由立柱、移动轨道、横臂及其滑架、钢丝绳、平衡砣和管头固定夹组成。立柱是主体，为方形和圆形，钢板结构，顶端设滑轮。横臂、滑架和 X 线管头的重量平衡砣设在立柱简体内，钢丝绳经滑轮联系平衡砣和滑架。

横臂由滑架与立柱相联。横臂本身能伸缩，伸缩范围一般在 ±12cm，电磁锁止器固定。考虑到现在多用浮动台面的摄影床，有的省去了横臂的伸缩功能。

横臂能绕立柱转动。一种方式是在升降滑架上靠横臂的摆动实现的，其范围可达 ±90°；另一种形式是立柱整体带动横臂一起转动,其范围可达±180°。

松开管头固定夹的旋钮,X 线管头能绕自身长轴转动,用作转动角度指示的刻度和指针分别装在管套和固定夹上。横臂绕立柱的转动一般采用分挡嵌入定位。这两种动作在日常工作中都较少使用。

(2)分类:落地式又有双地轨式和天地轨式两种结构形式(图 3-14)。

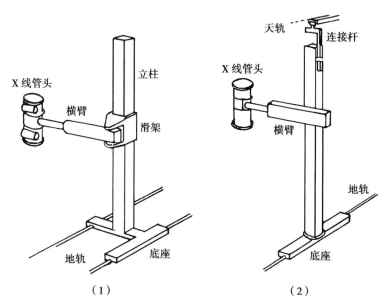

图 3-14　落地式管头支持装置
(1)双地轨式;(2)天地轨式。

1)双地轨式:这种装置没有天轨,由两条地轨使其稳定和移动。两条轨道相隔一定距离,平行固定在地面上,或做成相联系的一个整体。其优点是对机房高度无特殊要求,安装简单;缺点是地面轨道较多,显得不整洁。

2)天地轨式:这种装置有一条地轨和一条天轨,其主体由立柱和连接杆两部分组成。连接杆可上下伸缩,以在一定范围内适应不同高度的房间。这种结构形式地面上只有一条轨道,较为整洁。天轨不承重,只起支持作用,安装不太复杂,应用较多。

2. 附着式　这种管头支持装置的主要特点是立柱由轨道或转轴附着在摄影床体上。较落地式更为紧凑,安装维修方便。它包括轨道附着式和转轴附着式两种结构形式(图 3-15)。

(1)轨道附着式:用于支持立柱的轨道附着在摄影床的侧面上,虽然立柱活动范围较小,但它具备落地式立柱的各种功能,能完成日常摄影的绝大部分工作。

(2)转轴附着式:这种装置的立柱没有轨道,立柱由转轴固定在摄影床侧面。立柱可作一定角度的倾斜。横臂不伸缩,也不能绕立柱转动,仅可绕自身长轴转动±90°以上。这一动作可使管头进行倾斜角度摄影或与一定距离上的胸像架组合进行胸部摄影。X 线管头在原始位置时,中心线正对滤线器中心,虽通用性较差,但进行头颅、躯干的滤线器摄影时操作方便。

3. 悬吊式　悬吊式管头支持装置,常用于大型固定式 X 线机中。主要组件有天轨、横轨(滑车架)、滑车、伸缩架和管头横臂等(图 3-16)。滑车由框架和滚轮组成,伸缩架由伸缩筒及其升降传动平衡装置或电机驱动装置组成。天轨固定在机房顶部,承担着全部重量。横轨可携带滑车在天轨上移动(纵向),范围为 2~3m 或更长。滑车装在横轨上,伸缩架装在滑车上,组成一个整体。滑车能沿横轨移动(横向),其范围一般为 1~2m。伸缩架能上下升降(竖向),范围为 1.5m 左右。横臂设在伸缩架下端,其一端设 X 线管头固定夹,另一端设控制盒和把手。横臂可绕伸缩架轴心转动,分挡嵌入固定,沿 X 线管长轴向的倾斜角度可达±90°以上。X 线管头的三维运动都采用电磁锁止方式,各电磁锁止控制按钮集中设在控制盒上。

伸缩架的重力平衡靠弹簧箱弹力。弹簧箱有簧片式和螺旋弹簧两种,一般有 4~6 节。X 线管头上行时,各节缩入一定尺寸,到顶时全部缩入等于外框长度;X 线管头下行时,同时以不同速度伸长,由

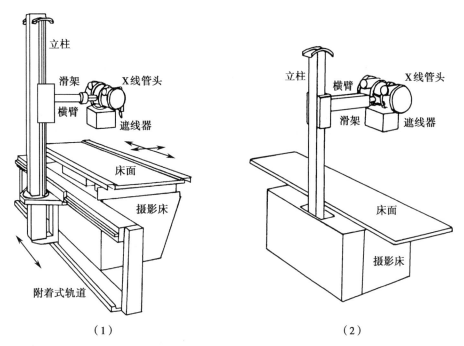

图 3-15　附着式管头支持装置
(1)轨道附着式;(2)转轴附着式。

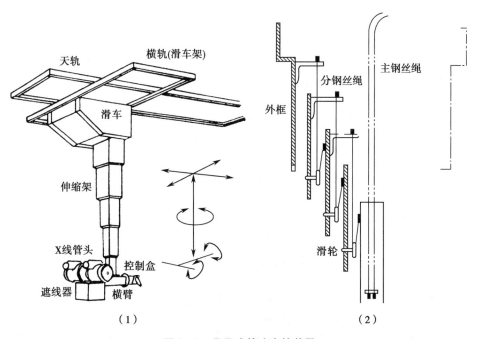

图 3-16　悬吊式管头支持装置
(1)外观结构;(2)弹簧箱内部结构。

钢丝绳的内在联系决定每节的伸缩速度。整个伸缩行程都应在弹簧的重力平衡范围内。调节弹簧箱的张力,可以调整伸缩架的平衡重量范围。

悬吊式支持装置的结构特点是:能充分利用机房上部空间,减少地面设备,使机房整洁宽敞,方便工作人员的操作;并且,X 线管头能在较大范围内做纵横、上下移动,X 线中心线移动范围大,有较大的灵活性,能满足各种位置和方向的 X 线检查需要。

4. C 形臂式　这种管头支持装置是为了适应各种不同的 X 线特殊检查而设计的,其名称因其形状而来。C 形臂的一端装 X 线管头和遮线器,另一端装影像转换和记录装置,如影像增强器、电视摄像机、点片照相机和电影摄影机等。C 形臂可以和悬吊式的装置结合,组成悬吊式 C 形臂支持装置。也可以与专用底座结合,组成落地式 C 形臂支持装置(图 3-17)。

47

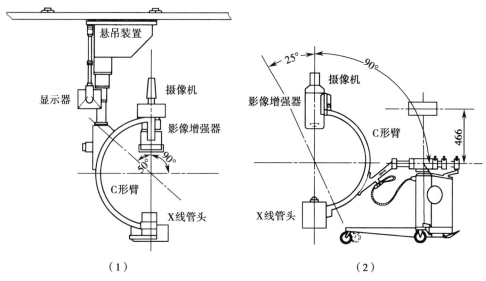

图 3-17 C 形臂式管头支持装置

(1)悬吊式 C 形臂;(2)落地式 C 形臂。

由于 C 形臂结构紧凑,占据空间少,并能沿槽移动和绕水平轴转动,活动范围大且灵活,因而特别适用于心血管系统的 X 线检查。其最大优点是检查时无须移动病人。小型移动式 X 线机装配 C 形臂后,特别适合床边 X 线检查和手术室使用。

(二)遮线器

遮线器又称为缩光器,安装在 X 线管管套的窗口位置,用来控制 X 线照射野的大小,遮去不必要的 X 线,尽可能地减少被检者受照剂量和提高图像清晰度。摄影用的遮线器内部还设有光源和反射镜,模拟 X 线管焦点的位置,指示照射野和中心线。

1. 种类和应用 遮线器根据其结构形式有各种类型,遮线效果和应用也有所不同。

(1)遮线板:这是在 X 线管管套窗口附加的一块铅板,铅板中央有一个适当大小的方形或圆形口,铅板开口中心对应 X 线中心线安装。一般备有多块开有不同孔径的遮线板,在各板上标明特定距离上的照射野大小,以便选用。

(2)遮线筒:它由铁板制成圆柱形或圆锥形、方锥形,内壁附有铅板。遮线筒的口径各异,口径不同,控制的照射野大小也不一样。摄影时可依据实际所需合理选用。

(3)活动遮线器:其基本结构是:两对能开闭的铅板,分两层垂直排列,每对铅板的开闭决定一个方向照射野的大小。调节两对铅板的开闭程度,就能改变照射野的大小和形状,同一层相对的两铅板总是以 X 线中心线为轴对称开闭。这种遮线器效果更理想,操作较方便、灵活,可以在任意距离上,满足对各种尺寸胶片的遮线要求。

(4)多层遮线器:多层遮线器是由几组遮线板组成的遮线器,同一方向的多对遮线板工作时同步活动,只是它们到焦点的距离不同,活动幅度也不同,下组遮线板活动幅度较大,上下两组遮线板具有共同的照射野。在两组遮线板之间加有吸收散射线的方筒,另外,遮线器的外壳也具有吸收散射线的作用。这种遮线器还设有软射线滤过板更换轨道,有上口插入式和下口插入式。插入一块薄的铜或铝滤过板,即可吸收软射线。另有一种转盘更换式,将几种常用的滤过板都镶嵌在一个圆盘上,安装在遮线器上口,使用哪一种滤过板,就将它转至窗口的下方。

(5)圆形照射野遮线器:这种遮线器仅在配有影像增强器的透视装置中使用,使照射野与影像增强器的圆形输入屏形状对应。结构有单片遮线板式和叶瓣式,后者可以电动控制,连续调节照射野的直径,多在心血管设备中使用。

2. 活动遮线器 有手动式和电动式两种,前者多用于摄影,后者多用于透视。两种遮线器的结构及工作原理基本相同,只是调整的动力驱动不同。图 3-18 是一种摄影用活动式遮线器示意图。

(1)手动式遮线器:直接用手通过机械传动开闭遮线器的遮线板,控制照射野的大小。操作方式有旋钮式和拨杆式两种。遮线器内部多设有照射野的指示灯,有的还装有中心线指示器。

活动遮线器的作用与结构(视频)

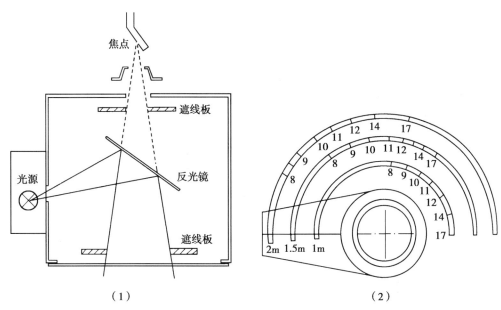

图 3-18 活动式遮线器
(1)照射野指示原理;(2)旋钮式照射野预示。

(2)电动式遮线器:这种遮线器的结构与手动式的基本相同,只是遮线板的移动动力是由小型电机提供的。控制电机的正、反转及动作时间,即可将照射野调整到适当大小。纵横两个方向的多叶遮线板的开闭,是由两个微型电机通过两套减速器和传动机构控制的,照射野将随之改变。电机的转动由手控开关和限位开关控制。有的电动式遮线器可随透视距离的改变自动调节,以保持照射野大小不变。在点片摄影时,自动转换成与所选胶片规格和分割方式相对应的照射野大小。心血管设备中的遮线器光栅还可以以 X 线中心线为轴顺时针或逆时针旋转,以达到更好地控制照射野的目的。

(3)照射野的指示:摄影用遮线器用光源(灯泡)模拟 X 线管焦点位置,灯光经反射镜进入 X 线通道,经下组遮线板遮挡,模拟出 X 线照射野的范围。现在光源部分,大多采用自动闭灯装置,开启后到达预定时间自动闭灯。这样可减少操作步骤,避免遗忘闭灯,延长灯泡寿命。光源所用灯泡多在100W 左右,低压供电。现多用卤素灯泡,更换时,注意安装位置要准确,不然会引起照射野的误差。

(三)滤线器

自 X 线管发出的 X 线(原发射线)透过人体时,一部分因与人体组织发生康普顿效应,使其传播方向改变而形成散射线。散射线作用于胶片,使胶片产生灰雾,图像模糊,从而降低图像质量。滤线器能有效滤除散射线,其主要组件是滤线栅。

1. 滤线栅的构造和规格 滤线栅也称滤线栅板,或滤线板。按结构特点分为聚焦栅、平行栅和交叉栅。平行栅又称线形栅,铅条纵轴排列且相互平行。交叉栅由两个栅焦距相等的平行栅交叉而成。目前,应用最多的是聚焦栅,下面介绍聚焦栅的结构。

(1)结构:如图 3-19 所示,滤线栅外观为一厚 4~8mm 的平板,内部有极薄的铅条和纸条、木条或铝片交替向焦排列,上下再用薄铝板封装而成。滤线栅中心两侧的铅条向中心倾斜一定的角度,将所有铅条平面沿倾斜方向延长,会聚成一条线,称为会聚线。滤线栅平面中心垂直线与会聚线的相交点,称为滤线栅的焦点(F)。滤线栅聚焦的一面为正面,或称为聚焦面,另一面称为背焦面。聚焦面印有文字或图形标记,如"—⊙—",圆点或圆圈表示中心,横线标记铅条的方向,也有的用 X 线管标记。

(2)规格:滤线栅的规格主要有焦距(F_0)、栅比

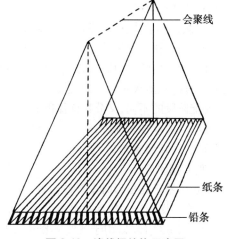

图 3-19 滤线栅结构示意图

49

（R）和栅密度（N）。

1）焦距：也称半径，即焦点F到滤线栅中心的垂直距离。常用滤线栅的栅焦距有80、90、100、120和150cm等。

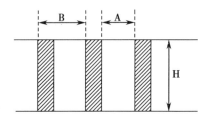

图3-20　滤线栅参数示意图

2）栅比：即铅条高度与相邻铅条间隙之比，即 $R = H/A$（图3-20），H代表铅条高度，A代表相邻铅条间隙大小。栅比越大，滤除散射线的效果越好，但对原发射线的吸收量也随之增加，故应根据管电压的高低选择合适栅比的滤线栅。一般摄影选用栅比5~8（5：1~8：1）之间的滤线栅，高千伏摄影多选用栅比10~12（10：1~12：1）之间的滤线栅。

3）栅密度：即每厘米宽度范围内所排列铅条的数目，$N = 1/B$，B表示相邻两根铅条之间的距离。栅密度的单位：线/厘米（L/cm）。栅比相同时，栅密度值大的吸收散射线能力强。一般摄影用活动滤线栅的密度为20~30L/cm，固定滤线栅的密度为40L/cm以上。

2. 滤线栅的切割效应　所谓切割效应，即滤线栅铅条对原发X线的吸收作用。其产生原因有滤线栅反放、横向倾斜或偏离栅焦距、焦片距超出允许范围等。

3. 滤线栅的使用注意事项

（1）滤线栅应置于人体与片盒之间，聚焦面朝向X线入射方向。

（2）X线焦点应置于滤线栅铅条的会聚线上，X线的中心线可沿铅条方向倾斜，不要横向倾斜，并尽量不要横向偏离滤线栅的中心线。这样，X线辐射方向与铅条方向一致，原发射线最大可能地透过滤线栅，散射线因传播方向是随机的，很少与铅条方向一致，所以绝大部分被铅条吸收。

（3）摄影时，应根据滤线栅的焦距来确定焦片距，其改变不应大于或小于焦距的25%。对于活动式滤线器，其滤线栅的运动时间应至少长于曝光时间的1/5。

（4）由于滤线栅会吸收部分原发射线，故滤线器摄影时要适当增加曝光条件。

4. 滤线器的种类和构造　滤线器分为固定式滤线器和活动式滤线器两大类。

（1）固定式滤线器：上述滤线栅可以直接用于X线摄影，使用时，将其置于病人和片盒之间，达到滤除散射线的目的。因此，滤线栅稍经特殊加工，可制成滤线栅板，即固定式滤线器。它使用方便，但栅密度较小时，易产生铅条阴影。

（2）活动式滤线器：即滤线栅在曝光前的瞬间开始运动，至曝光结束后停止。运动方向与铅条排列方向垂直，这样，既能滤除散射线，又不易形成铅条阴影。活动式滤线器由滤线栅、驱动机构、暗盒托盘和框架组成。所用滤线栅的面积较大，以满足最大尺寸的片盒横放或竖放使用。托盘用于夹持片盒，使之定位于滤线器中心。驱动机构可驱动滤线栅按一定方式运动，并与曝光时间协调，运动时间要长于曝光时间。

活动滤线器的作用与结构（视频）

目前常用的活动式滤线器有电机式和减幅振动式（图3-21）。

1）电机式：其滤线栅由电机驱动，常见的为凸轮电机式。滤线栅由弹簧牵引，并由小型电机带动的桃形凸轮驱动。摄影时，电机在曝光前得电转动，带动凸轮旋转。凸轮通过触碰滤线栅，使之往复运动，其速度均匀稳定。

2）减幅振动式：滤线栅由数片支撑弹簧支撑为悬浮状态。当滤线栅受外力驱动后，在支撑弹簧的作用下往复作减幅振动，直至最后停止。

此类滤线器的常用启动方式有储能-释放式，在曝光前使滤线栅在电磁或人力作用下移向一侧，进入储能阶段；发出曝光指令后，滤线栅被释放而开始往复振动，并在振动开始时接通曝光控制电路。根据储能阶段的不同，又分提前储能式、触动式等。提前储能式是把滤线栅移向一侧的时间提前到开机时或曝光前准备过程中；触动式，即吸动滤线栅的电磁铁仅在曝光前的一瞬间得电吸动滤线栅，并随即释放，而开始曝光。

（四）摄影床

摄影床用于在摄影时安置被检者，摆放体位。摄影床一般由床身、床面组成，床面可沿床纵向方向移动，有些摄影床的床面可沿横向方向移动，靠手柄或电磁锁止器固定。摄影床的床面下方一般配置有活动式滤线器，以用于滤线器摄影，因此，有时也称之为滤线器摄影床。图3-22给出是一种DR摄影床，除床面可以纵向、横向移动外，床身可以电动升降，床面下方配有用于放置平板探测器的探测

笔记

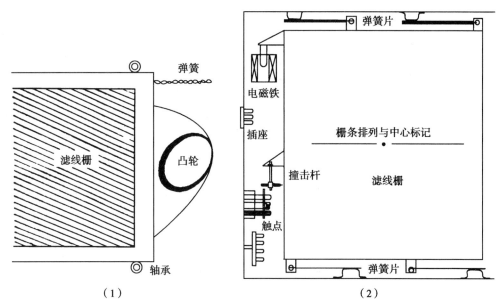

图 3-21 两种活动式滤线栅
(1)电动式活动滤线器;(2)减幅振动式活动滤线器。

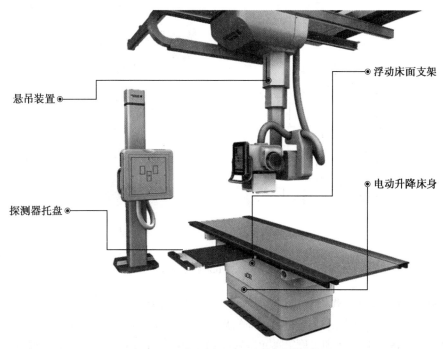

图 3-22 DR摄影床、悬吊式管头支持装置

器托盘。

（五）摄影架

立位摄影架主要用于胸部X线摄影,故亦称胸片架。胸部摄影时通常取站立位,胶片暗盒放置在胸片架的暗盒夹上。有的胸片架上配有长焦距、高栅比的固定或活动式滤线器,用于立位滤线器摄影。如图 3-23 所示。

四、专用X线机

专用X线机是为了临床诊断工作的特殊需要或适应某些专科疾患检查而设计的,并配有各种专用外围装置的一类X线机。此类X线机通常体积小、功率小、电源要求不高。在临床常用的有:牙科X线机、口腔锥形束CT、乳腺X线机、床边X线机等。

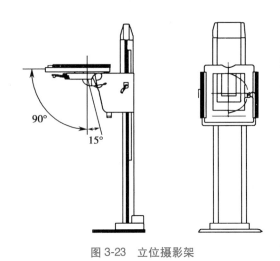

图3-23　立位摄影架

（一）牙科X线机

牙科X线机是专用于拍摄牙片的X线机（图3-24）。它输出功率小，所以都是采用组合式机头。牙科X线机所用照射野范围很小，多采用指向性强的遮线筒，直接对准受检部位。X线管头由可伸缩和升降的平衡曲臂支持，可以在一定范围内的任意高度和位置停留并固定。支持X线管头的平衡曲臂由两节或三节组成。整个曲臂安装在专用立柱上，也可以固定在墙壁上；有的安装在牙科治疗台上，在病人进行口腔检查时，可随时摄片。牙科X线机的容量小，操作简单，通常管电压调节范围在50~70kV，管电流在10~15mA。由于用途单一，所以多用门齿、犬齿和臼齿来选择曝光条件。有的机器kV和mA都固定，通过调节曝光时间来适应不同牙齿的摄影需要。

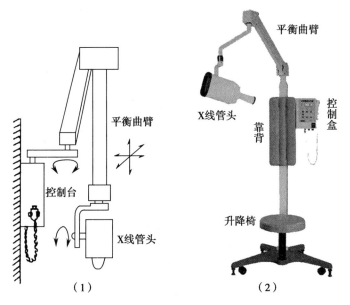

图3-24　牙科X线机
（1）壁挂式；（2）移动式。

目前，各厂家推出了新一代微焦点移动式牙科X线机，如图3-24（2）所示。该X线机的特点是：①超低辐射，最高管电压70kV，最大管电流10mA，焦点尺寸0.8mm×0.8mm；②采用数字化触摸按键，微电脑智能化操作，只要三次按键即可确定曝光参数，操作简单；③可明室冲洗，可连接口腔数字成像系统。

（二）口腔锥形束CT

锥形束CT（cone-beam computed tomography）简称CBCT。CBCT最先应用于口腔种植，详尽的三维成像可帮助医师对病人进行准确的病情评估，制定具体的牙齿种植、正畸手术、颌面外科手术方案等。它是目前最有前途、最为实用的口腔影像设备。

CBCT由主机、计算机系统组成。主机的外观结构如图3-25所示。

主机上的C型悬臂将X线管装置、平板探测器固定在相对位置。C型悬臂围绕被检者头部做环形扫描，获取不同角度的二维投影图像数据，经计算机重建后，输出三维重建图像（三维图像）（图3-26）。

CBCT与MSCT最大的差别在于MSCT的投影数据是一维的，重建后的图像数据是二维的，重建的三维图像由连续多个二维层面数据堆积而成，图像金属伪影很重；而CBCT的投影数据是二维的，重建后直接得到三维图像，它只需一个旋转序列就可获取到足够多的重建数据（二维图像）。从成像结构

0310

牙科X线机的结构（视频）

笔记

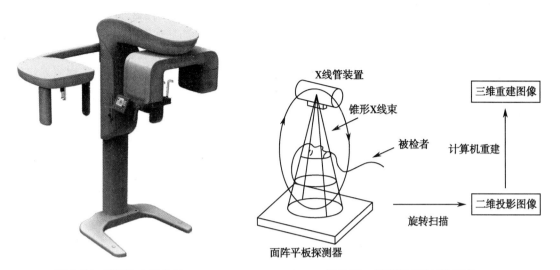

图 3-25 CBCT 主机外观　　　　　　　　图 3-26 锥形束 CT 工作原理

看 CBCT 采用二维面状探测器代替 MSCT 的多排线状探测器,用三维锥形束 X 线面状扫描代替 MSCT 多层二维扇形束螺旋扫描,显著提高了 X 线利用率。CBCT 只需旋转一周即可获得重建所需的全部原始数据,各向同性空间分辨力很高。

目前,国产 CBCT 扫描视野可达 23cm(直径)×18cm(高),可同时覆盖整个头颅,包含整个双牙列和两边关节,获得完整口腔三维信息,重建的三维图像可在 3 个正交平面(轴面、冠状面、矢状面)上观察、测量及标注,为设计诊断和治疗计划提供参考。CBCT 虽具有扫描时间短、空间分辨力高、放射剂量低、检查费用低等优点,但仍存在诸多不足,例如:视野(field of view,FOV)相对较小、软组织分辨力低、FOV 及体素大小对重建三维图像精确性有显著影响、重建算法不统一等。MSCT 可用于全身各部位扫描,而 CBCT 仅是牙颌面部位的专属,对于高分辨率区域,如牙齿根管系统、下颌骨,下颌神经管,颞下颌关节细微硬组织结构的成像质量好。

（三）乳腺摄影 X 线机

乳腺摄影 X 线机亦称为钼靶 X 线机,它是用于女性乳腺摄影检查的专用 X 线机,也可以用于非金属异物和其他软组织如血管瘤、阴囊等的摄影(图 3-27)。该 X 线机的特点是:管电压调节范围较低,一般在 20~50kV 之间;使用钼靶或铑靶 X 线管,产生软射线;配用乳腺摄影专用支架,设有较长的遮线筒,用于靠近病人,尽可能多地暴露乳腺,同时也有利于 X 线防护。摄影时病人取立位,专用支架能沿立柱上下移动,以适应不同高度的病人。支架能由垂直向转换到水平向,并可固定于其间的任意角

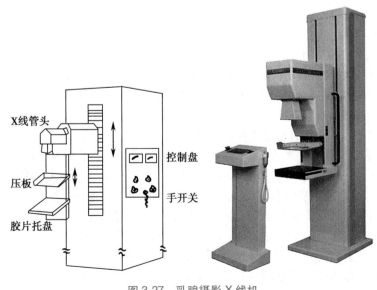

图 3-27 乳腺摄影 X 线机

度,用于多方向的摄影。专用支架上安装 X 线管头(组合式机头)和胶片托盘,并设有压板,可固定和压薄乳腺。穿刺定位器也安装在支架上,在摄影后作穿刺取活检和病灶标记定位用。

目前,数字摄影正逐渐取代屏-胶系统,胶片托盘可安装 CR 暗盒;平板乳腺摄影也正在普及,其最大优点是分辨力高。数字乳腺摄影在乳腺癌检出方面有独到之处,乳腺摄影专用平板探测器将取代胶片。

(四)床边 X 线机

床边 X 线机也称为床头 X 线机,属于一种移动式 X 线机(图 3-28)。它可方便地移到病房对病人进行床边(头)X 线摄影。其特点是移动性强和对电源的要求不高。为适应移动性强的要求,此类 X 线机全部组件都安装在可移动车架上。车架上装有控制盘和高压发生器,设有立柱和横臂,以支持 X 线管头。工作时,X 线管头能在病人体位固定情况下,适应各种部位和方向的投照使用要求。由于设备较笨重,车架多设有电机驱动装置,可由蓄电瓶供电。

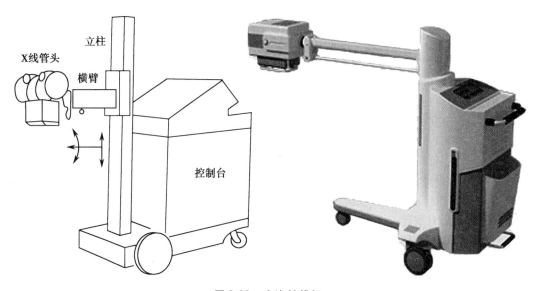

图 3-28 床边 X 线机

床边 X 线机要对胸部、腹部、头颅、四肢等部位进行摄影,X 线发生装置应具有相应的输出功率。由于各医疗单位的供电状况不同,也不可能在病房普遍设置大容量供电电源,因此床边 X 线机要自身解决或降低对电源的要求,其方法是:①用蓄电瓶供电,并应用直流逆变技术,此法适用于无电源的情况,如野外;②高压次级电路采用电容充放电式的倍压整流,此法适用于有电源的情况;③采用低 mA、小功率、长时间曝光,也可以降低对电源的要求。

(五)手术用 X 线机

手术用 X 线机是一种移动式 X 线机。主要用于急症室或手术过程中的透视。如对异物进行透视定位、观察骨折复位过程及内固定情况、检查结石取出是否彻底等。为移动方便和适应手术要求,常采取车载式、配有 X 线电视系统、X 线管支架采用 C 形臂、能从各方位接近病人等(图 3-29)。

手术用 X 线机一般具有如下特点:

1. X 线发生装置 多采用直流逆变技术的中频或高频高压变压器和组合机头。整机体积小、重量轻,在需要将组合机头置于手术台下或肢体之间时,方便灵活。手术用 X 线机有时也要摄影,所以除具有透视功能外,还设有摄影功能,但其输出功率较小,一般为 90kV、40mA 以下。

2. X-TV 因手术范围一般较小,手术用 X 线机多配用 5″~7″ 影像增强器。因单纯作透视用,所以影像增强器与电视摄像机间采用光导纤维直接耦合方式,使图像质量得到提高。手术中由于观察目标较固定,持续时间又长,为减少病人受照剂量,一般配有尾帧图像存储功能,每次透视后的最后一帧图像都保留在显示器上,直到下次透视才被刷新。也有的采用脉冲透视以减少 X 线剂量。目前,有的机器还配有计算机,可以对透视图像进行连续采集存储,便于手术后回放,甚至有些机器带有 DSA 功能,可以做一些简单的介入治疗。

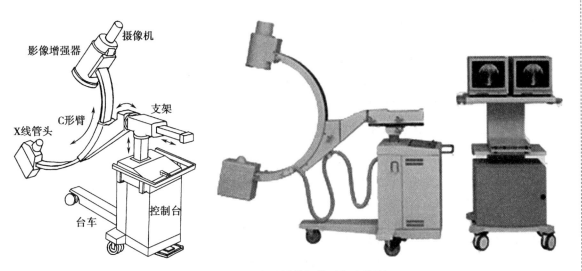

图 3-29 手术用 X 线机外形和实物图

3. 车架 可移动性和带有 C 形臂是手术用 X 线机车架的重要特点。由于机器输出功率不大,整体重量较轻,车架也较简单,都为人力推动式,能在需要时定位在地板上。C 形臂的两端分别安装组合式机头和增强摄像组件,由于两者是通过 C 形臂圆心相对安装的,所以,C 形臂处于任何状态,X 线中心线都正对增强器输入屏中心。直接摄片时,片盒支架安装在增强器前,片盒中心置于 X 线中心线上。C 形臂由安装在台车上的支架支持,支架可以携带 C 形臂做升降、前后、左右运动和沿人体长轴方向倾斜等动作,并能在支架支撑下,绕病人长轴转动,各动作都有锁止功能。

第二节 常规 X 线机

常规 X 线机电路结构简单、工作原理和电路逻辑容易理解,是学习其他 X 线设备电路的基础。X 线机单元电路是指从 X 线机整机电路中分离出来的、具有特定功能或相对独立性的电路,包括主机电路和外围装置电路。X 线机的主机装置电路包括电源电路、X 线管灯丝加热电路、高压发生电路和控制电路四大单元电路,它们与外围装置电路一起构成 X 线机的整机电路。这些电路之间,既因其作用不同而有各自的独立性,又因其内在联系而有相互制约性,任一单元电路发生故障,都将影响 X 线机的正常工作。各单元电路之间的逻辑关系如图 3-30 所示。

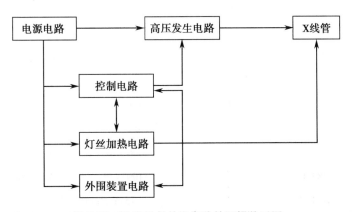

图 3-30 X 线机各单元电路的逻辑关系图

这些电路主要以实现透视和摄影过程中,管电压、管电流、曝光时间的调控以及方便 X 线检查为主要任务。因此,X 线机的电路应满足下列基本要求:①能给 X 线管提供一个可以在一定范围内调节的管电压,使 X 线管灯丝发射的电子能以很高的速度撞击阳极靶面而产生 X 线,达到调控 X 线质的目的;②能给 X 线管灯丝提供一个可以在一定范围内调节的加热电压,以改变管电流,达到调节 X 线量的目的;③使供给 X 线管的管电压和灯丝加热电压在选定的时间内接通和切断,以准确控制 X 线的发生时间。此外,为保证 X 线管安全地工作,还必须有相应的保护电路等。

目前,诊断用的 X 线机种类繁多,规格不一,但各单元电路的逻辑结构和工作原理基本相同。本节以 F_{30}-ⅡF 型 200mAX 线机为例,重点阐述常规 X 线机各单元电路的基本结构和工作原理,讨论各单元电路的逻辑控制关系和分析思路。

一、F_{30}-ⅡF 型 200mAX 线机概述

F_{30}-ⅡF 型 X 线机是一种防电击、防散射、单床单管、固定式、200mA 的诊断用 X 线机。它具有透视、点片摄影、普通摄影、滤线器摄影和简易直线体层摄影等功能。

（一）电路主要特点

1. 三参量连锁保护　采用 kV、mA、s 三参数自由选配的曝光参量调节系统。设有容量保护电路,以保证一次摄影不超过 X 线管的最大容量。

2. 旋转阳极启动保护　设有旋转阳极启动及延时保护电路,使 X 线管大、小焦点切换及升温有足够的时间,当旋转阳极不能启动运转时,则曝光不能进行,从而保护了 X 线管。曝光结束后,所有条件恢复到透视状态,以延长 X 线管灯丝寿命。

3. X 线输出的稳定　设有摄影千伏补偿电路,X 线管灯丝加热电路设有稳压器、空间电荷补偿器以及电容电流抵偿装置等,保证了 X 线输出的稳定性。

4. 点片摄影　点片摄影时的管电流与其他摄影一样,可以任意选择。

5. 体层摄影　摄影床装上单轨迹直线式体层摄影装置后可在 200cm 体腔范围内,拍摄层距 0.5cm 的体层图像,体层角度可在 30°~60° 内调节。

（二）主要技术条件

1. 供电电源　供电电源容量应不小于 15kVA,电源电压为 220V 或 380V,电源电压波动范围应小于 ±10%,电源频率 50Hz±1Hz,电源内阻 220V 时应小于 0.3Ω,380V 时应小于 1Ω。

2. 透视参数　透视管电压 40~90kV,连续调节。管电流为 0.5~5mA 且连续可调。

3. 摄影参数　摄影管电压为 50~100kV,连续调节。管电流为 30~200mA,分 5 档选择。曝光时间 0.05~6s,分 23 档选择。

4. 最高额定使用条件　如表 3-1 所示。

表 3-1　F_{30}-ⅡF 型 X 线机最高额定使用条件表

使用类别	焦点尺寸/mm²	管电流/mA	最高管电压/kV	曝光时间/s	毫安秒/mAs
摄影	2.0×2.0	200	90	0.05~1.0	10~200
			80	0.05~1.5	10~300
		150	95	0.05~2.0	7.5~300
			90	0.05~2.5	7.5~370
		100	100	0.05~3.0	5~300
			90	0.05~5.0	5~500
		50	100	0.05~6.0	2.5~300
	1.0×1.0	30	100	0.05~6.0	1.5~180
透视	1.0×1.0		75kV、3mA 连续使用		

二、电源电路

常规 X 线机的电源电路主要由电源开关、熔断器、电源接触器、自耦变压器、电源电压调节器、指示仪表等组成,能将外电源(380V 或 220V)引入自耦变压器输入端,通过电压变换,为 X 线机各单元电路提供所需的电源电压。

（一）自耦变压器

自耦变压器是常规 X 线机电源电路的主要部件,其作用是将单一输入电压,如 380V 或 220V,变换为数值不同的或者可以调节的输出电压,以满足 X 线机各单元电路对电源电压的不同需求。

1. 调压方式　自耦变压器的调压方式有滑动调压式和抽头调压式两种,两种调压方式所对应的自耦变压器结构略有不同。

（1）滑动调压式自耦变压器:它的绕组分里层和外层两部分。里层有抽头,做为电源电压选择和输出电压的一端。在外层绕组上除去绝缘介质露出裸线面,并将裸线面磨平,绕组间仍保持绝缘。将碳轮与裸线面紧密接触,碳轮上端多装有弹簧或弹片,以保证接触良好,减小接触电阻。通过机械或电动驱动装置,使碳轮在裸线面上滑动,改变初次级匝数比,从而取得不同数值的输出电压,其调节方式如图 3-31 所示。此种自耦变压器具有调压连续均匀和接触电弧小的优点,广泛用于中、大型常规 X 线机中。

（2）抽头调压式自耦变压器:它的结构是在铁芯上装有一个或两个串联的绕组,在绕组中每隔一定匝数引出一个抽头。由于抽头间的匝数不同,其电压值也不同。引出的抽头接在标有电压数值的接线板上,也可直接连于电路中的某些电器元件。使用时,用导线将接线板上各抽头接到电压选择开关上,以便对电压进行选择和调节,如图 3-32 所示。此种调节方法简单,故小型 X 线机多采用;因其接点允许通过较大电流,故大型 X 线机也有采用这种形式的。

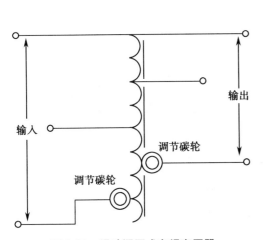

图 3-31　滑动调压式自耦变压器

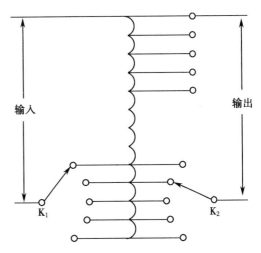

图 3-32　抽头调压式自耦变压器

2. 电源电压的选择　X 线机都采用自耦变压器做电源的总输入,其输入电压一般小型 X 线机多采用 220V 供电,而中型 X 线机多设计成既适用于 220V 供电,又适用于 380V 供电。安装时,一旦确认某种电源电压供电,X 线机自耦变压器的电源输入电路,必须作相应的改动。

如图 3-33 中,当电源电压选用 380V 时,则 019 应与自耦变压器的 0V 相接;当电源电压选用 220V 供电时,则 019 应与自耦变压器的 70V 相接。

3. 电源电压的调节　在实际工作中,通常 X 线机的电源不会单独设置,电源电压会随供电线路负荷的变化而发生相应的变化、波动。为此在自耦变压器的输入端都设有电源电压调节器(如图 3-33 中 014 所接的碳轮),当外界电源电压波动时随时进行调整。

（二）输入电压可选型电源电路实例分析

1. 电路结构　图 3-34 是 F_{30}-ⅡF 型 X 线机电源电路,供电方式可以是 220V 或 380V 两种方式。用 380V 供电时,两根电源线 DZ_{1-3} 和 DZ_{1-5} 分别接相线,DZ_{1-1} 与 DZ_{1-2} 短接;用 220V 供电时,DZ_{1-4} 接中线,DZ_{1-5} 接相线,并将 DZ_{1-4} 和 DZ_{1-2} 短接。机器出厂时,电源连接方式是 380V。

该电路由开机按钮 AN_1、关机按钮 AN_2、电源接触器 JC_0、电源电压表 LV、自耦变压器 B_1、电源电压调节碳轮 B_{1-10} 等组成。

2. 电路分析(以 380V 供电方式为例)

（1）按下 AN_1,电源接触器 JC_0 线圈得电,得电电路通过 JC_0（11/12）触点自锁,使 AN_1 松开后 JC_0

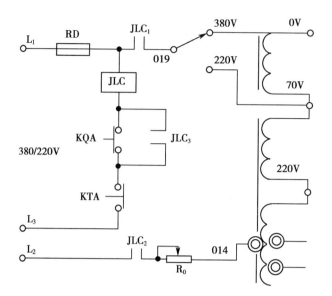

图 3-33　电源电压的选择与调节

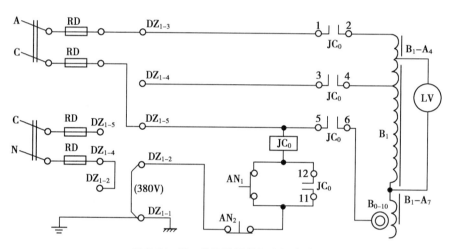

图 3-34　F_{30}-ⅡF 型 X 线机电源电路

线圈仍然维持得电状态。JC_0 线圈得电及自锁电路为：

地线→DZ_{1-1}→DZ_{1-2}→AN_2→AN_1（松开 AN_1 后 JC_0 自锁）→JC_0（线圈）→DZ_{1-5}→RD_{12}→C（相）。

（2）电源接触器 JC_0 工作后，JC_0（1/2）、JC_0（3/4）、JC_0（5/6）触点闭合，自耦变压器 B_1 得电，其电路如下：

A（相）→RD_{11}→DZ_{1-3}→JC_0（1/2）→B_1→B_{1-10}→JC_0（6/5）→01→DZ_{1-5}→RD_{12}→C（相）。

（3）自耦变压器 B_1 得电后，电源电压表 LV 有指示，此时应调节电源电压调节碳轮 B_{1-10}，使 LV 表指示到三角形标记处。LV 表的得电电路如下：

B_1-A_4（0V）→电源电压表 LV→B_1-A_7（150V）。

三、X 线管灯丝加热电路

工频 X 线机中，控制管电流一般采用的是控制灯丝电压的方法，故要求灯丝加热电压可调且稳定。灯丝加热电路分为灯丝加热初级电路和灯丝加热次级电路两部分。灯丝加热初级电路可实现管电流的调节，因此，亦被称为管电流调节电路（或者 mA 调节电路）。

（一）灯丝加热电压稳定装置

1. 谐振式磁饱和稳压器　常规 X 线机常用谐振式磁饱和稳压器来稳定灯丝加热电压，防止因电源电压的波动而影响管电流的稳定。这种稳压器的主要部分是一个饱和变压器，它的铁芯截面与一般变压器不同，初级绕组铁芯截面积大，称非饱和铁芯；次级绕组铁芯截面积小，称饱和铁芯。它的基本原理是利用铁芯磁化曲线的非线性特点而制成的(图 3-35)。在电源电压很低时,这个变压器和普通变压器相同,是按绕组匝数的比例把电压升高或降低。随着电源电压的升高,铁芯内磁通增加。当次级绕组铁芯磁通达到饱和时,若电源电压再升高,饱和铁芯中增加的磁通只能漏到空气中而不再增加,次级绕组的输出电压不再按比例上升,故起到稳压作用。

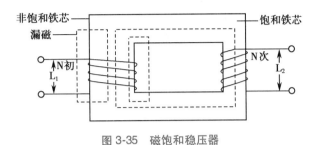

图 3-35　磁饱和稳压器

　　上述磁饱和稳压器是很不完善的:它的稳压精度不高,稳压范围不大,而且需要较大的磁化电流。为此,在非饱铁芯上增加一补偿绕组 L_3,在饱和铁芯上增加由绕组 L_4 和电容器 C 组成的谐振回路,这样就构成了应用较多的谐振式磁饱和稳压器。其结构和电路如图 3-36、图 3-37 所示。图中 L_1 为非饱和绕组,L_2 为饱和绕组,L_3 为补偿绕组。L_3 匝数不多但可调,与 L_2 反向串联。当电源电压发生变化时,在非饱和绕组 L_1 上引起较大的电压变化;L_2 是饱和绕组,其电压变化很小;L_3 匝数很少,其电压变化也很小。如果调整 L_3 的匝数适当,使其电压变化量与 L_2 的电压变化量相等或接近,就会使稳压性能进一步提高。L_4 的匝数也是可调的,且与电容器 C 构成谐振电路。当电源频率与 LC 振荡频率相等时,电路发生谐振。因谐振电流很大,使饱和铁芯很快达到饱和状态,从而减小了取自电源的磁化电流,减小了电能的损耗,提高了稳压器的效率。

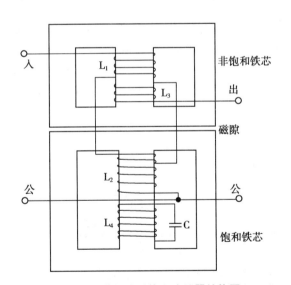

图 3-36　谐振式磁饱和稳压器结构图

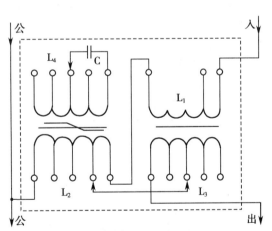

图 3-37　谐振式磁饱和稳压器电路图

　　谐振式磁饱和稳压器稳压性能很好,当电源电压在 170~240V 范围内变化时,其输出电压的波动不超过 ±1%,即稳定度能达到 ±1%,但它对电源频率的变化十分敏感,在使用时必须使电源频率与稳压器谐振频率一致,否则输出电压会随电源频率的波动而变化。

　　2. 空间电荷补偿装置　由于空间电荷的存在,在灯丝加热电压不变的情况下,管电流将随管电压的改变而改变。X 线机设置空间电荷补偿装置,能够补偿空间电荷效应对管电流的影响,实现管电流和管电压单独调节。空间电荷补偿的原理是:在升高管电压的同时,适当地降低灯丝加热电压,使管电流降低。如果管电流降低的数值正好等于或接近于因空间电荷效应而使管电流增大的数值,此时管电流就会保持不变,实现管电流不随管电压变化而变化的目的。

常规 X 线机常采用空间电荷补偿变压器来补偿空间电荷效应的影响,该变压器的初级连接在高压初级电路中;次级串联于灯丝加热初级电路中,串联的方式分为正相串联和反相串联。串联方式不同,其初级在高压初级电路的连接方式也不一样。

(1) 次级正相串联:采用这种连接方式时,空间电荷补偿变压器次级电压相位与稳压器输出电压相位相同。如图 3-38 所示,在电路连接上,补偿变压器初级一端连于管电压调节碳轮端,另一端接于自耦变压器绕组末端,即图中 B_1 的下端,使补偿变压器初级电压随管电压的升高而降低。其补偿过程是:管电压↑→补偿变压器初级电压↓→补偿变压器次级电压↓→灯丝变压器初级电压↓→灯丝加热电压↓。

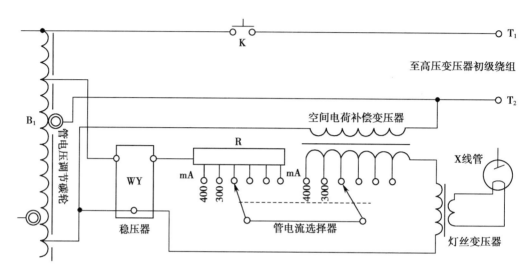

图 3-38　空间电荷补偿变压器次级正相串联

(2) 次级反相串联:采用这种连接方式时,空间电荷补偿变压器次级电压相位与稳压器输出电压相位相反。如图 3-39 所示,空间电荷补偿变压器初级直接与高压初级并联,管电压升高,补偿变压器初级电压也升高。其补偿过程是:管电压↑→补偿变压器初级电压↑→补偿变压器次级电压↑→灯丝变压器初级电压↓→灯丝加热电压↓。这种连接方式应用最广泛,如 XG-200 型、F_{30}-ⅡF 型、FY_{51}-3 型等 X 线机就是采用此种连接方式。

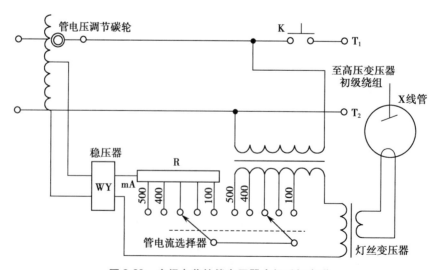

图 3-39　空间电荷补偿变压器次级反相串联

由于空间电荷效应对管电流的影响程度还与管电流本身的大小有关,管电流越大,空间电荷对管电流的影响程度越大。因此,空间电荷补偿变压器次级设计有很多抽头,这些抽头与管电流选择器相连接。当选择的管电流越大时,串接的补偿变压器次级匝数越多,空间电荷补偿的量就越大。

（二）灯丝加热初级电路实例分析

1. 电路结构　图 3-40 是 F_{30}-ⅡF 型 X 线机灯丝加热初级电路。图中 B_{11} 为谐振式磁饱和稳压器；B_4、B_3 分别为大、小焦点灯丝加热变压器；B_{10} 为空间电荷补偿变压器；R_3 为透视管电流调节电阻；R_6 为透视最大管电流限定电阻；R_7、R_8 为摄影管电流调节电阻；XK_1 为摄影管电流选择器；JC_2 为摄影预备继电器；JC_4 为点片预备继电器。该机默认状态为透视，开机后，稳压器 B_{11} 输出电压经 R_3、R_6、R_7，加于小焦点灯丝变压器 B_3 的初级，小焦点灯丝加热。调节 R_3 可改变透视管电流的大小。摄影时，小焦点 30mA 通过电阻 R_7 调整，其余四档为大焦点 50、100、150、200mA 通过电阻 R_8 调整。

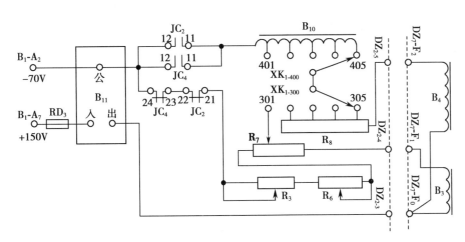

图 3-40　F_{30}-ⅡF 型 X 线机灯丝加热初级电路

虽然该机摄影管电流不大，空间电荷效应对管电流的影响程度较小，空间电荷补偿变压器次级匝数仍然与管电流选择器联动，以提高管电流的稳定性。因透视时管电流很小，空间电荷效应对管电流的影响可忽略不计，故透视时没有进行空间电荷补偿。

2. 电路分析　开机后稳压器 B_{11} 得电工作，为灯丝初级电路提供稳定的工作电压。

（1）透视时，JC_2 和 JC_4 都不工作，小焦点灯丝变压器 B_3 初级得电，其电路是：

B_{11}（出）→DZ_{2-3}→DZ_7-F_0→B_3→DZ_7-F_1→DZ_{2-4}→R_7→R_6→R_3→JC_2（21/22）→JC_4（23/24）→B_{11}（公）。

（2）点片摄影时，XK_1 置点片摄影所需管电流档（一般选择大焦点），拉动送片手柄送片，JC_4 工作，JC_4（23/24）断开，JC_4（11/12）闭合，灯丝初级电路由透视状态切换至点片摄影状态。选择大焦点管电流档时，大焦点灯丝变压器 B4 初级得电，其电路是：

B_{11}（出）→DZ_{2-3}→DZ_7-F_0→B_4→DZ_7-F_2→DZ_{2-5}→R_8→305（或 302~304）→XK_{1-300}→XK_{1-400}→405（或 402~404）→B_{10}→JC_4（11/12）→B_{11}（公）。

（3）其他摄影（包括普通摄影、滤线器摄影和体层摄影）时，按下手闸，JC_2 工作，灯丝初级电路由默认的透视状态切换至摄影状态，在旋转阳极启动及延时期间，X 线管灯丝加热，并达到相应温度。

1）如果是小焦点摄影，XK_1 置于小焦点 30mA 档，此时小焦点灯丝变压器 B_3 初级得电，其电路是：

B_{11}（出）→DZ_{2-3}→DZ_7-F_0→B_3→DZ_7-F_1→DZ_{2-4}→R_7→301→XK_{1-300}→XK_{1-400}→401→B_{10}→JC_2（11/12）→B_{11}（公）。

2）如果是大焦点摄影，XK_1 置于大焦点 50~200mA 任一档，此时大焦点灯丝变压器 B_4 初级得电，其电路是：

B_{11}（出）→DZ_{2-3}→DZ_7-F_0→B_4→DZ_7-F_2→DZ_{2-5}→R_8→305（或 302~304）→XK_{1-300}→XK_{1-400}→405（或 402~404）→B_{10}→JC_2（11/12）→B_{11}（公）。

四、高压初级电路

高压初级电路是将自耦变压器的输出电压送至高压变压器初级的电路。当高压变压器初级得电

0313

F30-ⅡF 型 X 线机灯丝加热初级电路分析（视频）

时,次级可产生高压加到 X 线管两极。由于人体不同部位的组织密度、厚度的差异,要求 X 线机的管电压具有可调性和可控性。故中、小型 X 线机高压变压器的初级都设有管电压(千伏)调节装置、管电压的控制装置、管电压补偿和预示装置(自整流 X 线机还设有逆电压衰减装置),从而达到管电压的可调、可控和指示目的。

（一）管电压的预示和补偿

为了方便 X 线检查,在进行管电压调节时,其数值应有准确而明显的指示。由于高压变压器次级输出的电压很高,且曝光时的电压降随管电流的不同而不同,直接测量和精确指示管电压数值有相当大的困难。因此,常规 X 线机通常采用在高压初级电路中间接预示并加以补偿的方法,使所预示的管电压值与实际加于 X 线管两极的管电压值相近或一致。

1. 管电压预示 管电压预示又称千伏预示,常用的管电压预示方法有两种。

（1）刻度盘预示法:根据高压变压器的初、次级电压的对应关系,计算出与高压变压器初级电压对应的高压变压器次级电压值,将这些次级电压值标刻到控制器面板上的千伏调节器的刻度盘上,调节千伏调节器的旋钮即可预示不同的管电压值。这种方法的精度较低,故多用于透视千伏预示和小型 X 线机的千伏预示。

（2）电压表预示法:即在控制器面板上安装低压交流电压表,测量高压变压器初级电压,根据高压变压器的变压比,计算出与高压变压器初级电压相对应的高压变压器次级电压值,将这些次级电压值标刻在交流电压表的表盘上,就可以指示管电压值。有些中、小型 X 线机的千伏表兼做电源电压指示表,另设电源检测按钮用以切换。为观察方便,多数 X 线机通常设两个电压表,分别用做千伏表和电源电压指示表。

2. 管电压补偿 管电压补偿又称千伏补偿。上述管电压预示的千伏值,是高压变压器空载时初、次级电压的换算。当 X 线产生时,由于电源电阻、自耦变压器的阻抗、高压变压器阻抗及其他器件内阻的存在,主电路中将产生电压降。在上述各种阻抗之和为某一定值时,管电流越大,产生的电压降也越大,这就导致 X 线管两端的实际管电压要小于预示的管电压值,且随管电流的变化而变化。为解决这一问题,在中型以上 X 线机的高压变压器初级电路中,都设置了各种形式的补偿电路,使得在不同管电流负载时,千伏表上预示的管电压值与曝光时实际加到 X 线管两端的管电压值相同或相近。

管电压补偿的基本原理是:用某种方法按不同管电流预先增加高压变压器初级电压,以补偿负载时的管电压降低的数值,补偿的千伏数值正好等于负载时降落的千伏数值。常用的补偿方式有两种:

（1）电阻补偿法:如图 3-41 所示,是一种电阻式管电压补偿电路原理图。电阻 R_1、R_2 串联组成分压器,其两端的电压随高压变压器 B_2 初级输入电压变化。MSA 为管电流调节器(亦称 mA 选择开关)。MSA 置于不同的档位表示选择不同的管电流,当 MSA 置图中所示的档位时,kV 表实际测量的电压只是 R_1、R_2 分压值的一部分 U_2,另一部分 U_1 为该管电流时的 kV 补偿电压值。当 MSA 选择的管电流越大,kV 表两端的电压越低,kV 补偿电压值越大。调节 R_2 可适应不同的电源电阻。

在实际电路中,可以把 kV 表通过管电流选择器与一组不同阻值的电阻串联,当管电流增大时,kV 表串联的电阻也随着由小变大,即 kV 表的指示数值就可随管电流的增加而降低,补偿了不同管电流负载时的电压降对管电压预示值的影响。

（2）变压器补偿法:即利用变压器进行千伏补偿,既能对不同管电流负荷时的电压降进行补偿,又能对不同管电压负荷时的压降进行补偿,效果更好。

（二）高压初级电路实例分析

1. 电路结构 图 3-42 是 F_{30}-ⅡF 型 X 线机高压初级电路。该电路主要由透视高压接触器 JC_1 的触点、摄影高压接触器 JC_3 的触点、防突波电阻 R_1、空间电荷补偿变压器 B_{10} 的初级、毫安选择器 XK_{1-100}、摄影管电压调节碳轮 B_{1-12}、透视管电压调节碳轮 B_{1-11}、高压变压器 B_2、自耦变压器 B_1、

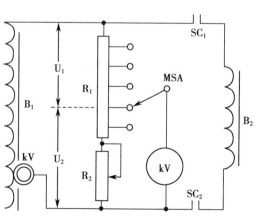

图 3-41 电阻式管电压补偿电路原理图

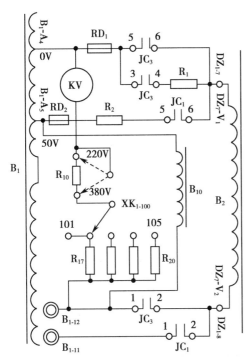

图 3-42　F30-ⅡF 型 X 线机高压初级电路

管电压补偿装置等组成。管电压补偿和千伏预示电路由管电压补偿电阻 R_{17}、R_{18}、R_{19} 及 R_{20} 的不同抽头与毫安选择器 XK_{1-100} 联动后,与千伏表串联而成。摄影管电压由千伏表预示,透视管电压由控制器上的刻度盘预示。R_{10} 为电源补偿电阻,以补偿外电源条件变化时产生的电压降。

2. 电路分析

(1) 透视时高压变压器初级电路:透视高压接触器 JC_1 工作,其常开触点闭合,接通高压变压器的初级电路,B_2 得电,得电电路为:

B_1-A_5(50V)→RD_2→R_2→JC_1(5/6)→V_1→B_2→V_2→JC_1(2/1)→B_1-11。

(2) 摄影时高压变压器初级电路:摄影高压接触器 JC_3 工作,其常开触点闭合,接通摄影高压初级电路,B_2 得电,得电电路为:

B_1-12→JC_3(1/2)→V_2→B_2→V_1→JC_3(6/5)〔瞬间先经 R_1→JC_3(4/3)〕→RD_1→B_1-A_4(0V)。

(3) 摄影千伏预示电路:毫安选择器 XK_{1-100} 置于 30mA～200mA 任一档,管电压表预示千伏值,其电

0314

F30-ⅡF 型 X 线机高压初级电路分析(视频)

路为:

B_1-12→R_{17}(R_{18}、R_{19}、R_{20})→XK_{1-100}→kV 表→B_1-A_4(0V)。

(4) 空间电荷补偿变压器 B_{10} 初级电路:开机后,B_{10} 得电,输入电压随管电压增加而增大,其电路为:

50V(B_1-A_5)→B_{10}→B_1-12。

五、高压次级电路

高压次级电路主要由高压变压器、高压整流元件、高压电缆、X 线管和毫安表等部件组成。它的作用是为 X 线管提供管电压和对管电流进行测量,电路的结构形式有半波自整流、单相全波整流、三相全波整流和倍压整流等类型。小型 X 线机多采用结构简单的半波自整流电路,中型 X 线机多采用单相全波整流电路,大型 X 线机全部采用三相全波整流电路。

(一) 单相全波整流 X 线机高压次级电路

1. 原理　单相全波整流高压次级电路主要由高压整流电路和管电流测量电路组成。

(1) 高压整流电路:单相全波整流的主要特点是在交流高压的任一半周,供给 X 线管的都是正向高压,都能产生 X 线。如图 3-43 所示,由四只高压硅整流器 G_1~G_4 组成单相全波整流桥,整流桥的两个交流输入端接高压变压器 B_2 次级输出,两个输出端输出具有正负极性的直流高压提供给 X 线管。

由图可见,交流高压整流后,供给 X 线管一脉动的直流高压,即对交流高压的任一半周,X 线管的

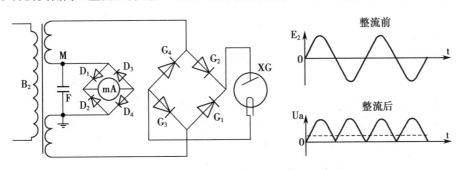

图 3-43　单相全波整流高压次级电路及波形

阳极总是为正,阴极总是为负,均可产生 X 线。但由于这一脉动直流的脉动率较大,在零点附近(图中 U_a 波形的虚线下方)管电压很低,此时产生的是无用 X 线。因此这种整流形式的 X 线机不适合快速摄影,曝光时间不能小于正弦交流电的半个周期(10ms)。

(2)管电流测量电路:在图 3-43 中,高压次级中心端(M 端和接地端)连接由二极管 $D_1 \sim D_4$ 和毫安表组成的管电流测量电路。由于流过高压次级中心端的电流为交流电,而毫安表为直流表,因此必须加设毫安表整流器(由 $D_1 \sim D_4$ 组成的低压整流桥)。为防止因管电流测量电路断路,致使 M 点电位升高,在电路中连接有放电针 F。

2. 电容电流 高压变压器次级绕组匝与匝之间、层与层之间、高压电缆的心线与外层接地网之间都存在着电容,一般可达到几百皮法,这些电容并联起来,可以用一等效电容并联在高压次级两端来表示。当高压发生时,高压次级非接地侧的这些电容与地之间形成电流回路,从而产生电容电流。管电压越高,电容电流越大,一般可达到几个毫安。

电容电流是交流电,在半波整流电路中,电容电流不能流入毫安表,故对测量管电流无影响。全波整流电路中,毫安表有整流装置,因此电容电流也可以经整流后随管电流一起进入毫安表。摄影时,管电流多为几十毫安直至几百毫安以上,电容电流对其影响不大,不用抵偿;透视时,电容电流对管电流影响非常大,因此透视管电流测量电路中都设置电容电流抵偿电路,以消除电容电流对透视管电流的影响。常见的抵偿方式有两种:变压器抵偿电容电流和分流电阻补偿电容电流。

(1)变压器抵偿电容电流:变压器抵偿电容电流是在高压变压器次级绕组上绕制一个独立的、匝数不多的附加绕组,如图 3-44 是常用的变压器式电容电流抵偿电路。

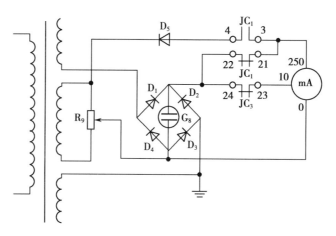

图 3-44 变压器抵偿电容电流电路

由于附加绕组电压与管电压成正比,但产生的抵偿电流与电容电流大小相等,方向相反,而且可随管电压的变化而变化,达到跟踪抵偿的目的。图中抵偿线圈上并联一只电阻 R_9,R_9 上的电压经 D_5 整流后加于毫安表 $0 \sim 250$mA 回路,方向始终与电容电流相反,达到抵偿的目的。调节 R_9 的抽头,就可以改变抵偿电流值,使之与电容电流尽量接近。透视时,透视高压接触器 JC_1 工作,其常开触点闭合,接入电容电流抵偿电路;摄影时,透视高压接触器 JC_1 不得电,其常开触点切断电容电流抵偿电路。

(2)分流电阻抵偿电容电流:分流电阻抵偿电容电流是利用一可调电阻并联在毫安表整流电路输入的两端,调整分流电阻的阻值,使电容电流恰好被电阻分流(图 3-45)。这样,毫安表的指示数值就可接近透视时的实际管电流。但这种方法只能在某一管电压下使电容电流得到完全准确的抵偿,而在其他管电压下是不能得到完全抵偿的。故调整时,应在透视常用的管电压 70kV 左右进行调节,摄影时一定要将电容电

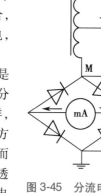

图 3-45 分流电阻抵偿电容电流电路

流抵偿电路切断。

3. 高压次级电路实例分析 图 3-46 是 F_{30}-ⅡF 型 X 线机高压次级电路,该机就是利用变压器抵偿电容电流法。

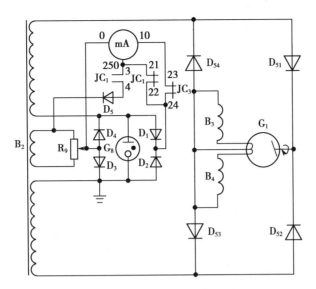

图 3-46 F_{30}-ⅡF 型 X 线机高压次级电路

（1）电路结构:高压变压器 B_2 次级利用四只高压硅堆 D_{51}~D_{54} 组成桥式整流电路。D_1~D_4 为低压桥式整流器,G_8 为辉光放电保护管。在管电流测量电路中设置由 R_9、D_5 及其连接的独立绕组组成的电容电流抵偿器。B_4、B_3 分别为大、小焦点灯丝加热变压器次级绕组。

（2）电路分析

1）透视高压次级电路:透视高压接触器 JC_1 工作,高压初级电路接通,X 线发生。当高压变压器 B_2 次级上端为正时,得电电路为:

B_2（上）$\rightarrow G_{52} \rightarrow G_1 \rightarrow G_{53} \rightarrow B_2$（下）$\rightarrow$接地$\rightarrow D_2 \rightarrow JC_3$（23/24）$\rightarrow$10mA$\rightarrow$毫安表$\rightarrow$0mA$\rightarrow D_4 \rightarrow B_2$（上）。

2）电容电流抵偿电路:透视接触器 JC_1 工作后,常闭触点断开,切断毫安表 250mA 档的得电电路。常开触点闭合,电阻 R_9 上的分压经 D_5 整流后,反向与毫安表 250mA 档连接。得电电路为:

R_9 分压$\rightarrow$0mA$\rightarrow$毫安表$\rightarrow$250mA$\rightarrow JC_1$（3/4）$\rightarrow D_5 \rightarrow R_9$ 上端。

3）摄影高压次级电路:摄影时高压接触器 JC_3 工作,高压初级电路接通,X 线发生。摄影接触器 JC_3 常闭触点打开,切断毫安表 10mA 量程得电电路。透视接触器 JC_1 常闭触点,接通毫安表 250mA 量程。当高压变压器 B_2 次级上端为正时,得电电路为:

B_2（上）$\rightarrow G_{52} \rightarrow G_1 \rightarrow G_{53} \rightarrow B_2$（下）$\rightarrow$接地$\rightarrow D_2 \rightarrow JC_1$（21/22）$\rightarrow$250mA$\rightarrow$毫安表$\rightarrow$0mA$\rightarrow D_4 \rightarrow B_2$（上）。

稳压管 G_8 起辉光放电作用。在正常情况下不起辉,当毫安表接地端发生断路时,起辉导通,保护工作人员和病人安全。另一方面也保护二极管（D_1~D_4）,以免超过其耐压值而击穿。

（二）倍压整流高压次级电路

倍压整流高压次级电路如图 3-47 所示,当高压变压器初级侧输入一交流电压 e_1,则次级侧感应出交流高压 e_2,设 A 端为正、B 端为负,对电容器 C_1 充电,充电回路为 A$\rightarrow D_1 \rightarrow R_1 \rightarrow C_1 \rightarrow D_3 \rightarrow E \rightarrow$B;当 B 为正,将对电容器 C_2 充电,其回路为:B$\rightarrow E \rightarrow D_4 \rightarrow R_2 \rightarrow C_2 \rightarrow D \rightarrow D_2 \rightarrow$A。电容器 C_1、C_2 端电压的极性,对负载 X 线管是串联相加的,充电经过几个周期后,C、D 两端电压为变压器次级侧最大值的二倍,即 $V_{CD} = 2\sqrt{2}E_2$,所以此整流电路称为倍压整流电路。

管电流测量时,毫安表直接串接于电容器 C_1 经 R_1、X 线管 XG、C_2、R_2 的放电回路中。

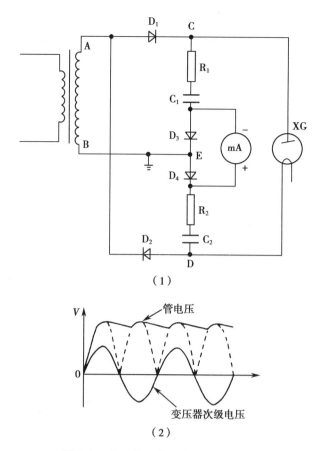

（1）

图 3-47　倍压整流高压次级电路及波形
（1）倍压整流高压次级电路；（2）倍压整流电路波形图。

六、X 线管安全保护电路

如第二章所述,在 X 线机电路中,设有多种 X 线管安全保护电路,例如:旋转阳极启动及延时保护、X 线管容量保护等。

（一）旋转阳极启动及延时保护电路

1. 应具备的基本功能

（1）延时保护:为在曝光之前确保旋转阳极达到规定转速,采用了旋转阳极延时保护电路。因各 X 线机制造厂家的设计理念不同,该电路结构相差较大,但其功能都是:防止阳极在未启动或虽启动而未达到额定转速时曝光,造成 X 线管损坏。

（2）快速启动:中型医用 X 线机一般采用中速旋转阳极 X 线管,当电源频率为 50~60Hz 时,其阳极转速为 2 800~3 000r/min。在大型 X 线机中一般采用倍频以提高阳极转速,其转速高达 8 500~9 000r/min。这就要求其电路能提供较大的启动电流和电压,以形成较大的转矩。所以,在电路设计上除采用较大容量的剖相电容外,还采用启动瞬间加上较高电压,启动后自动降低电压的供电方式。

（3）适时制动:阳极由于惯性作用,在曝光结束之后将继续旋转一段时间,这样不但产生噪声而且增加了阳极轴承的磨损,缩短了 X 线管的使用寿命。特别是高速 X 线管,由于转子的临界转速在 5 000~7 000r/min 之间,当处于这之间转速时,转子系统要产生共振,引起 X 线管破损。因此,装备高速 X 线管的 X 线机中,都装有转子制动装置。它的基本原理是在曝光结束,定子线圈的工作电压断开后,立即给工作绕组加一脉动直流电压,从而产生制动力矩。

2. 电路实例分析　国产工频 X 线机的旋转阳极启动延时保护电路分为继电器式启动延时保护电路和互感器式启动延时保护电路两种。一般给启动电路的工作绕组串联电流继电器或电流互感器,在剖相电容两端并联电压继电器或电压互感器,以监测启动电流和启动电压。当该条件满足后,延时器开始工作,大约经 0.8~1.2s 的延时,旋转阳极达到规定转速,延时电路自动接通曝光控制电路,曝光才能进行;否则电路被切断,使曝光不能进行。

F$_{30}$-ⅡF型X线机旋转阳极启动及延时保护电路即属于互感器式的(图3-48)。该电路由启动和保护两部分组成。

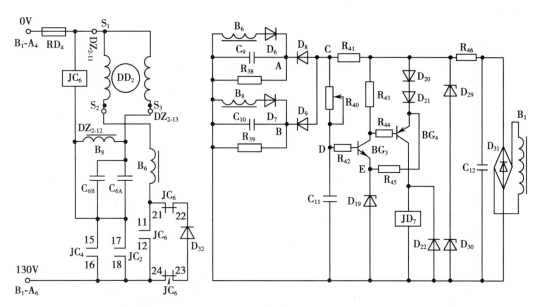

图3-48 F30-ⅡF型X线机旋转阳极启动及延时保护电路

(1)启动电路:该电路启动和运转电压皆为130V,并设有快速制动电路。图3-48中DD$_2$为阳极启动电机转子,启动绕组S$_1$S$_3$与剖相电容器C$_6$A//C$_6$B串联。B$_8$为电压互感器初级绕组,并联在电容器C$_6$A//C$_6$B两端,检测启动电压。B$_6$为电流互感器初级绕组,与定子工作绕组S$_1$S$_2$串联,检测启动电流。JC$_6$是启动继电器,其触点JC$_6$(11/12)和JC$_6$(21/22)分别为瞬时常开和常闭触点,而JC$_6$(23/24)为延时断开触点,延时时间6s(可调)。常开触点JC$_2$和JC$_4$分别为摄影预备继电器和胃肠摄影预备继电器的触点。

(2)延时保护电路:该保护电路由信号输入电路和开关电路组成。信号输入电路是一个由二极管D$_6$~D$_9$等组成的两输入端的与门电路。其输入信号分别来自电流互感器B$_6$和电压互感器B$_8$的次级绕组,当B$_6$初级绕组中的电流和B$_8$初级绕组中的电压,达到额定值时(即启动电路工作正常),其次级绕组必感应产生与之相对应的电压信号,此信号分别经D$_6$、C$_9$、D$_7$和C$_{10}$整流滤波变为直流电压信号,分别加在电阻R$_{38}$和R$_{39}$上,其极性A、B端为正。由此可见,该信号电压完全由启动电流和电压控制。

开关电路由三极管BG$_3$、BG$_4$和充电电容C$_{11}$等元件组成,B$_1$是自耦变压器的一个独立绕组,为开关电路提供交流电源,经整流、滤波和稳压后,作为开关电路的工作电源,再经R$_{45}$和D$_{19}$二次稳压作为BG$_3$发射极的基准电压。JD$_7$是延时保护继电器,其常开触点串接在曝光控制电路中。

(3)电路分析:摄影或胃肠摄影时,按下曝光手闸,摄影预备继电器JC$_2$或胃肠摄影预备继电器JC$_4$工作,启动继电器JC$_6$线圈得电,定子绕组得电,旋转阳极开始旋转。JC$_6$线圈得电电路为:

0V→RD$_4$→JC$_6$(线圈)→JC$_2$(17/18)或JC$_4$(15/16)→130V。

若旋转阳极电路正常,B$_6$、B$_8$初级有额定电流流过,各自的次级产生相应的感应电压,分别经D$_6$、C$_9$和D$_7$、C$_{10}$整流和滤波后,在R$_{38}$、R$_{39}$两端输出一较高电压,使D$_8$、D$_9$截止。此时开关电路的工作电源经R$_{40}$、R$_{41}$向电容器C$_{11}$充电,其充电电路为:

D$_{31}$(+)→R$_{46}$→R$_{41}$→R$_{40}$→C$_{11}$→D$_{31}$(-)。

当电容C$_{11}$充电到一定电压时,BG$_3$、BG$_4$相继导通,JD$_7$工作,为控制电路中摄影高压接触器JC$_3$线圈得电提供了条件,曝光可以进行。电容器的充电速度可以由R$_{40}$进行调节,一般为0.8~1.2s。

若旋转阳极无法启动或没有达到规定转速,使启动电流或电压达不到额定值,则B$_6$、B$_8$次级绕组输出的感应电压必然降低,A或B端电位下降,使二极管D$_8$或D$_9$导通,从而使得电容器C$_{11}$被旁路不能正常充电,C_{11} 两端电压小于基准电压,BG_3、BG_4 都处于截止状态,JD_7 不工作,曝光不能进行,起到保护 X 线管的目的。

曝光结束时,预备继电器 JC_2 或胃肠摄影预备继电器 JC_4 失电,常开触点打开,导致继电器 JC_6 失电,其触点 $JC_6(11/12)$ 打开,$JC_6(21/22)$ 闭合,但 $JC_6(23/24)$ 尚需延时 6s 打开,此时工作绕组电路得电电路为:

$$130V \rightarrow JC_6(23/24) \rightarrow D_{32} \rightarrow JC_6(21/22) \rightarrow B_6 \rightarrow S_1S_2 \rightarrow RD_4 \rightarrow 0V。$$

由于 D_{32} 使工作绕组获得一脉动直流电流,产生制动力矩,使旋转阳极立即停转。6s 后 $JC_6(23/24)$ 打开,电路恢复起始状态。

（二）X 线管容量保护电路

下面以 F_{30}-ⅡF 型 X 线机容量保护电路为例,介绍参数连锁式容量保护电路的工作原理。其电路如图 3-49 所示,它由信号输入电路和开关电路两部分组成。

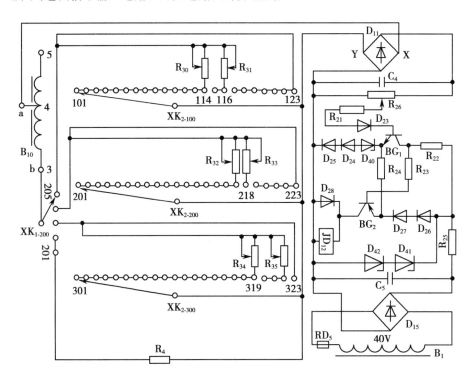

图 3-49　F_{30}-ⅡF 型 X 线机容量保护电路

1. 电路结构　信号输入电路由空间电荷补偿变压器次级的一个独立绕组 $B_{10}(3、4)$、毫安选择器 XK_{1-200}、降压电位器 $R_{30} \sim R_{35}$ 和 R_4、时间选择器 $XK_{2-100} \sim XK_{2-300}$ 和整流器(D_{11}、C_4)等组成。由于空间电荷补偿变压器 B_{10} 的初级与高压变压器初级并联,且随摄影管电压的改变而改变,其次级感应电压的大小就反映了摄影管电压的高低。此电压通过 XK_{1-200}(30~200mA 任意一档)、$R_{30} \sim R_{35}$ 和 R_4、$XK_{2-100} \sim XK_{2-300}$ 任意一档后,经硅桥 D_{11} 和电容 C_4 整流滤波后变为直流电压,加到 R_{26} 上作为开关电路的输入信号。因此该信号受管电压、管电流、曝光时间三量的联合控制,也反映了三参量的制约关系。只要预置条件超出额定值时,信号电压将大于临界导通电压,使开关电路导通,推动容量保护继电器 JD_{12} 工作,连接在控制电路中的 JD_{12} 的常闭触点打开,从而使曝光不能进行,起到一次性容量限制的作用。

在开关电路中,B_1 产生 40V 交流电压,经整流器(D_{15}、C_5)整流和滤波,稳压管 D_{41}、D_{42} 稳压后作为开关电路的工作电源,再经 R_{24} 和稳压管 D_{40} 进行二次稳压,作为三极管 BG_1 发射极基准电压,二极管 D_{24}、D_{25} 作温度补偿,因为 D_{40} 稳压管具有负温度系数,温度升高时其正向电压降会略微升高。而二极管具有正温度系数,即温度上升时其正向压降减小,从而补偿了温度上升引起的基准电压变化,使基准信号稳定不变。D_{26} 和 D_{27} 是为了使 BG_2 发射极获得一基础电位,保证 BG_2 工作在合适的静态工作点上,继电器能够可靠的工作。D_{28} 是为防止继电器由导通转为截止时,线圈产生的反电动势对 BG_2

的冲击。R_{21}为限流电阻,D_{23}为BG_1基极提供保护。JD_{12}常开触点接于过载指示灯电路。

2. 工作原理

（1）安全范围内:当摄影条件在安全范围以内时,R_{26}上输出的信号电压小于基准电压,二极管D_{23}截止,三极管BG_1、BG_2也处于截止状态,继电器JD_{12}不得电,触点JD_{12}(5/7)闭合,JD_4线圈可以得电,曝光可以正常进行。

（2）安全范围外:当摄影条件超出安全范围时,R_{26}上输出的信号电压大于基准电压,三极管BG_1、BG_2导通,继电器JD_{12}得电,触点JD_{12}(5/7)打开,JD_4不工作,摄影高压接触器JC_3的得电电路被切断,曝光无法进行,从而达到保护的目的。同时过载指示灯亮,发出过载指示。JD_{12}线圈得电电路为:

$$D_{15}(+) \rightarrow R_{26} \rightarrow D_{26} \rightarrow D_{27} \rightarrow BG_2 发射极 \rightarrow BG_2 集电极 \rightarrow JD_{12}(线圈) \rightarrow D_{15}(-)。$$

七、限时电路

限时电路的作用是控制X线机曝光时间长短。小型X线机常采用机械限时器,大、中型X线机常采用电子限时器。目前机械限时器已不再使用。

在控制X线曝光时间的方法上常用以下两种:①触点法:将限时电路的控制触点串接在高压接触器的线圈得电电路中,用控制高压接触器的工作时间来控制曝光时间;②无触点法:可控硅串接在高压初级得电回路中,限时电路控制产生触发信号时间的长短来控制可控硅的导通,从而控制高压初级电路的接通和断开时间,即曝光时间。

（一）几种电子限时器

1. 辉光管限时电路 辉光管限时器是应用电容器充电到一定的电压值,使辉光管导通,从而接通高灵敏继电器工作电路,其触点切断高压接触器线圈得电回路。图3-50是一种辉光管限时电路原理图,图中C为限时电容,R为限时电阻,电容器C的充电时间,即为曝光时间。改变R的阻值,便可获得不同的曝光时间。

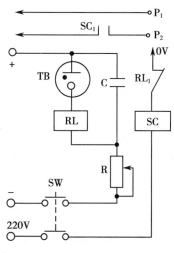

图3-50 辉光管限时电路

工作原理:按下手开关SW,摄影高压接触器SC线圈得电,其常开触点SC_1闭合,接通高压初级电路,曝光开始。同时,SW的另一对接点闭合,直流电源经电阻R对电容器C充电。当C两端电压达到辉光管TB的起辉电压时,TB导通,高灵敏度继电器RL线圈得电,其常闭触点RL_1断开,切断SC线圈得电电路,从而切断高压初级电路,曝光结束。

2. 晶体管限时电路 晶体管限时电路是利用电容器充放电来控制晶体管开关元件的通断,以达到控制曝光时间的目的。这种限时器体积小、精度高,多用于中、大型X线机。如图3-51所示,是一种简单的晶体管限时电路。其中:S_1是曝光手开关,Ry_1是中间继电器,C_1是限时电容,R_x是限时电阻群,UJT是单结晶体管,SCR是可控硅,Ry_2是曝光结束继电器,Ry_3是高压接触器。

工作原理:曝光手开关S_1闭合,Ry_1线圈得电,其触点闭合,Ry_3线圈得电,曝光开始,此时因为单结晶体管UJT、可控硅SCR尚未导通,所以Ry_2不工作。曝光开始的同时,电容C_1通过R_x充电,当C_1两端电压达到UJT的峰点电压时,UJT立即导通,并在R_1上产生脉冲电压,经R_2、D_1耦合到SCR的控制极,触发SCR导通,Ry_2线圈得电,其触点打开,切断Ry_3线圈得电电路,其触点打开,切断高压初级电路,曝光停止。松开S_1,Ry_1线圈断电,C_1通过Ry_1的常闭触点和R_5形成闭合回路而放电,为下次曝光做准备。曝光时间取决于R_x与C_1的乘积,适当选择R_x的值,便可选取所需的曝光时间。图中二极管D_1的作用是防止可控硅误触发;二极管D_2为续流二极管,防止Ry_2线圈在得、失电瞬间产生的感生电动势对UJT、SCR的冲击。

3. 集成电路限时器 随着电子技术的不断发展,许多X线机均采用各种集成电路限时器。如图3-52所示为JSB-23型限时器电路。

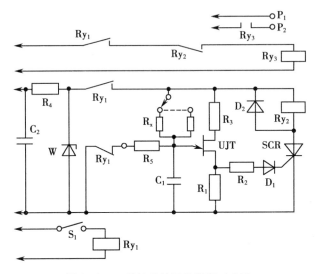

图 3-51　一种简单的晶体管限时电路

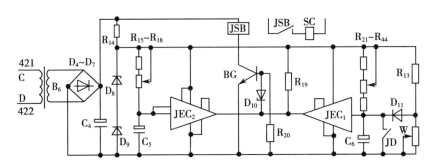

图 3-52　JSB-23 型集成限时电路

（1）电路结构：JSB-23 型限时器电路是利用摄影曝光时间控制继电器 JSB 的常开触点控制摄影高压接触器，达到控制曝光时间的目的。JSB-23 型限时器电路由四部分组成：①电源电路由 B_6、D_4 ~ D_7、C_4、D_8 ~ D_9 和 R_{14} 组成整流稳压电源，为执行电路、限时电路和限时保护电路提供稳定的直流电压；②执行电路由三极管 BG、稳压管 D_{10}、电阻器 R_{19} 和 R_{20} 组成；③限时电路由限时电阻 R_{21} ~ R_{44}、限时电容器 C_6 和集成块 JEC_1 等组成，限时时间共 23 档（0.04 ~ 6.2s）；④限时保护电路由电阻 R_{15} ~ R_{18}、电容器 C_5 和集成块 JEC_2 等组成，限时保护电路对限时电路实行分级保护。限时电路和限时保护电路采用两块集成块和两套 RC 充电电路构成"与门"驱动继电器，当限时电路失灵，对曝光控制继电器失去控制时，限时保护电路在稍迟一点时间后，使曝光控制继电器线圈失电，常开触点打开，切断高压接触器 SC 线圈电路，使曝光停止。

（2）电路分析

1）当按下曝光手闸后一段时间（约 0.8s）后，C、D 两端有 220V 交流电压输入，经降压、整流和滤波后获得 24V 直流电源，因 C_6 和 C_5 未充电，JEC 皆处于截止状态，执行电路中的三极管 BG 因基极处于正电位导通，继电器 JSB 得电工作，常开触点闭合，接通高压接触器 SC 工作电路，曝光开始。同时，JD 中间继电器常闭触点打开，为计时准备。

曝光开始后，24V 直流电源分别通过 R_{21} ~ R_{44} 和 R_{15} ~ R_{18} 向限时电容器 C_6 和 C_5 进行充电。当 C_6 两端电压达到一定值时，JEC_1 导通，使稳压管 D_{10} 截止，引起 BG 基极电位变负而截止，继电器 JSB 线圈失电，其常开触点释放，切断高压接触器 SC 电路，曝光结束。

松开曝光手闸，JD 常闭触点闭合，为 C_6 提供放电回路，为下次曝光计时做好准备。

2）若限时电路失灵，则限时保护电路中的电容器 C_5 两端的充电电压，在稍迟一点使 JEC_2 导通，同样使三极管 BG 基极电位降低而截止，继电器线圈 JSB 失电，其触点切断高压接触器 SC 电路，使曝光结束，从而起到保护作用。

（二）限时电路实例分析

1. 电路结构　图3-53是F₃₀-ⅡF型X线机限时电路,该电路主要由集成稳压电源、限时电路和限时保护电路组成。

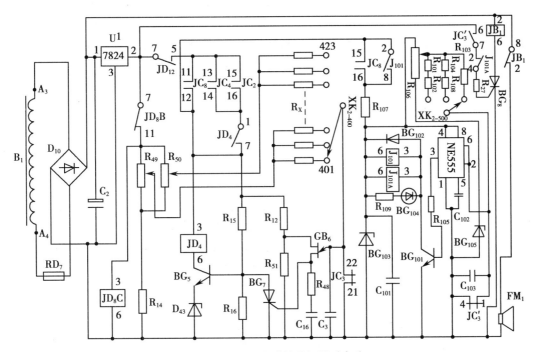

图 3-53　F₃₀-ⅡF型X线机限时电路

自耦变压器 B₁-A₃、B₁-A₄ 输出的交流24V,经桥式整流器 D₁₀ 整流和电容器 C₂ 滤波后,再经集成稳压器 U₁ 稳压,得到稳定的直流电压;限时电路由摄影手闸Ⅱ档保护继电器 JD₈C、执行继电器 JD₄、限时电阻群 R$_X$、充电电容 C₃、单结晶体管 GB₆、可控硅 BG₇、三极管 BG₅ 等组成。可选定的时间共23档(0.05~6s);限时保护电路由限时保护继电器 J₁₀₁、电阻 R₁₀₁~R₁₀₄、R₁₀₈ 及充电电容 C₁₀₃、电平翻转集成模块 NE555、三极管 BG₁₀₁、发光二极管 BG₁₀₄ 等组成。限时保护电路对限时电路分级保护,保护时间为2、3.5、6s 三档。当限时电路失灵,执行继电器 JD₄ 失去控制,由限时保护电路终止曝光。此时,限时保护继电器 J₁₀₁ 线圈失电,其触点 J₁₀₁(1/7)切断摄影高压接触器 JC₃ 线圈得电电路,使曝光停止。

2. 电路分析　摄影时曝光条件如在容量范围内,容量保护继电器 JD₁₂(5/7)触点闭合。

（1）摄影准备阶段:按下手闸I档或点片预备开关 K₁(1/21)闭合,都能使 JC₈ 工作,则 JC₈(11/12)闭合,三极管 BG₅ 的基极从 R₁₅ 和 R₁₆ 取分压其基极获得正偏压,使三极管 BG₅ 导通,继电器 JD₄ 得电工作,JD₄(2/8)及 JD₄(1/7)触点闭合。同时继电器 J₁₀₁ 得电,J₁₀₁(1/7)触点闭合,继电器 JC₂ 得电,JC₂(15/16)触点闭合。点片时 JC₄(13/14)触点闭合。当旋转阳极延时 0.8~1.2s,JD₇(2/12)触点闭合,JD₇(1/21)触点打开。继电器 JD₄ 线圈的得电电路分别为:

U₁(2)→JD₁₂(7/5)→JC₈(11/12)∥[JC₂(15/16)或 JC₄(13/14)→JD₄(1/7)]→JD₄(线圈)→BG₅→D₄₃→U₁(3)。

继电器 J₁₀₁(J₁₀₁A)线圈的得电电路分别为:

U₁(2)→JD₁₂(7/5)→JC₈(11/12)∥[JC₂(15/16)或 JC₄(13/14)→JD₄(1/7)]→JC₈(15/16)∥J₁₀₁(2/8)→R₁₀₇→J₁₀₁A∥J₁₀₁(线圈)→BG₁₀₁→U₁(3)。

（2）曝光阶段:按手闸Ⅱ档或按点片按钮 AN₅,JD₈B 得电,JD₈B(4/12)触点打开,JD₈B(7/11)触点闭合,继电器 JD₈C 得电,JD₈C(2/8)触点闭合,接触器 JC₃ 得电曝光开始。JC₃(21/22)触点打开,电阻群 R$_X$ 从 R₅₀ 及 R₄₉ 取电,电容 C₃ 经电阻群 R$_X$ 之任一电阻充电。充至预定时间,电容 C₃ 两端的电压升高至单结晶体管 BG₆ 导通电压时,BG₆ 导通,可控硅 BG₇ 控制极得一脉冲触发电压而导通,使 BG₅ 截止,继电器 JD₄ 失电,JD₄(2/8)触点打开,接触器 JC₃ 失电曝光结束。每次摄影后 JC₃(21/22)触点闭合,将电容器 C₃ 的残存电荷泄放,以保证下次曝光时间准确。继电器 JD₈C 线圈的得电电路为:

71

$U_1(2) \rightarrow JD_8B(7/11) \rightarrow JD_8C(线圈) \rightarrow U_1(3)$。

C_3 的充电电路为：

$U_1(2) \rightarrow JD_8B(7/11) \rightarrow R_{49}$ 或 $R_{50} \rightarrow R_x \rightarrow XK_2\text{-}400 \rightarrow C_3 \rightarrow U_1(3)$。

（3）限时保护阶段：曝光时按下手闸 I 档，继电器 JC_8 得电工作，接通辅控回路电源，此时集成模块 NE555 的 2、6 脚为低电位，3 脚输出高电位，三极管 BG_{101} 导通，继电器 J_{101}、J_{101A} 得电工作，$J_{101}(1/7)$ 触点闭合，同时发光二极管 BG_{104} 燃亮，为曝光做好准备，$J_{101}(2/8)$ 触点闭合而自锁。当按下手闸 II 档，继电器 JC_3' 得电工作后，$JC_3'(1/4)$ 触点打开，电源通过电阻 R_{101}、R_{102}（或 R_{103} 或 R_{104}、R_{108}）向电容 C_{103} 充电。当充电电平达到集成模块 NE555 翻转电压时，其 3 脚输出低电平，使三极管 BG_{101} 截止，继电器 J_{101} 失电，$J_{101}(1/7)$ 触点打开，切断接触器 JC_3 电路。由此可知，继电器 JD_4 失灵不能停止曝光时，继电器 J_{101} 能在比预定时间稍晚一点切断电路，起到保护作用。C_{103} 的充电电路为：

$U_1(2) \rightarrow JD_{12}(7/5) \rightarrow JC_8(11/12) /\!/ [JC_2(15/16)$ 或 $JC_4(13/14) \rightarrow JD_4(1/7)] \rightarrow JC_8(15/16) /\!/ J_{101}(2/8) \rightarrow R_{107} \rightarrow R_{106} \rightarrow R_{101}$、$R_{102}$ 或 R_{103}、R_{104} 或 $R_{108} \rightarrow XK_2\text{-}500 \rightarrow C_{103} \rightarrow U_1(3)$。

在继电器 J_{101} 失电的同时，J_{101A} 也失电，其常闭触点 $J_{101A}(2/4)$ 闭合。此时，继电器 JC_3' 的常开触点 $JC_3'(6/7)$ 尚未打开（从 J_{101} 失电到 JC_3' 触点打开需要几毫秒），因此可控硅 BG_8 的控制极瞬间获得一脉冲触发电压而导通。BG_8 的导通使继电器 JB_1 得电工作，其触点 $JB_1(2/8)$ 闭合，接通蜂鸣器 FM_1 电路，蜂鸣器鸣叫。同时触点 $JB_1(1/7)$ 闭合，使容量保护继电器 JD_{12} 工作，其常开触点 $JD_{12}(2/8)$ 闭合，过载指示灯 XD_3 燃亮；常闭触点 $JD_{12}(5/7)$ 打开，切断 JD_4 电源。继电器 JB_1 线圈的得电电路为：

$D_{10}(+) \rightarrow JB_1(线圈) \rightarrow BG_8 \rightarrow D_{10}(-)$。

（三）自动曝光控时系统

在单钮制或零钮制 X 线机中，常采用自动曝光控时系统，配合自动降落负载曝光控制系统，实现自动曝光控时和降落负载式容量保护的目的。

自动曝光控时系统是在 X 线通过被照物体后，以达到胶片所需的感光剂量来决定曝光时间的；胶片感光剂量满足后，自动切断高压，所以自动曝光控时系统也称为 mAs 限时系统。它分为光电管自动曝光控时系统和电离室自动曝光控时系统。

1. 光电管自动曝光控时系统　光电管自动曝光控时系统是利用 X 线的荧光作用，通过光电管（即光电倍增管）来实时检测胶片的感光剂量。它通过一个薄板状的"光电拾光器"（图 3-54），将摄影时荧光板发出的荧光经反射沿有机玻璃板导入光电倍增管的锑-铯光电阴极上，利用其光电效应获得光电子，经光电管倍增放大后转换成光电流，再经放大器、积分/比较放大器、逻辑电路等，驱动控时执行元件，完成自动曝光控制。光电流的大小与穿过人体之后的 X 线辐射强度成正比例。这种系统的要求是：当照片感光量达到要求值时，恰恰等于积分电容器的两端电压足以推动控制系统，而使曝光结束。

改变光电拾光器的位置，能使一台普通 X 线机进行各种部位的光电管自动曝光控时摄影。图

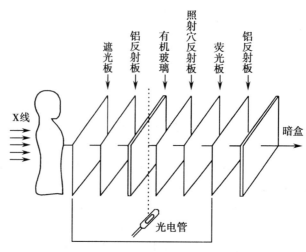

图 3-54　"光电拾光器"结构

3-55为专用于肺部摄影的两个对称的光电拾光器控时电路简图。各种部位摄影用的光电拾光器有2~3个，根据摄影部位，可用逻辑电路的"或"、"与"，进行选择，分别使用或任意组合。

2. 电离室自动曝光控时系统 电离室自动曝光控时系统是利用X线的电离作用，通过电离室来实时检测胶片的感光剂量。它比光电管自动曝光系统的应用范围广泛，在各种X线机的摄影中几乎都可采用。

电离室的结构包括两个金属板平行电极，电极间为气体。两极板间加上直流高压，气体作为绝缘介质并不导电；当X线照射时，X线被电离室内的气体分子吸收而使气体分子电离。气体离子在高压电场作用下，不断定向移动而形成电离电流。电离电流的大小与X线辐射强度成正比。利用这一特性，将电离室置于人体与胶片暗盒之间，X线照射时，透过人体的那部分X线，可在电离室产生电离电流。此电离电流作为输入控制信号，待X线胶片达到一定密度时，令执行元件切断曝光。由上所述，当X线辐射强度大时，电离电流大，曝光时间短；反之，电离电流小，曝光时间则自动延长。

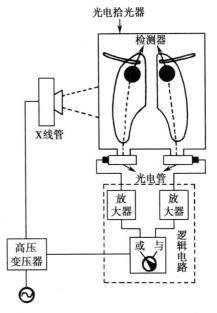

图3-55 用于肺部摄影的光电管控时系统原理图

电离室的外形尺寸为400mm×400mm×15mm。根据人体各部位的摄影需要，在电离室某些有利区域安置"测量野"。一般每个电离室表面装有两个或三个面积约为50cm×50的测量野，多采用"三野结构"。三个测量野多安置于电离室表面中心位置，以使胶片中心的被检部位影像密度均匀。但也因一些器官对称于人体某部位，如肺等部位摄影时就可使用对准于两肺中心的测量野。三个测量野可根据不同部位摄影的要求，用开关选择单独使用或任意组合使用。

图3-56(1)为具有"三野"的电离室剖视图。三个测量野是用喷雾法将导电物质喷涂在塑料薄片上，然后夹在一些密度低的泡沫塑料之中，周围的保护环与连接线也喷涂了导电物质，以保证在X线胶片上不留下任何部分的影子。整个电离室除测量野外都用泡沫塑料填充，然后用两块很薄的铜板夹住，以保证电离室表面的机械强度。图3-56(2)为适应不同摄影部位，所采用的不同测量野的电离室。

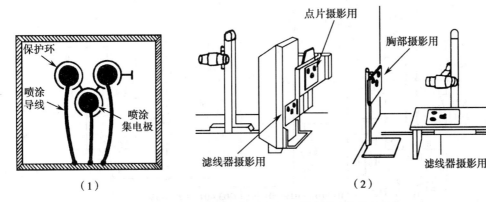

图3-56 不同摄影部位的"三野"电离室及基本结构
(1)"三野"电离室基本结构；(2)各种摄影用的"三野"电离室。

八、操作控制电路

控制电路是按照临床技术要求，来控制X线的发生和停止，并能协同某些机械动作的综合性电路。操作控制电路是控制电路的核心，它是根据X线机本身所具有的功能状态而设计的。X线机一般具有透视和摄影两大功能状态，而摄影又有点片摄影（亦称胃肠摄影）、普通摄影、滤线器摄影及体层摄影之分,故在分析操作控制电路时,应依据 X 线机的功能状态和电路结构具体分析,做到思路清晰,条理分明。虽然不同厂家、不同型号的 X 线机,操作控制电路结构差异很大,但其基本控制方式相同。

（一）几种基本的控制方式

1. 透视控制 该方式较为简单,一般是用交流接触器的触点来控制高压初级的通断,从而控制高压的发生与停止。交流接触器受控于脚闸或手闸。其基本的控制程序是:脚闸或手闸按下后→透视高压接触器得电→高压初级电路接通→X 线发生;松开脚闸或手闸→透视高压接触器失电→高压初级电路断开→X 线停止。

2. 摄影控制 其电路原理较为复杂,一般中型以上 X 线机都采用旋转阳极 X 线管,其基本的控制程序是:在预置摄影条件和技术选择之后,按下摄影手闸→摄影预备继电器工作→旋转阳极开始启动,X 线管灯丝增温,各测量仪表和部分电路进行切换→延时电路开始启动延时功能,0.8～1.2s 之后→高压初级电路和限时电路接通→曝光开始,同时继电器式旋转阳极启动电路定子线圈由启动电压切换为运转电压,限时电路开始计时→到达预定的曝光时间→由限时器间接地切断高压初级电路→曝光结束→松开手闸→所有电路恢复到起始状态。

3. 胃肠摄影控制 其电路完成的功能是,在透视过程中发现有诊断价值的病灶时,适时进行拍片记录。其基本的控制程序是:拉动送片手柄送片→有关控制电路由透视状态转换到摄影状态→小焦点切换到大焦点,若有旋转阳极则旋转阳极开始启动旋转,同时将胃肠摄影有关机械装置锁止→按下胃肠摄影曝光按钮→旋转阳极启动完毕→高压初级电路和限时电路接通→曝光开始并开始计时→到一定时间→曝光结束→松开曝光按钮,胃肠摄影结束→退回送片手柄,电路恢复原来的状态。

（二）操作控制电路实例分析

1. 透视控制电路 图 3-57 是 F_{30}-ⅡF 型 X 线机的透视控制电路,图中 JC_1 为透视高压接触器,AN_6 是透视手开关,K_6 是透视脚开关。$JC_2(27/28)$ 是摄影预备继电器的常闭触点,按下摄影手开关,则 JC_2 线圈得电,该触点断开,以防透视摄影控制电路互相干扰。K_1 为胃肠摄影/透视转换开关,在透视状态下闭合,在普通摄影或胃肠摄影时断开,防止透视与胃肠摄影控制电路相互干扰。

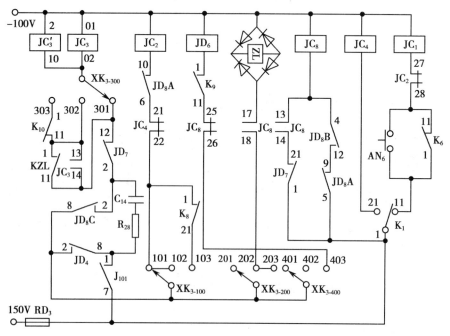

图 3-57 F30-ⅡF 型 X 线机操作控制电路

技术选择按钮在"台控点片"位。踩下脚开关 K_6 或按下透视手开关 AN_6,JC_1 线圈得电,高压初级接通,X 线发生。透视高压接触器 JC_1 的得电电路为:

F30-ⅡF 型 X 线机摄影及点片手闸电路分析（视频）

$-100V \rightarrow JC_1(01/02) \rightarrow JC_2(27/28) \rightarrow AN_6(11/1)$ 或 $K_6(11/1) \rightarrow K_1(11/1) \rightarrow RD_3 \rightarrow +150V$。

2. 摄影手闸电路　如图 3-58 所示，AN_4 为双档结构的摄影手闸，AN_5 为点片摄影开关，JD_8A、JD_8B 为继电器。

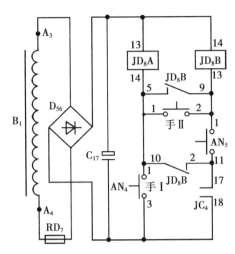

图 3-58　F30-ⅡF 型 X 线机摄影及点片手闸电路

自耦变压器 B_1 的隔离绕组（$A_3 \sim A_4$）提供的 24V 交流，经 D_{56} 整流、C_{17} 滤波后，为电路提供工作电源。摄影时（除点片摄影外），按下 AN_4 Ⅰ 档，继电器 JD_8A 工作，做好摄影前的预备工作；按下 AN_4 Ⅱ 档，继电器 JD_8B 工作，若摄影前准备工作已经完成（JD_7 工作），就可开始曝光。

JD_8A 的工作电路是：C_{17} 上 $\rightarrow JD_8A$（线圈）$\rightarrow AN_4$（Ⅰ档）$\rightarrow C_{17}$ 下。

JD_8B 的工作电路是：C_{17} 上 $\rightarrow JD_8B$（线圈）$\rightarrow AN_4$（Ⅱ档）$// JD_8B(5/9) \rightarrow AN_4$（Ⅰ档）$\rightarrow C_{17}$ 下。

点片摄影时，JC_4 工作，操作控制电路由透视状态切换为点片摄影状态。同时，常开触点 JC_4（17/18）闭合，JD_8A 线圈得电。按下 AN_5，JD_8B 线圈得电，若曝光前准备工作已经完成，就可开始曝光。

JD_8A 的工作电路是：C_{17} 上 $\rightarrow JD8A$（线圈）$\rightarrow JD_8B$ (2/10)$\rightarrow JC_4$(17/18)$\rightarrow C_{17}$ 下。

JD_8B 的工作电路是：C_{17} 上 $\rightarrow JD_8B$（线圈）$\rightarrow AN_5 \rightarrow JC_4$(17/18)$\rightarrow C_{17}$ 下。

按下 AN_5 后，JD_8A 线圈的得电电路是：C_{17} 上 $\rightarrow JD_8A$（线圈）$\rightarrow JD_8B$(5/9)$\rightarrow AN_5 \rightarrow JC_4$(17/18)$\rightarrow C_{17}$ 下。

3. 普通摄影控制电路　该电路由摄影高压接触器 JC_3、摄影预备继电器 JC_2、中间继电器 JC_8、技术选择开关 XK_3 等组成。

普通摄影时，将摄影方式选择开关 XK_3 置于"台控点片"位置。如果在容量范围以内，JD_{12} 不工作，按下手闸 AN_4 Ⅰ 档，JD_8A 得电，其常开触点(5/9)闭合，JD_8B 不得电，其常闭触点(4/12)闭合，从而导致 JC_8 线圈得电，JC_8 得电电路为：

$-100V \rightarrow JC_8(01/02) \rightarrow JD_8B(4/12) \rightarrow JD_8A(9/5) \rightarrow RD_3 \rightarrow +150V$。

继电器 JC_8 得电，其触点(13/14)闭合而自锁，JC_8(11/12)及 JC_8(15/16)闭合，分别引起 JD_4、J_{101} 得电，使触点 JD_4(2/8)、J_{101}(1/7)闭合，摄影预备继电器 JC_2 得电，则 X 线机由透视条件自动切换至选定的摄影条件，JC_2 线圈得电电路为：

$-100V \rightarrow JC_2(01/02) \rightarrow JD_8A(10/6) \rightarrow JC_4(21/22) \rightarrow XK_{3-100} \rightarrow JD_4(2/8) \rightarrow J_{101}(1/7) \rightarrow RD_3 \rightarrow +150V$。

同时继电器 JC_6 得电，X 线管阳极启动，1.2s 延时后，保护继电器 JD_7 得电，使触点 JD_7(12/2)闭合，JD_7(21/1)打开，完成摄影预备。按下手闸 AN_4 Ⅱ 档后，因为 JD_8B(4/12)打开，使 JC_8 线圈失电。又因 JD_8B(7/11)闭合，引起 JD_8C 得电，使 JD_8C(2/8)闭合，摄影高压接触器 JC_3 得电，曝光开始。JC_3 线圈得电电路为：

$-100V \rightarrow JC_3(01/02) \rightarrow XK_{3-300} \rightarrow JD_7(12/2) \rightarrow JD_8C(2/8) \rightarrow JD_4(2/8) \rightarrow J_{101}(1/7) \rightarrow RD_3 \rightarrow +150V$。

至预置曝光时间，限时电路中 BG_6、BG_7 导通，BG_5 截止，使 JD_4 线圈失电，其触点 JD_4(2/8)打开，使 JC_3 线圈失电，其常开触点切断摄影高压初级电路，曝光结束。松开手闸，电路恢复到起始状态。

4. 胃肠摄影控制电路　该电路在普通摄影控制电路的基础上，增加了胃肠摄影预备继电器 JC_4、胃肠摄影/透视转换开关 K_1 等。

胃肠摄影时，摄影方式选择开关置于"台控点片"位置。如果在容量范围内，JD_{12} 不得电。当从右往左拉动暗盒架手把时，K_1(1/11)断开，切断透视高压接触器线圈 JC_1 得电回路，同时 K_1(1/21)闭合，使继电器 JC_4 线圈得电，JC_4 线圈得电电路为：

$-100V \rightarrow JC_4(01/02) \rightarrow K_1(21/1) \rightarrow RD_3 \rightarrow +150V$。

继电器 JC_4 得电,使 JC_6、JD_8A、JC_8 得电,X 线机由透视状态切换到选定的胃肠摄影状态。按下胃肠摄影按钮 AN_5(曝光结束后松开)时,继电器 JD_8B 得电使继电器 JC_8 释放,最后 JC_3 得电开始曝光,经预定曝光时间后,曝光终止。此时因 JC_4 仍吸合,故 JC_6 不释放,X 线管阳极继续旋转。若选择了分割点片摄影,将手柄向退片方向移动一小段距离后,再次送片到位,按下 AN_5,电路重复上述过程。胃肠摄影完毕把暗盒夹退回最右端,$K_1(1/21)$ 断开,$K_1(1/11)$ 闭合,JC_4 和 JC_6 相继失电,X 线管阳极制动,电路恢复到透视状态。

5. 滤线器摄影控制电路　该电路结构与普通摄影电路基本相同,只是增加了滤线栅振动控制电路,ZL 为吸引滤线栅的电磁线圈。

滤线器摄影时,摄影方式选择开关 XK_3 置于"滤线器"位置。若选择的曝光条件不过载,JD_{12} 不工作,接通限时电路。当按下手闸 AN_4 Ⅰ 档后,电路工作过程除了与普通摄影相同外,电磁线圈 ZL 得电,将滤线栅吸至一侧,压迫板簧积蓄能量,并将触点 KZL 压开,电路完成滤线器摄影准备工作。ZL 得电电路为:

$$-100V \rightarrow ZL \rightarrow JC_8(17/18) \rightarrow XK_{3-200} \rightarrow JD_4(2/8) \rightarrow J_{101}(1/7) \rightarrow RD_3 \rightarrow 150V。$$

此时继电器 JC_2 吸合,X 线管灯丝增温,JC_6 得电,X 线管阳极启动旋转,经 1.2s 延时后 JD_7 得电,其触点(12/2)闭合。按下手闸 AN_4 Ⅱ 档,JC_8 释放,ZL 失电,滤线栅被释放,在板簧的作用下作往返减幅运动,同时 KZL 闭合使高压接触器 JC_3 得电,曝光开始。JC_3 得电电路为:

$$-100V \rightarrow JC_3(线圈) \rightarrow XK_{3-300} \rightarrow 302 \rightarrow KZL // JC_3(13/14) \rightarrow JD_7(2/12) \rightarrow JD_8C(2/8) \rightarrow JD_4(2/8) \rightarrow J_{101}(1/7) \rightarrow RD_3 \rightarrow 150V。$$

$JC_3(13/14)$ 触点闭合而自锁,防止滤线栅在振动过程中撞开触点 KZL,出现断续曝光现象。经一定限时后,摄影终止,X 线管阳极停止转动。

6. 整机工作过程分析

(1) 开机:闭合电源闸刀 → $AN_1\downarrow$ → JC_0 工作 → B_1 得电 → 电源电压 LV 表指示 → 调节好电源电压,同时千伏表指示、B_{11} 得电 → B_3 得电 → 小焦点灯丝燃亮、B_{10} 得电,整机得电。

(2) 透视:$AN_6\downarrow$(或 $K_6\downarrow$)→ JC_1 得电 → 接通 V_1、V_2 → 曝光开始 → 毫安表指示透视管电流;松开 AN_6 或 K_6 → JC_1 断电 → 切断 V_1、V_2 → 曝光结束。

(3) 普通摄影:选择摄影条件 → 如果不过载 → JD_{12} 不工作,接通限时电路;$AN_4\downarrow$ Ⅰ 挡 → JD_8A 工作 → $JC_8\uparrow$ → BG_5 导通 → $JD_4\uparrow$,BG_{101} 导通 → J_{101}、J_{101A} 相继工作 → $JC_2\uparrow$ → 灯丝增温、$JC_6\uparrow$ → 旋转阳极启动 → B_6、B_8 得电 → 延时 $0.8\sim1.2s$ → $JD_7\uparrow$ 完成曝光前的预备工作;$AN_4\downarrow$ Ⅱ 挡 → JD_8B 工作 → $JC_8\downarrow$,$JD_8C\uparrow$ → $JC_3(JC_{3'})\uparrow$ → 接通 V_1、V_2 → 曝光开始 → 毫安表量程为 250mA,同时 C_3、C_{103} 开始充电 → 至预置摄影时间 → $JD_4\downarrow$ → $JC_3(JC_{3'})\downarrow$ → 切断 V_1、V_2 → 曝光结束,C_3、C_{103} 放电,同时 $JC_2\downarrow$,X 线管灯丝恢复至透视状态,$JC_6\downarrow$ → 旋转阳极经过数秒制动;松开 AN_4 → $JD_8A\downarrow$,同时 $JD_8B\downarrow$ → $JD_8C\downarrow$。

(4) 点片摄影:选择摄影条件 → 如果不过载 → JD_{12} 不工作,接通限时电路;手柄向左送片 $K_1(1/21)$ 闭合 → JC_4 工作 → 灯丝增温,JD_8A 工作 → $JC_8\uparrow$ → $_{BG_5}$ 导通 → $JD_4\uparrow$;BG_{101} 导通 → J_{101}、J_{101A} 相继工作,同时 $JC_6\uparrow$ → 旋转阳极启动 → B_6、B_8 得电 → 延时 $0.8\sim1.2s$ → $JD_7\uparrow$,为点片摄影作好准备;送片到位后 $AN_5\downarrow$ → $JD_8B\uparrow$ → $JC_8\downarrow$,$JD_8C\uparrow$ → $JC_3(JC_{3'})\uparrow$ → 接通 V_1、V_2 → 曝光开始 → 对 C_3、C_{103} 充电 → 充至预定时间 → $JD_4\downarrow$ → $JC_3(JC_{3'})\downarrow$ → 切断 V_1、V_2 → 曝光结束,C_3、C_{103} 放电,为下次曝光作好准备;松开 AN_5 → $JD_8A\downarrow$、$JD_8B\downarrow$ → $JD_8C\downarrow$;手柄退回右端(原状)→ $JC_4\downarrow$ → 灯丝恢复至透视状态,同时 $JC_6\downarrow$ → 旋转阳极经过数秒制动。

(5) 滤线器摄影:选择摄影条件 → 如果不过载 → JD_{12} 不工作,接通限时电路;$AN_4\downarrow$ Ⅰ 挡 → $JD_8A\uparrow$ → $JC_8\uparrow$ → $JD_4\uparrow$,J_{101}、J_{101A}、ZL $\uparrow$ → KZL 触点压开,$JC_2\uparrow$ → 灯丝增温,$JC_6\uparrow$ → $B_6\uparrow$、$B_8\uparrow$ → 延时 $0.8\sim1.2s$ → $JD_7\uparrow$ 完成曝光前的预备工作;$AN_4\downarrow$ Ⅱ 挡 → $JD_8B\uparrow$ → $JD_8C\uparrow$,同时 $JC_8\downarrow$ → ZL $\downarrow$ → KZL 触点闭合 → $JC_3(JC_{3'})\uparrow$ → 接通 V_1、V_2 → 曝光开始 → C_3、C_{103} 开始充电 → 至预置曝光时间 → $JD_4\downarrow$ → $JC_3(JC_{3'})\downarrow$ → 切断 V_1、V_2 → 曝光结束 → C_3、C_{103} 放电,同时 $JC_2\downarrow$ → X 线管灯丝恢复至透视状态,$JC_6\downarrow$ → 旋转阳极经过数秒制动;松开 $AN4$ → $JD_8A\downarrow$、$JD_8B\downarrow$ → $JD_8C\downarrow$。

第三节 程控 X 线机

程控 X 线机实质上是一种由单片机(微机)控制的工频 X 线机。由于采用了微机控制技术,使其自动化程度、工作稳定性和可靠性大幅提高,用户操作比较简单、方便。本节以 FSK$_{302}$-1A 型 X 线机为例,介绍程控 X 线机的使用、安装与调试。

一、整机概述

FSK$_{302}$-1A 型 X 线机是一种 500mA、防电击、防散射、采用微机控制的国产程控 X 线机,具有透视、点片摄影、普通摄影、滤线器摄影、体层摄影等功能,可根据需要配用 X-TV,以及立式滤线器摄影台;透视、摄影条件全自动化设定,液晶数字显示,微机内存有各种备用的、可修改的操作程序,可方便、准确地进行人体各部位的 X 线检查,适应于各类医疗和教学科研单位使用。

（一）基本配置

该机主要包括 FSK$_{302}$-1A 型控制台、FSB$_{302}$-1A 型高压变压器组件,以及 XD$_{51}$-20・40/125、XD$_{51}$-30・50/125 型 X 线管组件;可组成单管或双管、125kV、500mA 的诊断用 X 线机。

1. 主要技术参数

（1）电源:供电形式为三相四线制。使用两根相线、一根中线、380V±38V、50Hz±1Hz 的交流电源。供电电源开关及熔断器的容量应不小于 60kVA,电源内阻应小于 0.3Ω。

（2）透视:管电压 45～110kV、管电流 0.5～5mA,都可连续调节。

（3）摄影:管电压 44～125kV 分 41 档,管电流 30～500mA 分 8 档,曝光时间 0.02～5s 分 23 档。

（4）最大输出功率:连续方式 0.41kW(0.74×110kV×5mA),间歇方式大焦点 29.6kW(0.74×80kV×500mA)、小焦点 9.25kW(0.74×125kV×100mA)。

2. 主要特点

（1）摄影 kV、mA、s/100 分别通过 kV、mA、s/100 按钮,根据 X 线管容量保护值,由软件编制联锁保护条件,进行自由搭配。

（2）透视 kV、mA 分别由相应的电位器设定;如配用 X-TV,按下 IBS 按钮,机器可自动完成透视 kV、mA 的调整。

（3）旋转阳极的启动、运转和灯丝加热电路的工作状态,受保护电路和微机的双重监测,如果有故障发生将给出相应的故障代码。

（4）摄影 kV 补偿由软件控制,保证在额定电源条件下,有较正确的 kV 输出。

（5）在灯丝加热电路中,针对不同的管电压和管电流,软件确定了不同的灯丝触发频率,以提高 X 线输出的稳定性。

（6）具有连续透视累积时间 5min 限时功能。在 s/100 窗内显示透视累积时间,达 300s 后程序会自动关闭透视。

（7）使用两档曝光手闸,采用隔离的低压电源,以保护操作人员的安全;为防止无关人员影响机器正常工作及接受 X 线的辐射,设有外部联锁保护接口。

（8）诊断床、摄影床的切换由五种工作方式确定,同时完成 X 线管的选择;摄影床配有体层摄影装置,可完成 0～22cm 内任一层面的纵向体层摄影;诊断床的 X 线管组件设有过热保护接口,并安装有温控开关,防止 X 线管因过热而损坏。

（二）控制台

1. 控制台结构 控制台由电视操作板、监视器、控制台操作显示板、诊视床遥控板、控制柜及手闸、脚闸等部分构成,其外形图如图 3-59 所示。控制台操作显示板示意图如图 3-60 所示。

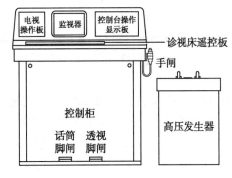

图 3-59 控制台和高压发生器外形图

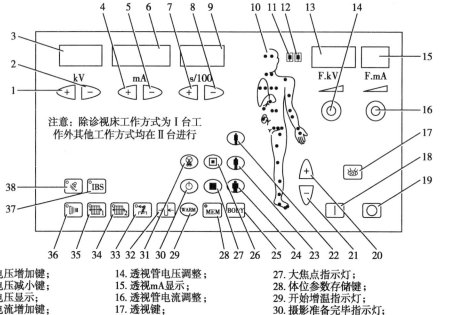

1. 摄影管电压增加键；
2. 摄影管电压减小键；
3. 摄影管电压显示；
4. 摄影管电流增加键；
5. 摄影管电流减小键；
6. 摄影管电流显示；
7. 摄影时间增加键；
8. 摄影时间减小键；
9. 摄影时间显示；
10. 体位指示灯；
11. 正位指示灯；
12. 侧位指示灯；
13. 透视管电压显示；

14. 透视管电压调整；
15. 透视 mA 显示；
16. 透视管电流调整；
17. 透视键；
18. 开机键；
19. 关机键；
20. 体位号增加键；
21. 体位号减小键；
22. 瘦体型指示灯；
23. 适中体型指示灯；
24. 胖体型指示灯；
25. 体型选择键；
26. 小焦点指示灯；

27. 大焦点指示灯；
28. 体位参数存储键；
29. 开始增温指示灯；
30. 摄影准备完毕指示灯；
31. 曝光和透视指示灯；
32. 透视限时复位键；
33. 体层摄影方式选择键和指示灯；
34. 立位摄影架滤线栅摄影方式选择键和指示灯；
35. 摄影床滤线栅摄影方式选择键和指示灯；
36. 普通摄影方式选择键和指示灯；
37. IBS 选择键和指示灯；
38. 诊视床选择键和指示灯。

图 3-60 控制台操作显示板示意图

2. 操作方法

（1）透视

1）开机：合上电源闸，将控制台操作显示板上的开机键按下，电源接触器 JC0 得电吸合，其常开触点闭合使该机得电。

2）技术选择：按下主床技术选择键，选择主床（Ⅰ台）工作。

3）选择透视 kV：调节透视管电压调节钮 F.kV，使透视 kV 显示为所需的数值。调节透视管电流 F.mA 旋钮至最低。

4）透视：踩下透视脚闸或按下透视键，黄色曝光指示灯燃亮，开始进行透视，调节透视管电流调节钮至所需的透视 mA 值，松开脚闸或透视键就可以停止透视。

5）影像亮度调节：透视过程中可以调节透视管电压 F.kV 调节旋钮和透视管电流 F.mA 旋钮，改变荧光屏上的图像亮度。再次透视时透视条件保持不变。增加透视管电压可以提高荧光屏的图像亮度，适当增加透视管电流可以提高显示图像的分辨力和信噪比，但增加透视管电压和透视管电流会增加病人接受的 X 线剂量。

6）透视自动限时：5min 累积透视自动限时，透视开始 1s 后，在面板的 s/100 窗口显示 1，按每秒增加 1 个数的方式递增。当面板上的透视计时数值变为 270（4.5min）时，计算机开始发出蜂鸣报警信号，提示操作人员透视限时时间还有 30s，当面板上的透视计时数值变为 300（5min）时，程序自动关闭透视，此时即使踩下透视脚闸或按着透视键也不能进行透视了。在透视过程中按透视复位键透视计时清零，可重新开始 5min 累积透视自动限时。

10min 连续透视自动限时，在透视过程中抬起脚闸或松开透视按键，10min 透视计时清零，当连续透视达到 10min 后，自动关闭透视。此时抬起脚闸开关或松开透视按键，10min 连续透视限时电路自动清零。再次踩下透视脚闸或透视键透视继续进行，10min 连续透视计时重新开始。

7）IBS 系统:IBS 系统可使透视图像亮度自动保持稳定。

a. 自动亮度控制方式选择:在控制台面板上选择主床后,再按下 IBS 键,即可选定当前的透视方式为自动亮度控制方式。再次按下主床技术选择键即可返回手动透视方式,此时 IBS 键指示灯灭。

b. 透视:按下透视键即可透视。此时的透视 kV 由 IBS 系统自动控制,面板上的透视 kV 旋钮失去作用。

（2）点片摄影:透视时一旦发现病灶,可对病灶及其周边组织进行点片摄影,以便将透视时观察到的图像保存下来。即点片摄影是在透视的基础上进行的。

1）选择 kV 和曝光时间:在控制台面板上选定点片摄影 kV 值和曝光时间,程序将点片摄影管电流固定在 300mA。

2）选分割方式:将暗盒置于暗盒夹内,选定胶片的分割方式(具体操作参看诊视床说明书)。

3）透视过程中的点片操作:踩下透视脚闸,确定照射部位,按下诊视床遥控操作板上的点片摄影键,暗盒开始向曝光位移动,灯丝升温和旋转阳极启动,准备指示灯开始燃亮,当暗盒到达摄影位置,灯丝升温和旋转阳极启动完成后,曝光准备完毕绿色指示灯燃亮,开始进行点片曝光,同时黄色曝光指示灯燃亮,当达到曝光限时后,高压被切断,曝光终止(具体操作参看诊视床说明书)。

（3）普通摄影

1）技术选择:将控制台面板上的开机按键按下,在操作台上选择普通摄影技术选择键,该机即切换到副床(Ⅱ台)普通摄影工作方式。

2）准备:做好投照前的一切准备。例如,摆体位、选择摄影条件等。各体位摄影曝光条件存储在单片机中,可随时调用,并可根据具体情况进行修改。

3）预备:按下手闸Ⅰ挡,灯丝开始加热。旋转阳极启动。1.2s 后可曝光。

4）曝光:待曝光准备完毕绿色指示灯点亮后,按下手闸Ⅱ挡时行曝光,同时黄色曝光指示灯燃亮,达到预选的曝光时间时,程序使该机自动切断高压,曝光完毕。

（4）摄影床滤线器摄影

1）技术选择:开机,在控制台面板上按一下滤线器摄影技术选择键,该机切换到副床(摄影床)滤线器摄影方式。

2）其他步骤:其他操作步骤同普通摄影。

（5）立式摄影

1）技术选择:开机,在控制台面板上按一下立式摄影架滤线器摄影技术选择键,该机切换到立式摄影工作方式。

2）其他步骤:其他操作步骤同普通摄影。

（6）体层摄影

1）技术选择:开机,在控制台面板上按一下体层摄影技术选择键,选择体层摄影工作方式。

2）选择摄影 kV 和摄影 mA:设定摄影管电压和管电流,软件自动将曝光时间设定在 2s。

3）选择曝光角度和体层高度:在体层摄影控制盒选择曝光角度和体层高度。

4）曝光:按下手闸Ⅱ挡,支柱开始运动,当达到曝光角时开始曝光,当曝光结束时,支柱运动也将停止,直线体层摄影即可完成。

（7）程序摄影

1）开机、技术选择:开机并将机器的工作方式切换到普通摄影或滤线器摄影方式。

2）选体型、部位和正侧位:根据病人体型,按动"体型"键选择胖、中、瘦体型,按动体位加减键来选择体位和摄影方向(正位和侧位)。

3）存储与恢复:本机出厂时设定有 30 个体位 90 组摄影参数值,用户也可根据使用胶片和暗室情况设定合适的曝光条件,再按下"存储"键将设定值存储下来,下次开机使用时同样有效。若需恢复出厂时的程序摄影参数设置,其方法是

a. 设置:在关机状态下,将 CPU 板上的 $SW_{1,2}$ 拨到"ON"位置。

b. 恢复:开机,约 1min,CPU 板上的蜂鸣器鸣叫,程序摄影参数恢复完成。

c. 复位:将 CPU 板上的 $SW_{1,2}$ 拨回"OFF"位置。

d. 其他步骤:其他步骤同普通摄影。

二、安装与调试

(一)注意事项

在机器安装调整过程中,必须严格按原厂家提供的接线图、电路图及其他相关要求进行电路接线;所有组件的金属外壳(如控制台、高压变压器组件、X 线管组件、摄影床、诊视床等)都必须接地,且保证接地电阻不大于 4Ω;高压电缆和高压硅堆安装前必须用乙醚或四氯化碳清洁干净;高压电缆插头连接时应涂敷无酸、无水凡士林或硅脂,阴极或阳极高压电缆不可以接错。

(二)通电调试

1. 空载调试

(1)拆除高压初级的 V_1 端子的连接线,并防止该引线与其他机件接触。

(2)将微机板(8#)的拨码开关 SW_1 的 S_6 开关撤至"ON"位。

(3)检查无误后,如供电电源电压正常后,可开机进行空载调试。

(4)检查面板显示和各功能键是否正常。

(5)一切正常后,选择普通摄影方式,按手闸进行模拟曝光。

(6)选择其他摄影方式,进行模拟曝光。

(7)在上述操作过程中,如机器无故障显示,说明空载调试正常。之后,将 S_6 拨回"OFF"位。

(8)如有故障显示,对照故障代码表分析故障发生在何处,并加以修理和更换。

(9)配有 X-TV 时,微机板上 SW_2 开关上的 S_1 拨至"ON"位,S_2 拨至"OFF"位。

2. 负载调试　当 X 线管停止使用超过一个月时,应对 X 线管组件进行训练,否则将造成主电路或 X 线管的损坏。

(1)Ⅰ台 X 线管训练:①接好 V_1 端子接线,开机。②将工作参数选择为最低值。③接下透视键,使管电流在 1mA;之后,管电压从 50kV 开始,以 10kV 为一步,每步持续透视 2min,直至最高透视管电压 110kV。④当发现管电流不稳定时,应立即降低管电压,直至稳定为止。在这个电压下停留数分钟,再重新按第③步增加管电压,直至最高值。⑤关机。

(2)Ⅱ台 X 线管训练:①将控制台至油箱线中的 01、02 端子接线对调。②按Ⅰ台 X 线管训练方法训练Ⅱ台 X 线管。③训练完毕,应恢复相应端子接线,否则将造成 X 线管、高压组件及主电路的损坏。

(3)训练完毕:X 线管训练完毕后,将微机板上的拨码开关 SW_1 的 S_4 拨至 ON 位,进行 mA 调整。

(4)管电流调整:将管电压、曝光时间固定在 70kV、0.1s。

1)摄影 mA 调整:①Ⅰ台 300mA,调灯丝板电位器 R_{55},mA 窗口显示 47;②Ⅱ台 100mA,调灯丝板电位器 R_{50},mA 窗口显示 76;③Ⅱ台 300mA,调灯丝板电位器 R_{51},mA 窗口显示 47;④Ⅱ台 400mA,调灯丝板电位器 R_{52},mA 窗口显示 63;⑤Ⅱ台 500mA,调灯丝板电位器 R_{53},mA 窗口显示 78。

2)透视 mA 调整:调灯丝板电位器 R_{54}。

(5)调整完毕:管电流调整完毕后,将微机板上的 SW_1-S_4 拨至"OFF"位,以后曝光将不显示实发 mA 值。

(6)X-TV 调整:在诊断床上放置 10cm 水模,开机,用 1mA 手动透视,调整透视 kV,使显示器显示的影像亮度最佳;再调节微机板上电位器 VR_2,使 VR_2 与 R_{13} 串联点上电压为 2V;切换到自动亮度透视,将水模厚度变换到 20cm,此时,显示器显示的影像亮度应保持不变。

(7)相关判断:上述操作过程中,如机器无任何故障显示,则认为机器负载工作正常;如有故障,应对照故障代码表分析故障发生原因及部位,并及时排除故障。部分故障代码见表 3-2。

表 3-2　机器一般故障代码表

故障代码	故障	故障代码	故障
Err1	电源波动超过规定范围(±10%)	Err11	曝光过程中 mA 过低
Err2	电源检测回路异常	Err12	曝光结束后 12s 内手闸未释放
Err3	同步信号异常(非 50Hz 或 60Hz)	Err13	高压初级异常(H. T. RET)
Err4	阳极启动异常	Err14	没有手闸Ⅱ档信号,但出现 X 线(高压初级有电)
Err5	灯丝增温异常	Err15	第一套限时失灵(8253 同步计数异常)
Err6	在规定的时间(12s)内未检测到手闸Ⅱ档信号	Err17	透视时 kV 超过最大值
Err7	体层返回口无信号	Err18	没有透视初级电压
Err8	滤线器返回口无信号	Err21	透视 kV 滑轮调整异常
Err9	曝光时手闸提前释放	Err22	电源滑轮调整异常
Err10	曝光过程中 mA 过高	Err23	摄影 kV 滑轮调整异常

第四节　高频 X 线机

工频 X 线机的高压整流形式分为单相和三相,单相整流输出的管电压是脉动直流,致使曝光参量的准确性和重复性差,X 线剂量不稳定,软射线成分多;三相整流输出的管电压虽然较单相整流平稳,但高压发生装置体积与重量庞大、对供电电源要求高,参数控制的自动化程度低。随着电力电子技术的快速发展,大功率逆变技术应用到了 X 线机中,研制出了逆变 X 线机,使高压电源频率由工频(50或 60Hz)提高到中频(400Hz～20kHz)、甚至高频(20kHz 以上)。

一、主要特点和工作原理

(一)主要特点

1. 皮肤剂量低　高频 X 线机高压发生器输出的高压波形近似于恒定直流,脉动率非常低,波纹系数<±5%,输出 X 线的单色性和高能性大幅提高,可有效降低病人的皮肤剂量。

2. 成像质量高　从 X 射线成像原理可知,连续线谱的 X 射线,物质对其吸收不遵守指数规律,射线通过物质以后,不仅有光子数量的减少,而且还有光子能量的变化,成像质量较差。而单能窄束 X 射线,物质对其吸收遵守指数规律,射线透过物质以后,只有光子数量的减少,没有光子能量的变化,这对提高成像质量十分有利。

3. 输出剂量大　因高频 X 线机属恒定直流曝光,故在胶片获得同样黑化度的情况下,高频 X 线机所需的 mAs 值仅是工频 X 线机的 60%。例如使用 50Hz 交流电源供电的单相全波整流工频 X 线机,一个高压脉冲的持续时间为 10ms,大于 0.707 倍峰值的持续时间约为 5ms,而高频 X 线机属恒定直流曝光,10ms 的剂量就相当于上述工频 X 线机曝光 20ms 的剂量。如果曝光时间相同,高频 X 线机使用300mA 提供的 X 射线剂量与上述工频 X 线机 500mA 提供的 X 射线剂量基本相同。

4. 可进行实时控制　高频 X 线机在曝光过程中可对 kV 和 mA 进行实时控制,其 kV 通常由直流逆变器输出脉冲的频率(宽度)来调节,逆变器输出频率不仅受 kV 设定值控制,同时还受 kV 检测信号控制,在曝光过程中,输出频率可根据检测信号与设定值比较的结果进行迅速地调整跟踪,以确保 kV实际值等于设定值。而工频 X 线机的 kV 则由自耦变压器调节,虽然在曝光前可以进行补偿,但曝光一旦开始,为防止碳轮移动产生电弧,同时由于曝光时间短,碳轮驱动系统的机械惯性跟不上电信号的变化,碳轮将处于静状态,这时由于电源电压波动或其他因素造成的输出高压变化便无法补偿,所以 kV 实际值与预示值偏差较大。

同理,高频 X 线机的 mA 通常由直流逆变器输出脉冲的宽度来调节,逆变器输出的脉宽不仅受

mA 设定值控制,同时还受灯丝加热或 mA 检测信号控制,在曝光过程中,输出脉宽可根据检测信号与设定值比较的结果进行迅速地调整跟踪,以确保 mA 实际值等于设定值。而工频 X 线机的 mA 调节电路则需要设置稳压电源,同时由于空间电荷效应的影响,灯丝加热电路还要对空间电荷进行补偿,尽管采取很多措施,mA 实际值与设定值仍有较大误差。

另外,实时控制可以使 X 线机曝光参量的重复性大大提高。因为高频 X 线机的设定电路和检测电路可以做得很精确,所以不论影响 kV 和 mA 的因素有多少,只要其变化幅度在某一允许范围内,每次曝光输出量都可以保持基本一致,而工频 X 线机很难做到这一点。

5. 高压变压器的体积小、重量轻 根据变压器的工作原理,变压器初级绕组的匝数和铁芯截面积的乘积,与初级电压和电源频率之间的关系为

$$NS = E/4.44fB$$

式中:N 为初级匝数;S 为铁芯截面积;E 为初级电压;f 为工作频率;B 为磁通密度。由于 f 越大,NS 就越小,因此高频高压发生器比工频高压发生器的体积和重量要小得多,这一优点对生产便携式和移动式 X 线机非常有利。采用直流逆变技术的便携式和移动式 X 线机在 X 射线输出剂量和线质上,在操作轻便灵活上,在对电源适应能力上,在安全与美观上与工频 X 线机相比都具有无可比拟的优越性。

6. 可实现超短时曝光 X 线机能否超短时曝光取决于高压波形的上升沿,高频 X 线机高压波形上升沿很陡,一般是十几至几十微秒,所以最短曝光时间可达 1ms。工频 X 线机的高压波形按正弦波变化,上升沿缓慢,比如使用 50Hz 交流电源供电的单相全波整流工频 X 线机,因为高压次级波形一个脉冲是 10ms,而有效电压只占 5ms,所以此类 X 线机的最短曝光时间应大于 3ms。

7. 便于智能化 高频 X 线机使用计算机对整机进行控制和管理,并且这一控制和管理方式与程控 X 线机相比有着显著的不同。计算机的应用将高频 X 线机的各种性能提高到一个崭新的水平,比如降落负载、曝光限时、故障报警、实时控制、数据存储、自动处理等,这些都为 X 线机的数字化和智能化创造了必要条件。

高频 X 线机和工频 X 线机性能对比如表 3-3 所示。

表 3-3　高频 X 线机和工频 X 线机性能对比

项目	高频机	工频机	项目	高频机	工频机
线谱	窄	宽	波形	近似直流	1~12 脉冲
稳定性	随调稳定	预调不稳定	可控性	实时	预置
有效成分	高	低中	皮肤剂量	中	大
重复性	≤0.02	≤0.05	体积重量	小	大
管电压	<±5%	<±10%	设计要求	高	中
mAs 值	<±10%	<±20%	材料要求	高	一般
短时曝光	1ms	3ms	适用范围	全型号	大中型

(二)工作原理

高频 X 线机的电路构成如图 3-61 所示,它主要由主电路(工频电源→整流滤波电路→主逆变和灯丝逆变→高压变压器)、功率控制电路(主逆变触发控制、灯丝逆变触发控制)、阳极启动电路、键盘及显示电路、接口电路等其他控制电路和计算机系统等构成。

工频电源 V_0 经整流、滤波、后变为 540V 左右的直流高压 V_1,此电压经主逆变电路变成频率为几十千赫兹的高频电压 V_2,该高频电源送高压变压器初级,次级所获得的交流高频电压经倍压整流变成恒直流高压 V_3,给 X 线管提供管电压。管电压的控制一般采用脉宽调制(pulse width modulation,PWM)方式,或采用脉冲频率调制(pulse frequency modulation,PFM)方式。灯丝加热也采用类似的方法,工频电源 V_0 经过整流、滤波、调整后输出直流电压 V_4,逆变后成为几千或几十千赫兹的高频电压

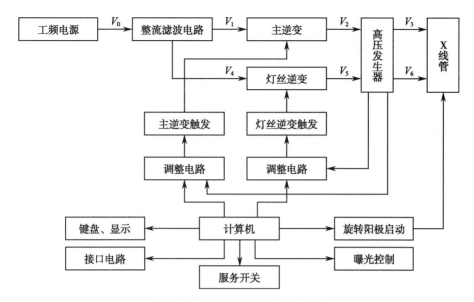

图 3-61　高频 X 线机的电路构成

V_5,该电压送灯丝变压器初级,次级输出作为 X 线管的灯丝加热电压 V_6。管电流的控制一般也采用 PWM 调制方式。下面主要介绍 PWM 调制方式。

计算机控制电路是整个高频 X 线机的核心,其主要作用是通过读、写数据并发出指令来协调整机电路按预定的程序工作。它一般由单片机和外围电路组成。主逆变触发和灯丝逆变触发大多采用闭环控制模式,在曝光过程中,kV 和 mA 检测信号或灯丝检测信号与曝光参量设定值实时进行比较,比较信号不断跟踪调整主逆变触发脉冲的宽度和灯丝逆变触发脉冲的宽度,从而实时调整 kV 和 mA。通过服务开关可以设置 X 线管、主机以及主机外围设备的一些参数,同时还可以调用服务程序完成比如模拟曝光、显示实际 kV 和 mA 值、显示 X 线管热容量等多种功能。键盘操作、数码或液晶显示、曝光操作以及 X 线管阳极启动等都由计算机系统控制和管理。若配以相应的设备,高频 X 线机还可实现自动亮度控制(automatic brightness control,ABC)和自动曝光控制(automatic exposure control,AEC),多数还包括较完善的故障检测及保护,故障显示等电路。

二、直流逆变电源

直流逆变电源或称高频电源,是高频 X 线机的重要组成部分,是高频 X 线机区别于工频 X 线机的标识性电路,它主要由直流电源、直流逆变和逆变控制等三部分构成。

(一)直流电源

直流电源是直流逆变的工作电源。小型高频 X 线机可直接用蓄电池供电,或由 220V 单相交流电源经整流后转换为直流电源供电。15kW 以下的高频 X 线机一般使用 220V 单相交流电源,经桥式整流或倍压整流后转换成直流电源供电;15kW 以上的高频 X 线机多采用 380V 三相交流电源,经三相桥式整流、滤波后转换成直流电源供电。

如图 3-62 所示的直流电源,由 380V 三相交流电源经整流、大容量电容 C_1、C_2、C_3、C_4 滤波后提供,

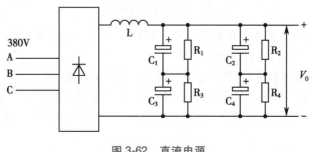

图 3-62　直流电源

电容两端输出电压 V_0 为约 540V。由于大容量电容的耐压值一般都在 500V 以下,为提高电容耐压值,保证其在 540V 电压下可靠工作,一般采用两个电容串联使用。

（二）桥式逆变

将直流电变换为交流电的过程称为直流逆变。直流逆变的方法通常有桥式逆变、半桥式逆变和单端逆变三种。桥式逆变的应用最为普遍,其逆变工作原理如图 3-63 所示。

图中 $K_1 \sim K_4$ 为电子开关,Z 为负载阻抗。本电路的基本特点是适当控制四只电子开关的动作来实现直流到交流的变换。若电路上能确保四只电子开关按以下顺序开闭,则在负载 Z 上的电压波形就为正、负交替的矩形波,如图 3-64 所示。

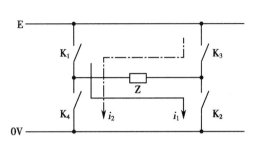

图 3-63 桥式逆变工作原理图

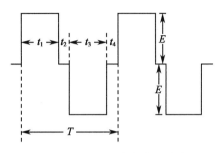

图 3-64 桥式逆变在负载上的波形

时间 t_1:K_1、K_2 闭合,K_3、K_4 断开,电流为 i_1,Z 上电压为 E。

时间 t_2:K_1、K_2 断开,K_3、K_4 断开,电流为 0,Z 上电压为 0。

时间 t_3:K_3、K_4 闭合,K_1、K_2 断开,电流为 i_2,Z 上电压为 -E。

时间 t_4:K_3、K_4 断开,K_1、K_2 断开,电流为 0,Z 上电压为 0。

$t_1 \sim t_4$ 为一个周期 T,然后周而复始,如果周期 T 适当的话,就可以输出正负交替的矩形波。

高频 X 线机的高压逆变通常采用 RLC 串联谐振的桥式逆变器,逆变器的实际振荡电路如图 3-65 所示。

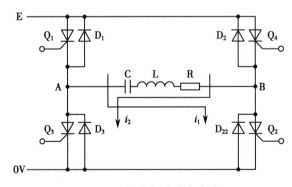

图 3-65 RLC 桥式逆变电路

RLC 串联谐振电路的固有振荡频率 f_n 为

$$f_n = \frac{1}{2\pi}\sqrt{\frac{1}{LC} \pm \left(\frac{R}{2L}\right)^2}$$

当 RLC 固有振荡频率 f_n 等于可控硅触发脉冲频率 f_g 时,通过负载的电流波形如图 3-66（2）所示,A、B 两端的电压波形如图 3-66（3）实线所示。

$T_0 \sim T_1$ 时间:Q_1、Q_2 被触发导通,直流电源 E 迅速向电容 C 充电,充电电流 i_1 上升很快。随着 V_C 的增加,i_1 上升速度减慢,达到最大值后其值开始减小。由于电感的作用,i_1 只能逐渐衰减而不能立即减小到零,但电容 C 的电压仍继续上升。在 T_1 时刻电容 C 上充得的电压 $V_C > E$,Q_1、Q_2 自行关断,i_1 降到零。

$T_1 \sim T_2$ 时间:由于 $V_C > E$,所以 V_C 通过二极管 D_1、直流电源 E、二极管 D_2、RLC 电路形成放电回路

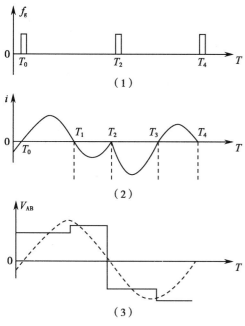

图 3-66　$f_g = f_n$ 时的电流及电压波形

且放电电流为 i_2。由于电阻 R 的消耗,放电电流小于正向充电电流。在 T_2 时刻电容 C 放电完毕,i_2 降到零。$T_1 \sim T_2$ 期间,由于 D_1、D_2 管压降反相作用,Q_1、Q_2 一直处于截止状态。

$T_2 \sim T_3$ 时间:Q_3、Q_4 被触发导通,直流电源 E 通过 Q_3、Q_4、RLC 对电容 C 反相充电,充电电流为 i_2。在 T_3 时刻电容 C 上充得的电压 $V_C > E$,此时 Q_3、Q_4 截止。

$T_3 \sim T_4$ 时间:由于 $V_C > E$,V_C 通过二极管 D_4、直流电源 E、二极管 D_3、RLC 电路形成放电回路,放电电流为 i_1。$T_3 \sim T_4$ 期间,由于 D_3、D_4 的管压降反相作用,Q_3、Q_4 一直处于截止状态。

$T_0 \sim T_4$ 形成了一个完整的振荡周期,以后重复以上过程,在高压变压器初级即可得到输出频率与逆变桥触发频率相同的高频电压。一般来讲,高频逆变电源的频率越高,经整流滤波后形成直流电压的波纹系数就越小。逆变的极限频率主要受到电子开关元件关断时间的限制,如果超过了这个极限频率就会出现前一组电子开关还未关断后一组就已经接通的情况,发生逆变短路故障。目前,许多电子开关元件的开关频率已经达到 40~100kHz,足以满足逆变桥对逆变频率的要求。

在桥式逆变电路的实际应用中,电子开关可由晶体管、晶闸管、场效应管和 IGBT 等器件构成,但以晶闸管元件和场效应管最为常见,在电子开关的选用上,输出功率较大的逆变器一般都选用晶闸管或 IGBT 器件元件,比如国产高频 X 线机的主逆变电路;而输出功率较小的逆变器一般都选用场效应管,比如国产高频 X 线机的灯丝逆变电路。下面简单介绍两个桥式逆变电路在高频 X 线机中的应用。

1. IGBT 逆变电路　HF-50R 型 X 线机主逆变采用 IGBT 开关元件,其逆变频率为 25kHz。主逆变如图 3-67 所示,补偿电容 C、电感 L 及高压变压器初级线圈形成串联式振荡电路;两个智能功率模块（intelligent power modules,IPM）构成逆变桥的两个桥臂。每个 IPM 模块将两个 IGBT、续流二极管、控制与驱动电路、短路保护、过流保护和过热保护电路等自诊断电路封装在一起,并且具有报警输出功能。当出现上述保护动作时 IPM 模块可向单片机输出报警信号。因此 IPM 模块具有高频化、智能化、高可靠性等优点,此优点使电路设计简单、维护方便。

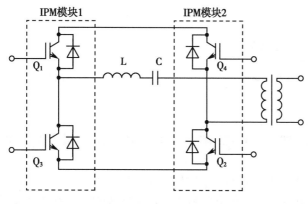

图 3-67　IGBT 主逆变电路

2. 场效应管逆变电路　HF-50R 型 X 线机灯丝逆变采用场效应管开关元件,其逆变桥如图 3-68 所示,它由 4 只 N 沟道绝缘栅场效管 $Q_1 \sim Q_4$ 构成。灯丝逆变频率为 10kHz。

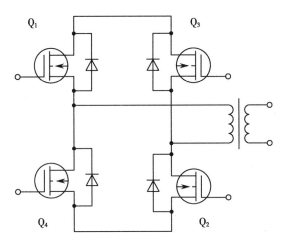

图3-68 场效应管灯丝逆变电路

三、高频X线机实例

HF50R型X线机是我国自行研制生产的高频X线机,本机与X线管组件、摄影床、胸片架等装置配套,适用于医疗单位对病人进行X射线检查。

(一)组成及特点

本机主要由控制台、高压发生器和X线管装置组成,且控制台与高压发生器分开,整体结构轻巧美观。控制台外形如图3-69所示,高压发生器外形如图3-70所示。高压发生器工作频率为高频,具有管电压波形稳定、曝光时间短、病人剂量低、精度高等优点;采用微处理器控制,大大提高了曝光的重复性,具有自诊断、报警、报错和自保护等功能;故障时提供相应错误代码,减少了排错时间,使设备维修快捷方便。

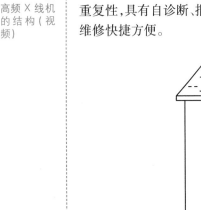

图3-69 控制台外形图

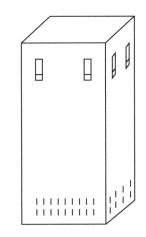

图3-70 高压发生器外形图

(二)主要技术参数

1. 电源 三相电源:380V±38V;电源频率:50Hz±1Hz;电源容量:55kVA;电源内阻:小于0.3Ω;保护接地电阻:小于4Ω。

2. 最大输出 最高输出电压:150kV;输出最高管电压时的最大管电流:320mA;最大输出功率:100kV、50mAs(500mA,100ms)时大焦点的最大输出功率为50kW;标称功率:100kV、50mAs(500mA,100ms)时大焦点的最大输出功率为50kW,150kV、50mAs(500mA,100ms)时小焦点的标称功率为15kW;最大管电流:500mA。

X线管焦点尺寸:小焦点0.6mm×0.6mm;大焦点1.2mm×1.2mm;摄影管电压调节范围:40～150kV,最小可调节间隔应不大于1kV。

3. 摄影管电流调节范围

（1）大焦点：125、160、200、250、320、400、500mA，共分 7 档。

（2）小焦点：25、32、40、50、63、80、100mA，共分 7 档。

4. 曝光时间选择　5、6.3、8、10、12.5、16、20、25、32、40、50、63、80、100、125、160、200、250、320、400、500、630、800、1 000、1 250ms、1 600、2 000、2 500、3 200、4 000、5 000ms，共分 31 档。

5. mAs 选择　0.5、0.63、0.8、1.0、1.25、1.6、2.0、2.5、3.2、4.0、5.0、6.3、8.0、10、12.5、16、20、25、32、40、50、63、80、100、125、160、200、250、320、400、500mAs，共分 31 挡。

（三）操作面板按键功能

控制台操作面板如图 3-71 所示。面板左下方设有开、关机按键。面板左边为几个选择按键，从上到下分别为摄影方式选择、探测野选择、屏速选择、密度选择、复位等。面板中央为液晶显示屏，用于 X 线机工作状态及 kV、mA、mAs、ms 等曝光参数等的显示。面板右边是曝光参数设置键，从上到下分别是 kV+、kV-；mA+、mA-；mAs+、mAs-；ms+、ms-键。面板下方是体型选择、摄影部位和体位选择按键。体型有胖、中、瘦；摄影部位有腰椎、胸腔、颈部、头颅、盆腔、上肢、膝盖、脚踝等；体位分正位和侧位；另外还有器官程序摄影曝光参数存储键。下面简单介绍几个主要按键的功能：

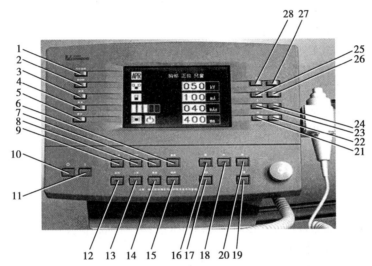

1. 方式选择；2. 探测野；3. 屏速；4. 密度；5. 复位；6. 腰椎；7. 胸腔；8. 颈部；9. 头颅；10. 关机键；11. 开机键；12. 盆腔；13. 上肢；14. 膝盖；15. 脚踝；16. 瘦；17. 侧位；18. 中；19. 存储；20. 胖；21. ms+；22. ms-；23. mAs+；24. mAs-；25. mA+；26. mA-；27. kV+；28. kV-。

图 3-71　控制台操作面板

1. 方式选择键　主要包括普通摄影方式、摄影床自动曝光摄影方式（AEC1）或立式摄影架自动曝光摄影方式（AEC2）、器官程序摄影（APR）方式等。

2. 探测野选择键　AEC1 或 AEC2 方式时，探测野分中间野、左右野、全野三种组合。

3. 屏速选择键　AEC1 或 AEC2 方式时，屏速有高、中、低三档。

4. 密度选择键　AEC1 或 AEC2 方式时，胶片密度的调整有 -2、-1、0、+1、+2 五档。

5. 曝光参数设定键　按下 kV+、kV-；mA+、mA-；mAs+、mAs-；ms+、ms-键，可增加或减少 kV、mA、mAs、ms 的设定值。

6. 存储键　在器官程序摄影工作方式下，当程序设定的参数不能满足摄影要求时，通过操作 kV、mA、mAs、ms 等设置键，可修改对应设定值，按存储键，新设定的曝光参数被保存。

其他按键的功能简单易懂，不再详述。

（四）使用方法

接通电源，按下控制台上的开机按键，控制台屏幕依次显示"系统自检，请稍后"字样，如上位机和下位机通讯正常，此画面等待大约 5s；如果通讯异常，程序自检过程中会显示错误代码。系统自检完毕后，进入操作界面。

1. 普通摄影

（1）选择普通摄影方式。

（2）操作按键 21～28，对应的 kV、mA、mAs、ms 设定值增加或减少。

（3）按手闸 I 档，约 1.8s 后听到准备完毕后的蜂鸣器"嘀嘀嘀"的信号后，按下手闸 II 档进行曝光。

（4）曝光结束后松开手闸。

2. 器官程序摄影

（1）选择器官程序摄影方式。

（2）作投照方向选择、体形选择、摄影部位选择。

（3）核实部位曝光参数。如曝光参数不能满足要求，可进行修改和存储。

（4）按普通摄影方式要求曝光。

3. 自动亮度摄影

（1）选择自动亮度摄影方式。

（2）操作视野选择键确定电离室的工作探头。

（3）根据使用的片盒，操作胶片/增感屏选择键。

（4）操作胶片亮度选择键选择胶片的黑度。

（5）根据摄影部位设定曝光参数。

（6）按普通摄影方式要求曝光。

四、闭环控制原理

高频 X 线机采用闭环控制技术，来消除管电压和管电流输出值与设定值之间的偏差，提高曝光参数的准确性。下面以 HF50R 型高频 X 线机为例，以单片机 TL594 和管电压调整电路为切入点，分析闭环控制原理。

（一）单片机 TL594 管脚分布及功能

TL594 是为开关电源控制电路设计的一种能够提供频率固定、脉宽可调的集成芯片。如图 3-72 所示，它由 2 个误差放大器（error amp）、死区比较器（deadtime comparator）、振荡器（oscillator）、基准电压稳压电路（reference regulator）、脉宽调制比较器（PWM comparator）以及相关的输出电路组成。

TL594 管脚分布及功能如下：

1 和 2 脚：第一组误差放大器的同相、反相输入端，电压范围为 -0.3～-2.0V。

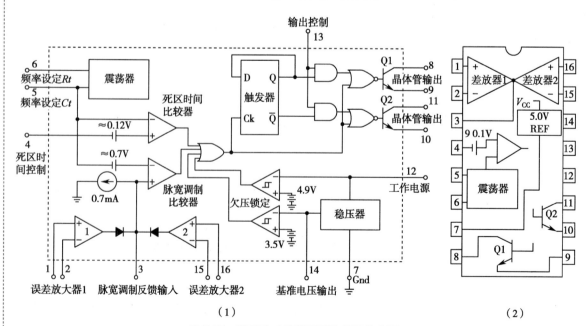

（1）

（2）

图 3-72 TL594 功能逻辑图和管脚分布图

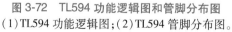
（1）TL594 功能逻辑图；（2）TL594 管脚分布图。

3 脚:2 组误差放大器的输出端或反馈端。

4 脚:死区时间控制,0.3~5.3V 有效。

5 脚(CT)、6 脚(RT):振荡器的频率设置端,其频率为 fosc = 1.1/RtCt。

7 脚:GND。

8 和 9 脚、10 和 11 脚:2 组三极管输出端,其中 8、11 脚是集电极,最高工作电压为 42V;9、10 脚是发射极,单独工作时最高工作电流为 500mA。

12 脚:电源 Vcc,工作电压为 7~40V。

13 脚:工作方式选择端,参考输入工作电压≤5.3V,当 13 脚输入高电平(=Vref)时,则 2 组三极管为推挽式输出;当输入低电平时(≤0.4V),则 2 组三极管为同步输出。

14 脚:5V 参考电源。

15 和 16 脚:第二组误差放大器的同相、反相输入端,电压范围为-0.3~-2.0V。

(二) 管电压调整分析

HF50R 型高频 X 线机管电压调整电路的核心器件是单片机 TL594。它通过对管电压的设定值和采样值(输出值)进行比较来调整脉宽,以固定频率(25kHz)输出方波,并根据脉冲的宽窄来调整管电压的大小。

如图 3-73 所示,TL594 在 HF50R 型高频 X 线机中采用 12V 供电。6 脚、5 脚为振荡器频率设置端,通过微调 RV1 将本机的振荡频率调节到 25kHz。2 脚为来自 CPU 的管电压设定值,1 脚为来自高压发生器的实际管电压采样值。设定值和采样值 1V 对应 33kV。15 脚输入固定电压 2.5V。16 脚在本机中实际起 TL594 低电平使能(enable/disable)的开关作用,它接收分别来自 CPU 的使能信号和管电压过载保护信号。3 脚经电容 C5 与 2 脚形成具有微分效应的负反馈。13 脚与 14 脚参考电源相连,使 9 脚和 10 脚为推挽式脉冲输出。8 脚和 11 脚接 12V 电源,决定了脉冲幅值为 12V。

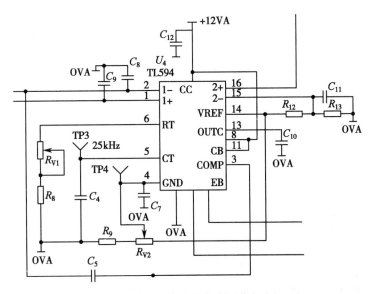

图 3-73 TL594 管电压调节电路

HF50R 型高频 X 线机管电压调节是通过控制 IPM 模块导通时间长短来实现的。导通时间长,高压变压器初级电压高,实际管电压上升;导通时间短,高压变压器初级电压低,实际管电压下降。而 IPM 模块的导通时间是由 TL594 输出脉冲占空比来控制的。

开机后,CPU 首先送来 5V 高电平给 16 脚,大于 15 脚的 2.5V,使差动放大器 2 输出高电平,继而锁定了脉冲输出。当按下手闸二挡以后,CPU 给 16 脚送来低电平使能信号,TL594 开始工作。此时,脉宽由 2 脚设定值和 1 脚采样值比较而定。当采样值低于设定值时,脉冲以 4 脚死区电压所限制的最大脉宽输出,4 脚死区电压由电阻器 RV2 决定,出厂时已设置好。当采样值高于设定值时,差动放大器 1 将输出二者差值,差值越大,控制信号电平越高,该信号与振荡器输出的锯齿波电压比较,当锯齿波电压高于控制信号时,9 脚和 10 脚按锯齿波频率的 1/2 输出,脉宽由每周期锯齿波电压高于控制信号时间决定。控制信号电平越高,输出脉宽越窄。

由以上分析可知,TL594 完成这样一种功能:当采样值低于设定值时,输出脉宽增加,提升管电压;当采样值高于设定值时,输出脉宽变窄,下调管电压。这样,设定值与采样值通过闭环反馈,使管电压实际值(采样值)与设定值保持一致。

第五节　医用 X 线电视系统

医用 X 线电视系统的结构及各部分的作用(视频)

医用 X 线电视系统也称医用影像增强电视系统,简称 X-TV。X-TV 系统与荧光屏透视系统相比,具有影像亮度高、X 线剂量低、可实时远距离传送、便于数字化等优点,但其影像层次、密度对比度不如荧光屏丰富。

一、基本组成和工作原理

(一)基本组成

X-TV 由 I.I、闭路电视系统、自动亮度控制装置构成。X-TV 的工作受 X 线机控制,其基本构成如图 3-74 所示。

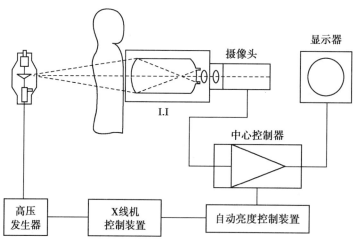

图 3-74　X-TV 基本构成方框图

1. 影像增强器　I.I 是 X-TV 的主要部件,其作用是将不可见的 X 线像转换为可见荧光影像,并将其亮度增强。

2. 摄像机　简称摄像头,是将可见荧光影像转换为视频电信号的装置。它主要由光学镜头、电视摄像管和摄像电路等构成。

3. 中心控制器　对视频电信号进行控制、处理,形成显示器能接收显像的全电视信号。它由视频信号处理、同步机、电源等构成。

4. 显示器　是图像显示器件,主要作用是进行电光变换,显示图像。其实质是一个电视信号接收机,主要由显像管、视频放大器、偏转电路等构成。

5. 自动亮度控制(ABC)装置　ABC 的作用是使显示器显示的图像亮度自动稳定到最佳状态,也称影像亮度稳定(imaging brightness stabilize,IBS)装置。通过 ABC 装置,可实时自动调整 X 线的质或量,以保证对被检者不同部位透视时,显示器上图像亮度稳定、最佳。

(二)工作原理

穿过被检者后的透射 X 线(X 线图像)照射到 I.I 的输入屏上,形成亮度微弱的荧光图像,经 I.I 增强后在输出屏上形成尺寸缩小的、亮度增强的荧光图像。该荧光图像经光学系统传输、校正后,被摄像管摄取,转换为视频电信号。该视频电信号经预放器放大、中心控制器进行信号控制、处理和放大后形成全电视信号,输送到显示器,由显示器将全电视信号转换为可见信号。图 3-75 为 X-TV 的基本工作原理示意图。

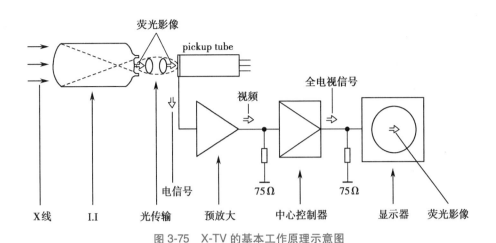

图 3-75 X-TV 的基本工作原理示意图

在 X-TV 工作过程中,存在以下几个转换、传输过程:①I.I 实现 X 线像到可见荧光影像的转换;②光学系统将 I.I 输出屏上的荧光图像经过光路传输,传给摄像管;③由摄像管进行光电转换,将荧光图像转变成视频电信号并经过处理,输出全电视信号;④由电缆线将全电视信号传输给显示器;⑤显示器进行电光转换,将全电视信号转换为可见图像。

二、影像增强器

I.I 能将不可见的 X 线像转换成可见光像,并将图像亮度提高成千上万倍,在明室下可直接观察。I.I 由增强管、壳体和电源三部分组成(图 3-76)。

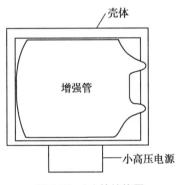

图 3-76 I.I 的结构图

（一）增强管

增强管是 I.I 的核心组件。从外形看,它如同一个大型玻璃管,表面涂有黑色敷物作为光封闭层,管内保持高度真空。管内结构包括输入屏、光电阴极、阳极、栅极、输出屏等(图 3-77)。

1. 输入屏 增强管管内前端有一个面积较大的输入屏,在输入屏面上涂敷着一层荧光粉,能将不可见 X 线图像转换为可见荧光图像,荧光强度与入射 X 线强度成正比。荧光粉层愈厚则亮度愈强,但这会由于光的散射和反射作用使分辨率降低;荧光粉层愈薄则分辨率愈高,但亮度却降低了。为了解决这一矛盾,近年来新型影像增强器采用了原子序数比较高的碘化铯荧光粉输入屏。比起早期采用的硫化锌镉荧光粉,碘化铯荧光粉具有 X 线吸收率很高、荧光效率高、图像分辨率高、与光电阴极光谱匹配好的优点。

2. 光电阴极 紧贴着输入屏的是光电阴极,两者之间有一层很薄的透明层。当输入屏荧光照射到光电阴极时,光电阴极就发出光电子从而形成电子图像,完成光-电变换过程。光电阴极某点发出光电子的数目与可见荧光强度有关。

3. 阳极 也称加速电极,位于输出屏的前方,呈锥筒形,通常约加 25kV 的电压。电子从光电阴极发射出来后,在阳极高压强电场的作用下加速奔向输出屏。

4. 栅极 附在玻璃管壳内壁上,它与光电阴极、阳极等组成静电透镜。由于电子束本身具有散焦的作用,易破坏电子束的运动轨迹,降低图像质量,因此在阴极和阳极之间加装聚焦电极即栅极,它起着对电子束的聚焦作用,使之不失真地射到输出屏上。

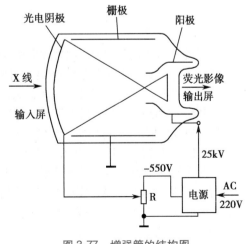

图 3-77 增强管的结构图

5. 输出屏　尾端有面积较小的输出屏,涂有硫化锌镉的输出屏可以把电子图像转换为荧光图像(电致发光),颜色为黄绿色,与人眼敏感的光谱相适应。为了提高输出屏的分辨率,荧光物质颗粒很细,涂敷密度大,涂层薄(约0.05mm)。荧光粉层前面喷镀一层极薄的铝膜,使之与阳极连接。这层铝膜能接收电子图像激发荧光物质时所产生的二次电子,同时防止荧光屏因电子猛烈冲击而产生灼伤的现象,还能防止输出屏的荧光向光电阴极反馈的有害作用。

增强管的价格昂贵,使用中必须注意:①增强管输入屏、输出屏都不允许强X线或强光线照射,否则会缩短其使用寿命;②增强管对强磁场很敏感,应置于外界磁场很小的环境中使用,它的周围不能放置磁性物体。

（二）壳体和电源

1. 壳体　由光电阴极激发出来的光电子,对电磁场极为敏感。为防止电磁场对增强管工作的干扰和X线泄漏,需要采用金属管壳进行电磁屏蔽并吸收X线。壳体材料一般由有内衬铅层和铍膜合金屏蔽层的铝材或铁皮加工而成。为达到满意的屏蔽效果,铍膜合金屏蔽层成型后,要在氢气中作退火处理。

2. 电源　影像增强器所用的电源常称为小高压。不同型号的影像增强器,所使用的电源不同。23cm的单视野增强管,可输出两组电压:①-100～-550V的可调聚焦电压;②+25kV的阳极电压。对小高压的要求:①输出的高压持续、稳定,纹波系数小,以使增强管输出屏上呈现的荧光影像的亮度稳定、噪声小;②聚焦电压稳定且可调,以使增强管有良好的聚焦效果,并可根据不同的增强管,适当调整聚焦电压值。

（三）工作原理

X线穿过人体后,由于被检部位各组织密度、厚度不同,对射线的衰减不同,形成一个强度受密度、厚度调剂的X线图像。该X线图像照射到影像增强器的输入屏上,由输入屏将X线图像转换为亮度微弱的荧光图像。该荧光图像由光电阴极转换为电子像,所释放光电子数目取决于荧光亮度强弱。光电子在阴极和阳极间直流高压及栅极聚焦电位的作用下被聚焦、加速,高速飞向阳极,在输出屏前方形成倒立缩小电子像;最后投射到输出屏上,形成荧光图像。相比较输入屏上的荧光图像,输出屏上荧光图像的亮度增加了成千上万倍。

三、自动亮度控制

在X-TV透视中,I.I输出图像亮度随检查部位改变而变化,致使图像亮度不稳定。为此,X-TV设计了ABC装置。当人体被检部位改变时,自动调节管电压/管电流,使I.I输出图像亮度基本一致,达到自动稳定图像亮度的目的。

（一）种类与结构

ABC根据取样方式和控制方式的不同,可以分为视频信号取样和光电倍增管取样两种类型。利用光电倍增管进行自动亮度控制的取样控制方式现已被淘汰。目前,最常用的取样控制方式是利用视频信号取样进行自动亮度控制。

视频信号取样一般有两种方法:①取整个视窗的亮度平均值;②取视窗中心一定范围的亮度平均值。

图3-78是两种不同范围的亮度视频取样方框图。全视窗取样反映的是图像的平均亮度,它与感兴趣区域的平均亮度有时相差较大,使显示图像的层次变少。而中心取样只要把感兴趣区域放在显示器显示图像的中心,就可以获得感兴趣区域图像的平均亮度,这样显示的图像层次很丰富。

图3-78(2)中的电位器W用于调节取样亮度的基准电平。图3-78(1)的取样范围为整个视窗。视频信号经滤波后取出,把每场的视频信号电平与基准电平比较,比较后的输出送到控制调整装置,经闭环控制使图像亮度稳定在基准亮度范围。图3-78(2)的取样范围为设定范围。该取样的关键是建立一个取样范围,图中设定一个矩形作为取样范围,矩形尺寸可调,水平尺寸通过水平门脉冲宽度调节,垂直尺寸通过垂直门脉冲宽度调节。由门脉冲形成电路控制取样门电路取样,取样信号经滤波后形成直流电平,与基准电平比较后控制调整装置,通过闭环控制使图像稳定在基准亮度范围。

（二）控制方法

1. 自动管电压控制　ABC常采用自动管电压控制方法。它是用ABC取样信号去控制X线机的

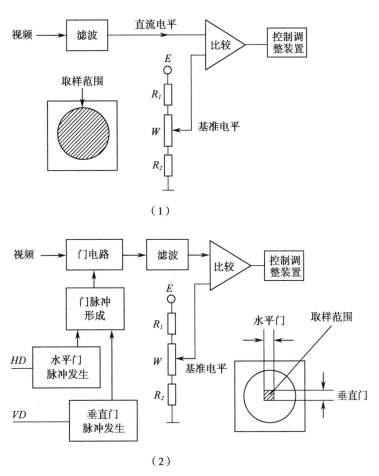

图 3-78 两种不同范围的亮度视频取样方框图
(1)取样范围为整个视窗;(2)取样范围为设定范围。

管电压。因为 X 线机的管电压取决于高压变压器的初级电压,因此只要有效地控制高压变压器的初级电压,就可获得不同的管电压值。如图 3-79 所示自动管电压调整控制电路,是通过伺服电机控制调整自耦变压器的输出,进而调整高压变压器的初级电压,最终获得不同的管电压的。而伺服电机的工作则取决于取样信号和基准信号的比较输出。自动管电压控制具有控制电路简单,效果明显的特点,因此得到了广泛应用。

2. 自动管电流控制 自动管电流控制是用 ABC 取样信号去控制 X 线机的灯丝加热电压,以改变 X 线机的管电流。通过改变可控硅的导通角,来控制灯丝加热变压器的初级电压,从而改变灯丝加热变压器的次级电压,达到自动调整管电流的目的。

3. 自动管电压、管电流双重控制 它吸收了自动管电压控制与自动管电流控制二者的优点。其特点是:当人体被检部位的厚度、密度增加,管电压自动升高的同时,管电流也自动增大。在 X 线透射率提高的同时,X 线也随之增加。这样既丰富了图像的层次,又降低了图像的噪声。这种控制电路,电路结构复杂,成本高,应用并不广泛。

4. 自动光阑控制 自动光阑控制是通过控制进入摄像机的光通量来达到使显示器图像亮度稳定的目的。光阑的大小用伺服电机来控制。由于光圈负载较小,因此可以采用直流伺服小电机驱动光阑。

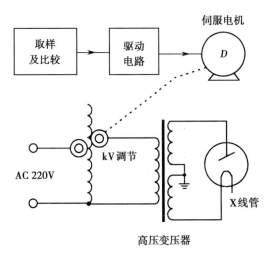

图 3-79 自动管电压调整控制电路

本章小结

　　诊断X线机由X线发生装置和外围装置组成,通常可按照高压电源频率、最大输出功率、结构形式、用途等分为多种类型。

　　胃肠X线机主要用于胃肠透视和点片摄影,也可兼做其他部位透视和摄影,如胸透、胸部摄影及特殊造影等。摄影X线机主要用于人体各部位的X线摄影检查,其机械辅助装置繁多,包括管头支持装置、摄影床、诊视床、滤线器、锁止器、遮线器等。专用X线机是为了临床诊断工作的特殊需要或适应某些专科疾患检查而设计的,并配有各种专用外围装置的一类X线机,在临床常用的有牙科X线机、口腔锥形束CT、乳腺X线机、床边X线机等。

　　诊断用X线机虽然种类繁多,规格不一,但各单元电路的逻辑结构、工作原理和工作程序基本相同。在学习过程中,应重点掌握各电路之间的逻辑控制关系,熟悉整机工作程序的分析方法和分析思路。

　　程控X线机实质上是一种由单片机(微机)控制的工频X线机,由于采用了微机控制技术,使其自动化程度、工作稳定性和可靠性大幅提高,用户操作比较简单、方便。

　　高频X线机高压发生器输出的高压波形近似于恒定直流,可对kV和mA进行实时控制,可实现超短时曝光,可使用计算机对整机进行控制和管理,智能化水平高。

　　医用X线电视系统简称X-TV,与荧光屏透视系统相比,它具有影像亮度高、X线剂量低、可实时远距离传送、便于实现图像数字化等诸多优点。

（王衍子　刘颖辉　杨海峰　岳若蒙　秦志刚）

扫一扫,测一测

思考题

1. 诊断X线机按照结构特点是怎样分类的?
2. 写出滤线器、遮线器、摄影床、立位摄影架的主要作用。
3. 滤线栅主要有哪些规格,使用时应注意哪些事项?
4. 遥控床有哪几种结构形式,各有什么特点?
5. 写出常用的X线机名称。
6. X线机的电路应满足哪些基本要求?
7. 如果电源接触器自锁电路断路会产生何种故障?
8. 绘图说明常规X线机管电流的调节方法及原理。
9. 接触器控制管电压时如何抑制突波的产生?
10. 电容电流的大小与哪些因素有关? 什么情况下需要进行电容电流抵偿?
11. X线管安全保护电路有哪些类型? 各有什么作用?
12. 程控X线机实质上属于哪一类X线机? 其智能化程度不如高频X线机的主要原因是什么?
13. 为什么X线机的接地电阻不能大于4Ω?
14. X线机在哪些情况下必须对X线管组件进行训练?
15. 与工频X线机相比,高频X线机具有哪些优点?
16. 简述影像增强管的影像增强过程。

自学要点

教学参考

数字 X 线设备是在诊断 X 线机的基础上发展而来的，它包括 CR、DR、DSA、CT 等。因 CT 在系统组成和成像原理方面相对独立，故放在下一章单独介绍。

第一节　计算机 X 线摄影系统

计算机 X 线摄影系统简称 CR。CR 的成像过程与传统的屏-片系统类似，它以影像板（image plate，IP）代替 X 线胶片，记录透过人体后的 X 线潜影信息。与传统 X 线摄影相比，它除了具有图像数字化带来的优点外，还具有曝光宽容度大、对比度分辨力高等优点。同时，CR 可匹配原有 X 线机使用，便于推广。

一、CR 的分类和基本结构

（一）CR 的分类

CR 可分为通用型和专用型两种。

1. 通用型 CR　也称暗盒型 CR，它是将 IP 置入与屏-片系统类似的暗盒内，曝光后再通过影像读取装置（image reading device，IRD）读取。其缺点是需要手工更换暗盒，优点是适用于传统 X 线摄影的所有检查项目。

2. 专用型 CR　它是将 IP、IRD 集成在摄影床或摄影架中，组成卧位摄影或立位摄影的专用结构。IP 经过曝光形成潜影后，直接传送到 IRD 进行潜影信息的读取和消除。专用型 CR 的自动化程度比通用型的较高。

（二）CR 的基本结构

CR 的基本结构如图 4-1 所示。它由 IP 及暗盒、IRD 和计算机系统组成。

二、影像板及暗盒

（一）IP 结构

IP 的外观形同一块增感屏，它由保护层、荧光层、支持层和背衬层组成（图 4-2）。

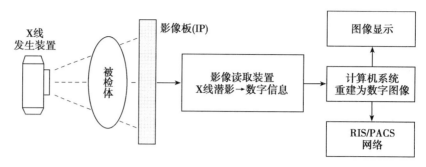

图 4-1　CR 装置的基本结构

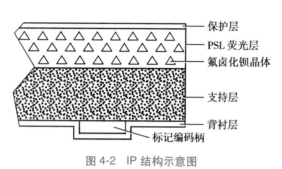

图 4-2　IP 结构示意图

1. 保护层　也称表面保护层,其作用是防止荧光层在使用过程中免受意外损伤。它具有不随外界温度和湿度而变化、能弯曲和耐磨损、透光率高、非常薄等特点;多采用聚酯树脂类纤维制成高密度聚合物硬涂层,保障 IP 能耐受机械磨损和免受化学清洗液的腐蚀。在使用 IRD 处理 IP 时,应注意不要强力弯曲。

2. 荧光层　它由光激励发光(photon stimulation light,PSL)荧光物(氟卤化钡晶体)混于多聚体溶液中,涂在支持层上制成,通常厚约 300μm,用于记录 X 线潜影信息。PSL 荧光物中含有微量二价铕离子的氟卤化钡晶体,它是一种感光聚合物,是记录 X 线信息的核心物质。荧光物内的化合物经过 X 线照射后,可产生辉尽性荧光,将 X 线以潜影形式存储在晶体内,当再次受激光照射时,可释放出与初次激发所接收的 X 线强度相对应的荧光,这种现象即为光激励发光(PSL)。荧光物中的感光聚合物具有非常宽的动态范围,在选择曝光条件时,将有更大的自由度,一般情况下只需要一次曝光就可得到全部可视的诊断信息,而且相对于传统胶片来说,它的 X 线转换率更高,需要的 X 线剂量可大幅减少。

3. 支持层　也称基板,相当于 X 线胶片的片基。它既是荧光层的载体,又是保护层。多采用聚酯树脂做成纤维板,厚度在 200～350μm 之间,用于保护荧光层免受外力损伤。支持层通常为黑色,防止激光在荧光层和支持层之间发生界面反射。背面常加一层吸光层,防止光透过支持层影响下一张 IP。

4. 背衬层　也称背面保护层,其材料和作用与表面保护层相同。

（二）CR 成像原理

射入 IP 的 X 线量子,被 IP 荧光层内的 PSL 荧光物吸收,释放出电子。其中,部分电子散布在荧光体内呈半稳定态,形成潜影,完成 X 线信息的采集和存储。当用激光束扫描(二次激发)有潜影的 IP 时,半稳态的电子转换成光量子而发出荧光,即发生 PSL 现象(也称光致发光现象)。此荧光的强度与第一次激发时 X 线强度精确地成正比。IP 发出的荧光经光电转换后输出电信号,再经 A/D 转换后送到计算机图形系统进行分析处理,重建数字图像。

（三）IP 特性

1. 发射光谱与激发光谱　在激光照射下,IP 荧光层可发出蓝-紫光,它由荧光体内少量的二价铕离子产生,发光强度不仅与潜影信息量有关,还可依据激光的波长而变,用波长为 600nm 左右的红色氦-氖激光读取时效果最佳。我们把荧光体的发光强度与激光波长的关系曲线称为激发光谱曲线。在激光的激发下,荧光体发出强度与潜影信息量成正比的蓝-紫光,在 390～400nm 波长处取得峰值。荧光体的发光强度与其波长的关系曲线称为发射光谱曲线。发射光谱与激发光谱的峰值应保持一定的间距,并且还应保证光电转换在 390～400nm 波长处有最高的检测和转换效率,否则,信噪比将难以保证。

2. 时间响应　当停止用激光照射荧光体时,荧光体会按其衰减规律逐渐终止发光,其衰减速度很快,不会发生相邻信息的重叠现象,即 IP 具有很好的时间响应特征。

3. 动态范围　在激光的二次激发下,荧光体的发光强度依赖于第一次激发的 X 线强度,它在 $1:10^4$ 的范围内具有良好的动态范围。IP 的动态范围比 X 线胶片宽得多,可以精确地检测每次摄影中各组织间的 X 线吸收差别。

4. 存储信息的消退　X 线照射 IP 后的潜影信息被存储于荧光体内,在读出前的存储期间,一部分被俘获的光电子将逃逸,致使第二次激发时荧光体发光量减小,这种现象称为消退。IP 的消退现象很轻微,在读出前的 8h 内,其发光强度减小值小于 25%,因 IRD 具有信号放大作用,可以进行一定的补偿,故按标准条件曝光的 IP,在额定存储时间内几乎不受消退的影响。但若 IP 曝光不足或存储过久,则会由于 X 线量子不足和天然辐射的影响,致使噪声加大。因此,最好在 X 线照射后的 8h 内读出 IP。

5. 天然辐射的影响　IP 不仅对 X 线敏感,对其他形式的电磁波也很敏感,如紫外线、γ 射线等。随着这些射线剂量的积蓄,在 IP 上会以潜影信息的形式被检测出来,从而降低图像质量。长期存放的 IP 上会出现小黑斑,故使用前应先用强光消除这些影响。

（四）IP 类型

IP 的分类依据有多种,按照分辨率不同,可分为高分辨率(high resolution,HR)型和普通(standard, ST)型。HR 型多用于乳腺摄影,ST 型多用于常规摄影。按照基板类型不同,可分为硬基板型、软基板型和透明板型三种。按照信息存储面多少,可分为单面存储型和双面存储型两种。双面 IP 采用透明支持层,受激光激发时,双面同时采集,输出信噪比和量子检出效率(detective quantum efficiency,DQE)都得到提高,相应降低了曝光剂量。

（五）IP 使用注意事项

1. 避免损伤　IP 在相同装置中反复使用,极微小的损伤也会因不断累积而形成明显伪影。在装卸 IP 的操作中,应戴医用手套,轻拿轻放,避免磕碰、划伤和污染。定期对 IP 进行养护,及时清除板上的污渍,清洁时可采用脱脂棉蘸肥皂液从 IP 中心环形方向一次向边缘擦拭,切勿划伤 IP。总之,必须避免 IP 损伤的任何原因。

2. 注意屏蔽　IP 上的荧光物对放射线的敏感度高于 X 线胶片,所以,在摄影前后以及未读取前都要求有很好的屏蔽。避光不良或漏光时,形成的图像会变得发白,呈现曝光不足的现象。

3. 消除潜影　IP 对 X 线和其他形式的电磁波很敏感,都会形成潜影。因此,IP 再次使用时,须送入 IRD 做强光照射,以消除可能存在的潜影。

4. 及时读取　虽然 IP 潜影信息自然消退速度很慢,但仍需在摄影后的 8h 内读出。

（六）暗盒型 CR

暗盒型 CR 工作流程如图 4-3 所示。

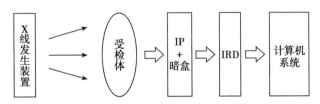

图 4-3　暗盒型 CR 工作流程示意图

图 4-4 是一种 IRD 内部结构示意图。它主要由操作控制面板、IP 识别与传送单元、IP 接收单元、IP 吸附单元、慢扫描控制单元、擦除单元、激光扫描与成像单元等组成。

操作控制面板主要负责操纵本机的运行、信息交流、图像处理参数调整与控制及人机对话等。等待读取的 IP 暗盒经过识别,确定其位置是否正确、是否与主机配套、是否未经扫描后到达接收单元,取出 IP 并传送至吸附单元,吸附单元吸附 IP 并送至慢扫描控制单元。慢扫描控制单元同激光扫描与成像单元同步协调工作,对 IP 进行激光扫描,读取潜影信息,待读取完毕,再将 IP 送至擦除单元。擦除单元对已扫描的 IP 进行强光照射,消除所有残留信息,然后经过接收单元,将 IP 装回暗盒。暗盒经识别与传送单元、暗盒插入与弹出单元,最后弹出,待下一次循环使用。

暗盒型 CR 的结构与操作(视频)

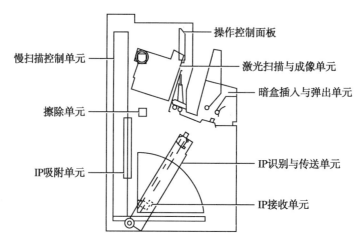

图4-4 一种IRD内部结构示意图

三、影像读取装置

影像读取装置(IRD)也称阅读仪或读出器,用于读出IP上的潜影信息,形成数字图像数据。

（一）结构

IRD分为暗盒式和无暗盒式。

1. 暗盒式IRD 其特征是将IP置入与X线胶片暗盒类似的暗盒内。目前,常用带暗盒的IP尺寸有四种:36cm×43cm（14″×17″）,36cm×36cm（14″×14″）,25cm×31cm（10″×12″）和20cm×25cm（8″×10″）。

暗盒型IRD工作流程如图4-5所示。经X线曝光后的暗盒,从暗盒插入孔插入IRD,这一操作可以在明室完成。暗盒插入IRD后,IP被自动取出,由激光（直径约0.1cm、波长约600nm）扫描读出潜影信息;然后IP被传送到潜影消除部分,经强光照射后,消除IP上的潜影。此后IP被传送回暗盒内,暗盒自动封闭后被传送出IRD,供反复使用,整个过程自动、连续。不同尺寸的IP读取时间是相同的。由于读取按一定的时间间隔进行,IP插入时间间隔短时,会发生与读取不匹配的问题,因此,在暗盒插入部分和读取部分之间设置IP缓冲堆栈,根据需要使IP在堆栈中等待。IP消除潜影后传送到IP分类器,待时传送到暗盒。等待时间由机器自动调节。

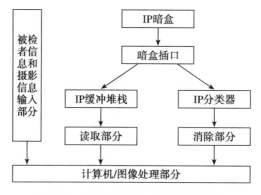

图4-5 暗盒型IRD工作流程示意图

2. 无暗盒式IRD 它配备在专用的摄影床或摄影架上,科室中现用X线机要使用此IRD,需要对X线机进行改装。配备此装置的X线机,集摄影、读取于一体,有立式和卧式两种形式。IP在X线曝光后直接被传送到激光扫描和潜影消除部分处理,无须人工参与。

IRD读出的数字图像信息连同被检者信息（如病历号、姓名、日期等）、摄影条件、摄影部位等一并输入计算机,进行图像处理。病人信息可以通过磁卡或专门的录入装置输入或修改,最终合成打印在胶片上。输入的信息也是记录和检索的依据。

（二）读出原理

存储在IP荧光体中的潜影信息是连续模拟信号,要将其读出并转换为数字图像信息,需采用如图4-6所示的激光扫描。高精度电机带动IP作匀速移动,激光束由摆动式反光镜或旋转多面体反光镜进行反射,对IP整体进行精确而均匀地逐点、逐行扫描。荧光体受激光激发产生的荧光被导光器采集和导向,传输到光电倍增管(光电转换器件),经光电转换和增幅放大后,再经A/D转换为数字信号。这一过程反复进行,扫描完一张IP后,得到一组完整的数字图像数据。

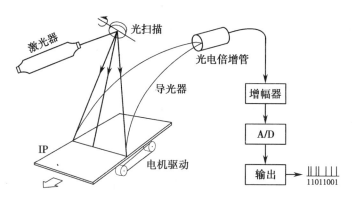

图4-6　IP读取原理示意图

更具体地说,IP上的潜影分两步读出:①用一束微弱的激光瞬间粗略地扫描IP,并立即计算出荧光体发光强度的直方图;②在获取上述信息的基础上,自动调整光电倍增管的灵敏度及放大器的增益,再用高强度的激光精细地读出潜影,并实现图像信息的数字化。

（三）影响图像质量的因素

影响CR图像质量的因素大体上分为两大部分,即IP荧光体的特性和IRD的电学、光学特性。

1. 激光束的直径　IRD的激光束直径越小,荧光物对激光的散射越少,读取到的信息量就越多,得到的图像质量就越好。

2. 光电及传动系统噪声　IP在形成潜影过程中产生的X线量子噪声,与照射到IP的X线强度成反比;IRD在读出过程中产生的光量子噪声,与照射IP的X线强度、IP对X线的吸收效率、IP的PSL发光量、导光器的聚光效率及光电倍增管的光电转换效率成反比。在IRD读出过程中,外来光与反射光的干扰、光学系统的噪声,电流的稳定程度、机械传导系统的稳定程度,都会直接影响图像质量。

3. 数字化的影响　在A/D转换过程中,对模拟信号进行取样与量化会产生量化噪声和伪影。例如,IRD的取样频率低产生"马赛克"状伪影,量化深度不够会产生等高线状伪影。在实际应用中,需将数字量化深度控制在人眼和显示器分辨力的范围内。量化深度提高,将使数据量增加,从而使图像处理时间变长。IP的空间分辨力一般为2~3.3LP/mm。当数字化的取样间隔为0.1~0.2mm、像素的灰度级为8bit时,就能获得满意的图像质量。

四、图像质量保证

CR的图像数据可通过计算机处理,能够在较大范围内改变图像特性。

（一）图像处理环节

CR的图像处理主要有三个环节:①与系统检测功能有关的处理,这涉及IRD输入信号和输出信号之间的关系,利用适当的读取技术,可保证整个系统在很宽的动态范围内自动地获得具有最佳密度和对比度的图像。②与显示功能有关的处理,这涉及图像处理过程,通过各种特殊处理,如灰阶处理、频率处理、减影处理等,为临床提供满足不同诊断目的、具有较高诊断价值的图像,我们常称此为后处理。③与图像信息的存储和记录有关的处理,它要求能得到高质量的可视图像,并且在不降低图像质量的前提下压缩图像数据,以节省存储空间和高效率地传输图像。

（二）图像读出灵敏度自动设定

为了自动控制图像读取特性,实现图像密度的稳定,即克服X线成像期间由于曝光过度或曝光不足产生的图像密度不稳定性,CR设计了图像读取灵敏度自动设定功能(图4-7)。

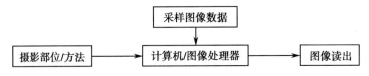

图4-7　读取灵敏度自动设定方框图

在IRD中,配置有自动预读(也称为曝光数据识别)程序,当被检者的摄影信息(摄影部位、方法等)进入到计算机系统后,先用一束微弱的激光粗略地对含有潜影信息的IP快速扫描一次,得到一组采样数据(约200×200像素、8bit)。预读程序进行数据处理的流程如图4-8所示。

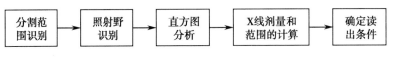

图4-8　预读程序流程图

首先,根据摄影条件检测有无分割摄影、照射野的范围大小、在IP上的位置等,形成一个预读图像的直方图,根据摄影部位和摄影技术(平片、体层、造影等)不同,分别具有特定的形状。图4-9是几种部位的X线数字图像直方图。

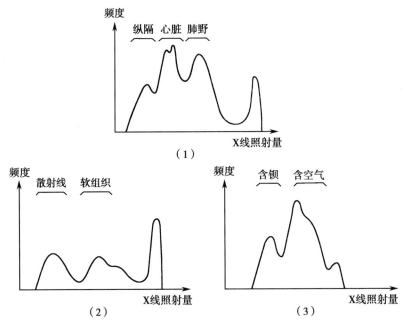

图4-9　X线数字图像直方图
(1)肺部;(2)乳腺;(3)胃部。

照射野范围的确定对生成直方图至关重要,X线照射野识别处理的基本原理是:从被照体内某一点起,向外侧顺序地进行积分处理,把积分值的最大点作为照射野的边缘。识别处理大致可分三个步骤:

1. 测定探测的起始点　X线照射野与非照射野比较,其密度差别通常较大,CR利用这一特点作图像密度的积分运算,求出积分图像的重心,以此作为照射野探测的起始点。

2. 测定照射野边缘的候补点　从探测器的起始点开始向各个方向探测,一旦超越照射野,局部像素的密度将急剧减少,该处就是边缘,位于边缘上的点,即为照射野的边缘候补点。

3. 照射野形状的修正　上述选定的边缘候补点大部分可以正确代表照射野的边缘,但小部分可能是由密度差别大的组织间交界(如骨与软组织)形成的候补点。为此,需依次用直线连接探测起始点和候补点,测定其距离,要摒除与大多数距离有显著差别的点,使最终获得的照射野形状呈对称的凸多角形。

通过对直方图的分析和计算,自动确定X线剂量范围,再算出有诊断价值的PSL荧光强度的范围,即读取装置的输入信号范围,从而决定本次读出IP潜影的最佳条件(读出灵敏度和采集范围),具体地说,是决定光电倍增管的灵敏度和放大器的增益。因此,不论以何种条件摄影,读出灵敏度自动设定机构会自动校正X线曝光量的误差,使IRD的输出信号总处于一定范围内,形成稳定的数字图像密度,以最佳的可视密度在显示器上重现。

下面结合系统的工作特性来了解读出灵敏度自动设定功能的作用(图4-10),第一象限表示IP的动态特性,第二象限表示读取特性。例1是用较大剂量曝光,而且X线的吸收差别较大;例2用较小剂量曝光,且X线的吸收差别较小。例1输入IP的X线剂量范围大(横轴),PSL荧光强度(纵轴)的变化范围也大,而例2的情况与例1相反。按常规,例1在胶片成像的黑化度比例2的黑化度高。胶片有限的动态范围不能适应IP输出信号在$10^4:1$的范围内变化,读取灵敏度自动设定功能可根据读出装置输入信号的有效范围,自动设定光电转换的灵敏度和电信号的放大增益,对例1和例2采用不同的工作特性。在图中可看到,在例1情况下,读出装置工作特性的斜率大。导致在两种情况下读出装置的输出信号在相同范围内变化,使胶片的动态范围得到充分利用。也就是说,当摄取某一幅图像时用了过大的曝光量,读出装置的灵敏度会自动降低,反之,读出灵敏度会自动升高,这样读出装置总能输出黑化度良好的图像。

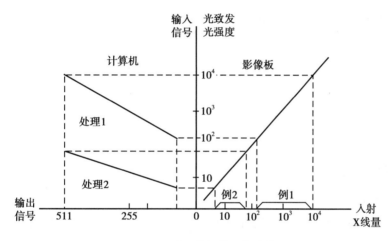

图4-10　读取装置的工作特性

(三) 图像后处理

与显示有关的后处理主要包括灰阶处理、空间频率处理、动态范围压缩等。

1. 灰阶处理　在CR中,由于IRD是把某个需要范围内的图像信号变成了数字信号,所以能控制数字信号以何种密度再现。如果图像处理器的输出信号I_o是输入信号I_i的函数,则$f(I_i)$就是灰阶变换函数,此函数一般是非线性函数;而I_o又是图像记录装置的输入信号,输出图像密度D与数字图像信号I_o应是线性关系,用$D=h\{f(I_i)\}$表示,改变灰阶函数就能自由控制X线剂量和输出图像密度的关系。因此,在CR中X线剂量的允许范围较大,在适当设置的范围内曝光,都能在显示器上显示密度良好的图像。

在灰阶处理中,灰阶变换函数的选择是关键,CR为用户预备了多种变换函数供选用。

2. 空间频率处理　它是通过频率响应的调节来影响图像的锐度。边缘增强是较常用的技术,通过增加高频响应使感兴趣区域的边缘得到增强,突出了轮廓。

灰阶处理(影响对比度)和空间频率处理(影响锐度)结合使用,低对比度处理和强的空间频率处理结合应用,能提供较大的层次范围和实现边缘增强。

3. 动态范围压缩　动态范围压缩在灰阶处理与空间频率处理之前进行,可分为以低密度区域为中心的压缩和以高密度区域为中心的压缩,前者使原始图像低密度区域的密度值增高,后者使高密度区的密度值降低,两者都使图像的动态范围变窄。

（四）图像评价指标

1. IP 的噪声　无论是硬拷贝还是软拷贝的图像,都应该是一幅清洁、均匀一致、无伪影的图像。对任何输出图像中,存在明显伪影、密度阴影或不均匀一致,都认为不合格。

2. IP 的一致性和重复性　对同一 IP 所得图像的平均密度值与每一个象限测量的密度值误差在 ±10% 内,表明该 IP 一致性合格。对三块同一尺寸 IP 所得图像的中央密度值,与三块的平均密度值误差在 ±10% 内,表明 IP 之间重复性合格。

3. 照射量指示器校准　IRD 对曝光量不同的 IP,使用不同的读出参数,并用照射量指示器进行显示,间接地表示各 IP 曝光量的高低。不同厂家生产的 IRD 以不同方式表示,并以不同方法进行校正。照射量的实际值和 IRD 显示值的误差应在 ±20% 范围内。

4. 激光束的功能　用 IP 对钢尺成像,正常情况下,钢尺边缘像在整个图像区域保持连续的直线状态(可对图像放大 10 倍观察)。

5. 极限(空间)分辨率和分辨率一致性　①对细栅格网成像时,若整个图像区域的栅格均匀一致、无模糊区,表示成像系统的分辨率均匀一致;②在评价极限分辨率时,与生产厂家提供的极限分辨率数值(采样频率 $f_{Nyquist}$)相比,在水平方向和垂直方向上的 $R_{水平}/f_{Nyquist}$ 和 $R_{垂直}/f_{Nyquist}$,都应在 10% 内一致;而 45° 方向,则 $R_{45/1.41} \times f_{Nyquist}$ 在 10% 内一致。

6. 空间(距离)准确度和 IP 均匀性　图像中应无畸变,X 轴、Y 轴两个方向上测量的距离,与被测物实际值的误差在 2% 内一致,不应超过 3%。

7. 擦除完全性　在 IP 第二次曝光的图像中,不存在第一次曝光的任何图像痕迹,表明 IRD 对第一次曝光擦除完全,否则,说明擦除不完全。

8. 滤线栅效应　当滤线器栅条垂直于激光束扫描方向时,图像中不应出现明显的栅线或者波纹图形。

9. IP 流通量　可测量 IRD 每小时的 IP 流通量 $T_m = 60 \times 4/t$,式中 t 表示四块板所需时间(min)。然后将得到的 T_m(板/h),与厂家提供的 T_0(板/h)进行比较,应满足 $(T_0 - T_m)/T_0 < 10\%$。

五、CR 使用与维护

（一）使用注意事项

开机前,要查看机房的温度、湿度是否在允许范围内,IRD 与计算机系统的各连接是否有效。

开机后,需全面检查 IRD 和计算机系统的显示、工作情况。做好 IP 暗盒的常规维护、IP 残影的消除工作。检查计算机系统与放射科信息系统(radiology information system,RIS)/医院信息系统(hospital information system,HIS)的连接情况。

CR 图像后处理工作,应由临床经验丰富的高年资技师完成,如摄影条件不当、后处理难以达到满意效果或摄影位置欠佳,应立即重新摄影。

进修和实习人员应有专人指导,未经允许不得擅自独立操作。

IRD 不接受上、下颠倒或方向插错的暗盒。暗盒插入 IRD 时,应注意与通道的边缘平行。在操作暗盒的过程中,动作要轻,力度要适度,以免造成机械部件损坏。

（二）维护保养

IP 因长期重复使用,表面会出现划痕和灰尘,应定期清洁。当划痕产生明显伪影时,应予以更换。

清洁 IP 时,应使用脱脂棉蘸无水乙醇或使用手册推荐的擦拭液,从 IP 中心沿环形方向依次向边缘擦拭,注意勿划伤 IP。

IP 使用寿命一般为 10 000 次曝光左右。超过使用寿命期限后,IP 会出现灵敏度和分辨率下降、产生残存伪影等现象,应及时更换。

IP 暗盒应按尺寸大小分别有序竖放,严禁叠压平放。

定期清洁读取装置进风口过滤网灰尘,避免影响散热效果。定期清洁 IP 传输通道,防止灰尘污染产生伪影,清洁周期视实际工作量的大小而定,一般 1~3 个月清洁一次。

第二节　数字 X 线摄影系统

数字 X 线摄影系统简称 DR。它是在诊断 X 线机的基础上,配置"探测器+计算机系统",在摄影曝光后,直接生成和显示图像。按照探测器类型不同,目前临床常用的 DR,可分为 FPD 型 DR 和 CCD 型 DR 两类。

一、FPD 型 DR

(一)基本结构

DR 是高度集成化的影像设备,主要由以下几部分组成:

1. X 线发生装置　DR 的 X 线发生装置与诊断 X 线机大致相同。目前大多采用逆变式中频或高频发生器,使输出 X 线品质得到提高。在电子线路方面,大量采用集成化电路,使得设备更加小型化,系统运行更加稳定。

2. X 线探测器　X 线探测器是 DR 的核心部件之一。探测器将 X 线模拟信号转换为数字信号,送至计算机系统处理。

3. 检查床/台　DR 检查床(检查台)逐步向专业化和多功能化方向发展,机械结构设计更具有针对性,以便更好地、有针对性地服务于临床检查。目前主要的功能有:管头的空间位置和探测器同步跟踪,自动校正摄影距离;床身大范围升降和床面四向浮动;较高的电气和机械运动安全性;具备自动化故障诊断程序等。

4. 计算机系统　DR 具备强大的计算机信息处理能力,通过窗宽/窗位调节,以及图像缩放、移动、镜像、旋转、角度及面积测量等处理,使图像更加符合临床诊断要求。DR 图像有两种呈现方式,一是直接由配接于计算机系统的医用显示器显示,或者传输到其他图像工作站显示;二是通过医用相机打印出胶片,再通过观片灯呈现 X 线图像。

如图 4-11 所示,FPD 把透过人体的 X 线直接转换为数字信号,送至计算机系统重建图像后在显示器上显示,图像数据可通过网络送至其他图像工作站、RIS、PACS 存档,或送至医用相机成像于胶片。

0404
FPD 型 DR 的结构(视频)

0405
FPD 型 DR 的操作一(视频)

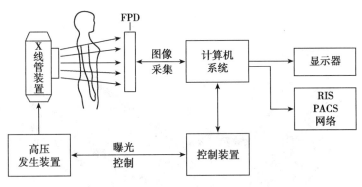

图 4-11　FPD 型 DR 结构示意图

(二)两种常用的 FPD

目前,临床常用的 FPD 有非晶硒 FPD 和非晶硅 FPD。

1. 非晶硒 FPD　非晶硒 FPD 是一种直接实时成像的固体探测器。其单元结构如图 4-12 所示,它主要由基板、集电矩阵、硒层、电介质、顶层电极和保护层等构成。集电矩阵由按矩阵排列的接收电极和薄膜晶体管(thin film transistor,TFT)组成。非晶态硒层涂覆在集电矩阵上,其上是电介层、顶层电极。因放大器和 A/D 转换器都置于探测器封装在扁平外壳内,故称为平板探测器(FPD)。

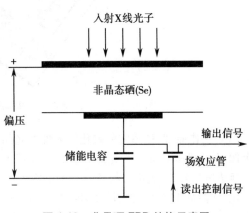

图 4-12　非晶硒 FPD 结构示意图

笔记

（1）工作原理：入射 X 线光子在硒层中产生电子-空穴对，在顶层电极和集电矩阵间外加高压电场的作用下，电子和空穴向相反方向移动，形成电流，导致 TFT 的极间电容存储电荷，电荷量与入射 X 线强度成正比，所以每个 TFT 就成为一个采集图像的最小单元，即像素。每个像素区域内还形成一个场效应管，它起开关作用。在读出控制信号的作用下，开关导通，把像素存储的电荷按顺序逐一传送到外电路，经读出放大器放大后被同步地转换成数字信号。

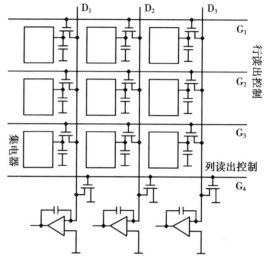

图 4-13 像素矩阵读出方式

像素矩阵的读取方式如图 4-13 所示。由于放大器和 A/D 转换器都置于探测器暗盒内，从外部看，探测器暗盒是接受 X 线照射而直接输出数字化图像信息。信号读出后，扫描电路自动清除硒层中的潜影信息（极间电容存储的电荷），以保证探测器能反复使用。TFT 像素的尺寸直接决定输出图像的空间分辨率，如每个像素为 139μm×139μm，在 36cm×43cm(14″×17″)的范围内像素有 2 560×3 072 个。

（2）特点：非晶硒 FPD 采用 X 线信息直接转换的原理，没有能量信息的中间转换环节，因而减少了原始信号的损失，保证原始信息量最大化。非晶硒 FPD 以像素为基本成像单元，TFT 尺寸直接决定输出图像的空间分辨率。半导体材料非晶硒对温度很敏感，在温度工作点不正确时，极易被晶化而失去对 X 线的敏感性，故在使用过程要保持温度恒定。目前，非晶硒 FPD 开始应用于数字胃肠、DSA 等动态成像领域。

2. 非晶硅 FPD　非晶硅 FPD 的外形类似 X 线胶片暗盒，它是一种利用光电效应制成的固体探测器。如图 4-14 所示，它由基板层、闪烁晶体层、非晶硅阵列等构成。它具有成像速度快、良好的空间及密度分辨率、高信噪比、数字输出等优点。

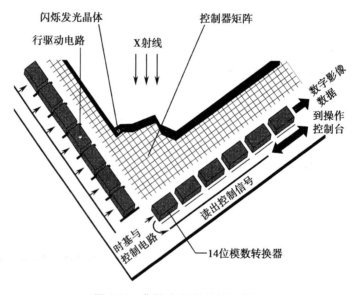

图 4-14 非晶硅 FPD 结构示意图

（1）工作原理：把掺铊的碘化铯闪烁发光晶体层覆盖在光电二极管矩阵上，每个光电二极管就是一个像素，由薄膜非晶态氢化硅制成。当 X 线入射到闪烁晶体层时被转换为可见光，由光电二极管矩阵转换成电信号，在光电二极管自身的电容上形成存储电荷，每个像素的存储电荷量与入射 X 线强度成正比。非晶硅 FPD 的像素尺寸达到 143μm×143μm，在 43cm×43cm 的范围内，像素可达 3 120×3 120 个。像素信息的读出方式与非晶硒 FPD 相同，探测器内像素矩阵在行和列方向都与外电路相连并编址，在控制电路作用下,扫描读出各个像素的存储电荷,经 A/D 转换后输出数字信号。尽管 X 线在此探测器中先转换成可见光,又转换成电信号后再数字化输出,但从外部看,与非晶硒 FPD 一样,它也是接受 X 线照射后直接输出数字图像信息。

（2）特点:非晶硅 FPD 是目前最具有代表性的 X 线探测器,与非晶硒 FPD 不同之处是,在成像过程中有光电转换环节。首先,入射 X 线光子通过闪烁发光晶体层转换为可见光,再通过光电二极管阵列,将可见光转换电信号,最后由读出电路放大、A/D 转换,形成数字图像信号。非晶硅 FPD 工作性能稳定,适合大批量的 X 线摄影。

（三）主要技术指标

1. 非晶硒 FPD 型 DR　①有效面积为 14″×17″;②像素面积达 139μm×139μm;③偏置电压为 6kV;④空间分辨率达 36LP/cm;⑤灰阶等级分辨率达 14bit;⑥成像时间一般为 10s 预览、40s 成像甚至更短;⑦工作适宜温度为 10~30℃。

2. 非晶硅 FPD 型 DR　①探测器面积为 14″×17″或 17″×17″;②像素面积达 143μm×143μm,像素矩阵为 2 560×3 072;③空间分辨率达 35LP/cm;④灰阶等级分辨率达 14bit;⑤成像时间一般为 5s 甚至更短。在非晶硅 FPD 中由于有可见光产生,存在散射现象,这将影响图像的空间分辨率。

二、CCD 型 DR

（一）基本结构

CCD 型 DR 采用 CCD(电荷耦合器件)作为探测器的主要组成元素。它的基本结构如图 4-15 所示,除探测器外,其他与 FPD 型 DR 相似。

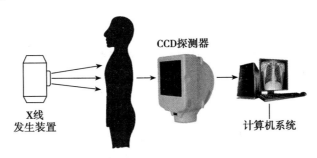

图 4-15　CCD 摄像机型 DR 结构图

（二）CCD 探测器

1. 工作原理　如图 4-16 所示,X 线透过人体后,经滤线栅到达由碘化铯或硫氧化钆等发光晶体制成的荧光板,荧光板将 X 线转换成荧光,经光学系统缩小、反射,再经 CCD 组件转换成电信号。CCD 组件内集成有光电二极管矩阵、扫描驱动电路,以及前置放大、差分积分器等输出电路,可顺序输出二极管电容上的积分光电流,最后经 A/D 变换采集电路,输出数字图像信号。冷却装置将 CCD 组件冷却到较低的温度,以降低 CCD 信号中的噪声。

2. 特点　CCD 组件需要一个温度较低且十分稳定的工作环境,以保证其信噪比的稳定。CCD 的物理结构不同于 TFT,像素矩阵的均匀性高于大面积 TFT 阵列,可保证每个像素所获取光信号的完整性。

CCD 探测器大多采用多块 CCD 组件或单块 CCD 组件。多块 CCD 组件的主要特点在于探测器由 N 个(一般为 4 个)CCD 组件拼接,输出 N 辐分割的图像,需由计算机拼接组合还原为一幅完整的图像。单块 CCD 组件

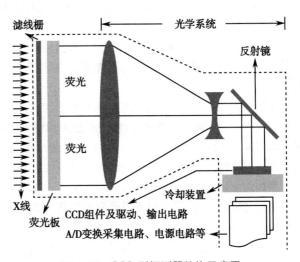

图 4-16　CCD 型探测器结构示意图

的尺寸可达 5cm² 及以上,需结合大口径组合镜头使用,在成像过程中无须图像拼接。

（三）主要技术指标

CCD 探测器的像素数量一般达 400 万像素以上,空间分辨率达 28LP/cm,图像密度分辨率达 16bit。由于荧光板存在老化问题,长时间应用会产生图像质量下降的现象,因此需定期更换荧光板。

单块 CCD 成像的技术指标:①有效面积为 43cm×43cm(17″×17″);②像素矩阵为 3 072×3 072;③空间分辨率达 34LP/cm;④密度分辨力达 14bit。

CCD 型 DR 的空间分辨率不如 FPD 型 DR,但它具有性价比高、维护成本低、检查费用低等优点。

三、DR 使用与维护

做好日常维护与保养工作,可使 DR 保持最佳的工作状态,延长其使用寿命、降低故障率。

（一）工作环境

在使用中应严格按照产品要求控制好机房工作环境。一般要求机房内温度保持在 20~28℃(变化范围不超过 5℃/h),相对湿度控制在 60%~70%。

（二）校正

由于探测器的成像质量会受到暗场偏移、响应不一致性、坏点等因素的影响,因此应严格按照生产商提供的维护手册定期进行校正,主要内容有偏移校正、增益校正、坏点校正等。

（三）备份

为了确保在意外情况下,不会造成数据丢失,应定期做好图像数据库的备份,保证数据库的完整性、正确性。

（四）FPD

FPD 长期受 X 线照射会使转换层老化,能量转换效率降低,并且与 X 线累积剂量有关。因此,大剂量的检查部位(尤其是腰椎侧位等)一定要注意遮线器的使用,控制好 X 线照射野,以减少无用 X 线进入 FPD。

（五）清洁

DR 内的散热装置、计算机主机及显示器,很容易附着灰尘,影响系统稳定性,甚至产生故障。清除灰尘时,可用高压吹风机按照空气流通方向,将灰尘吹走,切勿用湿布擦拭。

（六）CCD 探测器

CCD 探测器内一般装有冷却装置,必须确保冷却装置散热良好,以保证探测器能够正常工作。CCD 探测器对工作环境要求较高,特别是温度和湿度必须满足使用手册中的要求,否则会产生杂乱波纹状伪影,甚至无图像输出。

第三节　数字减影血管造影系统

数字减影血管造影系统简称 DSA。它是计算机与心血管造影 X 线机有机结合的产物。DSA 的革新意义在于:使得血管造影临床应用能够快速、方便地进行,促进了血管造影和介入治疗技术的普及和推广。

所谓减影,就是把人体同一部位的两帧图像相减,从而得出它们的差值部分。不含对比剂的图像称为掩模像(mask image)或蒙片,注入对比剂后得到的图像称为造影像或充盈像。掩模像和造影像相减后得到减影像。减影后的图像信号与对比剂的厚度成正比,与对比剂和血管的吸收系数有关,与背景无关。在减影像中,骨骼和软组织等背景图像被消除,只留下含有对比剂的血管像。DSA 的图像处理流程如图 4-17 所示。

实施减影处理前,常需对掩模像和造影像作对数变换处理。对数变换可利用对数放大器或置于 A/D 转换器后的数字查找表来实现,使数字图像的灰度与人体组织对 X 线的衰减系数成比例。由于血管像的对比度较低,必须对减影像进行对比度增强处理,但图像信号和噪声同时增大,所以要求原始图像具有较高的信噪比,才能使减影像清晰。

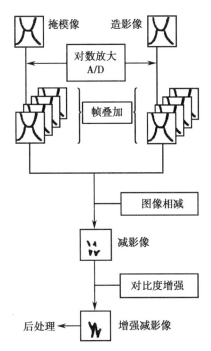

图 4-17　DSA 的图像处理流程

一、数字减影的硬件结构

图 4-18 是 DSA 中数字减影的硬件结构方框图。图中查找表是一种实时的数字变换功能模块,输入查找表用作输入图像的对数变换等,输出查找表用于实时图像的增强变换、图像的显示变换等。帧存储器用于存放掩模像、系列造影像和减影像,它和计算机之间的数据交换决定图像后处理的速度。ALU(arithmetic logic unit)是实时算术逻辑运算器,它是实时减影的关键部件,它的运算速度很快,能使处理速度与视频信号刷新速度同步。

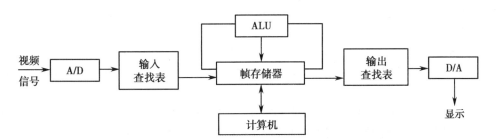

图 4-18　数字减影的硬件结构方框图

二、影响图像质量的因素

(一)成像方式

DSA 常用的成像方式有脉冲影像方式、超脉冲影像方式、连续影像方式等。

1. 脉冲影像方式　它采用间歇 X 线脉冲来采集掩模像和造影像,每秒摄取数帧图像,脉冲持续时间一般大于视频信号一帧的时间。在对比剂未流入感兴趣血管时摄取掩模像,在对比剂逐渐扩散的过程中,采集造影像并伴随减影过程,得到一系列连续而有间隔的减影像,每帧减影像之间的间隔较大(例如 0.15s)。这种方式由于 X 线脉冲宽度较大(例如 100ms 左右),X 线剂量较高,所得到的图像信噪比较高,适用于脑血管、颈动脉、肝动脉、四肢动脉等活动较缓慢的部位。

2. 超脉冲影像方式　这种方式以每秒 6~30 帧的速率进行 X 线脉冲成像,然后逐帧高速反复减影。它具有频率高、脉宽窄的特点,能以实时视频的速度呈现减影像,具有较高的动态清晰度,图像运动模糊小,适用于肺动脉、冠状动脉、心脏等快速活动的部位。

3. 连续影像方式　这种方式所用 X 线可以是连续的,也可以是脉冲的,得到与摄像机同步的、频率为每秒 25 帧(或 30 帧)的连续影像。因采像频率高,时间分辨力高,适用于快速运动的部位,如心脏、大血管等。

（二）X 线的稳定性

DSA 图像采集频率高,各帧图像所对应的 X 线剂量必须恒定。这要求 X 线发生装置输出的管电压数值恒定、波形平稳,要求脉冲时序稳定、采样时间合适和准确。

（三）曝光与图像采集的匹配同步

X 线曝光脉冲应与摄像机的场同步脉冲保持一致,曝光信号的有效时间要在场消隐期内。但是,因隔行扫描制式的奇数场和偶数场有时间差,需保证两场图像采集时参数的一致性。

（四）噪声

噪声会影响图像质量,对比度增加时噪声更加明显。DSA 的噪声包括 X 线噪声、视频系统噪声(主要来自摄像机)、量子化噪声(主要来自 A/D 转换过程)、散射线引起的噪声、数据存取时出现的存储噪声等。增大 X 线剂量可以减少噪声,应用积分技术可在 X 线剂量不明显增大的情况下减少噪声。

（五）设备性伪影

主要有条纹伪影、旋涡伪影、软件伪影等。

1. 条纹伪影和旋涡伪影　由 X 线成像系统不稳定引起。

2. 软件伪影　①丢失的高频信息以低频形式重现,形成条纹伪影;②当空间频率过高时产生的过冲伪影;③X 线束的能量密度不均匀、影像采集部件的尺寸偏差等因素引起的几何伪影;④X 线束硬化产生的伪影。

三、对 X 线发生装置的要求

血管造影时,将导管经穿刺针或皮肤切开处插入血管,快速注入对比剂,摄取心腔或血管的造影像。因对比剂注入血管随血液流动,会很快被冲淡稀释,所以对比剂必须在短时间内集中注入,并在稀释之前采集到尽可能多的图像。为此,DSA 的 X 线发生装置必须满足下列基本要求:

（一）输出功率大

因 DSA 图像采集频率高,要求 X 线发生装置能够在有限的时间内输出足够的 X 线剂量,它要求高压发生装置输出功率大,一般要求≥80kW。

（二）kV 波形平稳

为了保证图像采集质量,DSA 要求加至 X 线管两极的管电压波形平稳,最好接近于纯直流,并且具有良好的重复性。采用大功率逆变技术和微处理器控制的高频高压发生装置,可以满足上述要求。

（三）脉冲控制曝光

DSA 对曝光控制时序要求很高,单次曝光时间需缩短到毫秒级,短时间如 1s 内需完成数十次曝光。这要求 X 线发生装置能够实现脉冲控制曝光,需要使用高频高压发生装置和数字化控制方式。

（四）X 线管热容量高

DSA 要求 X 线管功率(容量)大、热容量高,要能承受脉冲曝光所对应的瞬时负荷和连续负荷量。对于中、大型 DSA,X 线管热容量应在 200kHU 以上,管电压范围为 40～150kV,管电流通常为 800～1 250mA。

（五）X 线管散热好

为确保 X 线管散热好,提高 X 线管连续负荷能力,有些 DSA 采用油循环、风冷却散热方式的 X 线管装置,有些采用金属陶瓷 X 线管。

（六）三焦点

采用三焦点,以适应不同的采集方式、放大倍数和检查部位。

四、管头专用支架

（一）支架结构

如图 4-19 所示,为适应倾斜透视与摄影要求,并使 X 线管装置(管头)和探测器(如图中的增强组

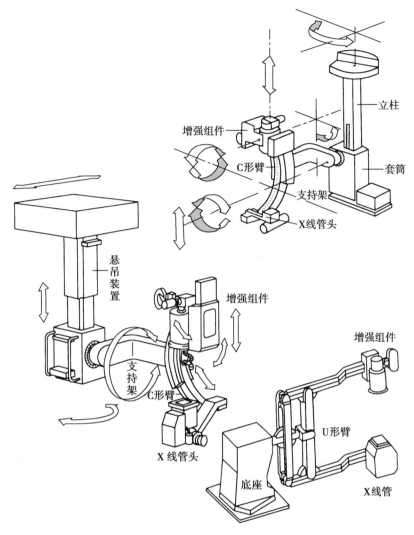

图 4-19　C形臂、U形臂结构示意图

件)能同步运动,DSA的管头专用支架多采用C形臂、U形臂等结构。

在C形或U形臂的两端分别安装管头和探测器,两者的中心线始终重合在一起,即无论在任何方向上进行透视,X线中心线都始终对准探测器的中心。C形臂可在臂架的支持下,沿C形弧做-45°~+90°转动,能很快从正位透视转换为侧位透视。沿病人长轴方向的倾斜是由支架的转动实现的,可在±45°范围内调整。有的机架可携带C形臂一起做升降运动。C形臂可由底座、附着式立柱、悬吊架等支撑。C形臂还可移动或摆动,以便在需要时使其远离导管床。

大型DSA多用双C臂、单C臂三轴(三个马达驱动旋转轴,保证C臂围绕病人作同中心运动,操作灵活、定位准确)、或L+C臂三轴系统。

（二）支架功能

1. 体位记忆　在造影中可随时记忆当前体位,可事先预设各种体位。

2. 自动跟踪回放　当支架运动到需要的角度时,系统能自动搜索并重放该角度已有的造影像,也可根据当前图像使支架自动地回转到当前图像所对应的角度。

3. 安全保护　支架由计算机控制,计算机能根据支架、床的位置自动预警和控制支架的运动速度,自动实现减速或停止。

五、导管床和高压注射器

（一）导管床

DSA的导管床具有手术床和诊视床的双重功能。导管床能方便地变换方位和部位,并且动作迅速、定位准确。

早期的导管床,管头安装在床下,与悬吊增强器配合使用,具有床面浮动和升降功能。配合 C 形臂使用的导管床,床内则没有管头(图 4-20)。

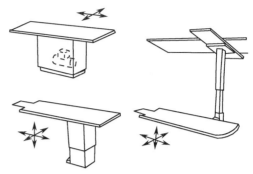

图 4-20　导管床示意图

（二）高压注射器

高压注射器能够确保在确定的时间按要求将对比剂注入血管。图 4-21 是一种电动式高压注射器传动示意图。

电机经离合器、减速器,带动传动效率极高的滚珠丝杆装置,推动注射活塞进行注射。调节电机的转速就可控制注射流率,控制电机的转动周数,就可控制注射量。

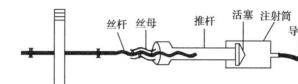
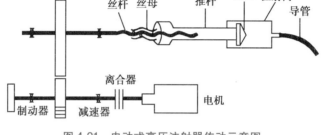

图 4-21　电动式高压注射器传动示意图

在做选择性心血管造影时,为确认导管头端的位置是否正确,有时需做试射。试射就是以较低的流率(4ml/s)注射少量的对比剂(2ml)。电动式高压注射器可一次性吸药,多次试射、注射或重复注射。

六、数字成像系统

数字成像系统主要由图像采集系统和计算机系统组成。

早期的 DSA,由 I.I、光学系统、电视摄像机、IBS 等组成影像装置,结合 A/D 转换器构成图像采集系统,实现图像数据的采集。现代 DSA,开始应用高速、动态 FPD,直接输出数字图像数据,它具有空间分辨力高、动态范围大、余辉小、信息采集快、射线剂量低等优点,由于 FPD 体积小、重量轻,可使管头专用支架结构更加紧凑、控制更加灵活。

计算机系统主要用于系统控制和图像处理。系统控制的工作流程如图 4-22 所示。

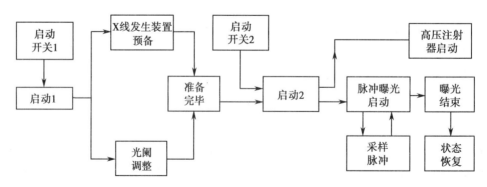

图 4-22　DSA 的系统控制流程图

启动开关信号:启动开关 1 闭合,X 线发生装置接受计算机控制,由计算机发出曝光准备信号;同时,计算机发出光阑控制信号,使光圈孔径缩小。启动开关 2 闭合,造影过程开始,计算机启动高压注射器,并对 X 线发生装置发出脉冲曝光启动信号。

联络信号:X线发生装置准备完毕后,向计算机发出准备就绪信号,表示可以进行脉冲曝光。曝光开始后,向图像采集系统发出采样开始信号;开始采集后,通知计算机读取数字图像数据,再次进行脉冲曝光,采集下一帧图像。

图像处理包括对数变换、减影、移动性伪影的校正、改善图像信噪比的时间滤过等。图像处理技术随着DSA的性能提升不断得到创新和发展。

七、DSA的特殊功能

（一）旋转DSA

这种DSA利用C形臂的两次旋转动作,第一次旋转采集一系列掩模像,第二次旋转时注射对比剂、采集造影像,在相同角度采集的两幅图像进行减影,以获取序列减影图像。此DSA的优点是可获得不同角度的多维空间血管造影像,增加了影像的观察角度,能从最佳的位置观察血管的正常解剖和异常改变。该技术实际上是对正侧位DSA检查的重要补充,在了解血管病变和周围组织之间的关系及准确定位方面有重要的意义。

（二）岁差运动DSA

岁差运动DSA是相对于旋转DSA的另一种运动形式,利用C臂支架两个方向的旋转,精确控制其转动方向和速度,形成了管头在同一平面内的四周运动,探测器则在支架的另一端做相反方向圆周运动,从而形成岁差运动。它对于观察血管结构的立体关系十分有利。在临床应用中,岁差运动主要用于腹盆部血管重叠的器官,以显示血管立体解剖图像。

（三）3D-DSA

三维数字减影血管造影(3D-DSA),是近几年在旋转DSA技术上发展起来的新技术,是旋转血管造影技术、DSA技术及计算机三维图像处理技术相结合的产物,其作用原理为通过旋转DSA采集图像,传至工作站进行容积重建(volume rendering,VR)、多曲面重建(MPR)和最大密度投影(MIP);后处理方法主要是针对要显示的部位对病变进行任意角度观察,特点是能比常规DSA提供更丰富有益的影像学信息,在一定程度上克服了血管结构重叠的问题,可任意角度观察血管及病变的三维关系,在临床应用中发挥了重要作用。

（四）RSM-DSA

RSM(real-time smoothed mask)DSA是DSA的另一特殊功能,它是利用间隔很短的两次曝光,第一次曝光时使图像适当散焦,获得一幅适当模糊的掩模像,间隔33ms再采集一幅清晰的造影像,两者进行减影可以获得具有适当骨骼背景的血管图像,它可以在运动中获得减影像,免除了旋转DSA需要两次运动采集的麻烦和两次采集间病人移动造成失败的可能。由于掩模像随时更新,且相间隔仅为33ms,因此不会产生运动伪影。

（五）步进DSA

下肢血管造影跟踪采集,其主要技术环节是:控制床面移动速度分段采集掩模像,以同样程序分段采集血管造影像,计算机减影后拼接成下肢图像、并实时显示。该项功能用于双下肢血管病变的诊疗,特点是对比剂用量少,追踪显影、显示双下肢血管并可行双侧对比,利于病变血管的显示及正常变异的识别,尤其适用于不宜多用对比剂的受检者。目前应用于临床的步进DSA有单向的,即从头侧向足侧者,亦有双向的,既能从头侧向足侧跟踪动脉血流,也可以从足侧向头侧跟踪静脉血流。

（六）自动最佳角度定位系统

从两个投影角度大于45°的血管图像计算出两条平行走向的血管在360°球体范围内的最佳展示投射角度。在临床应用中,可以用正侧位DSA图像,测算出某一段迂曲走行血管的最佳投射角度,可控制C形臂一次调整到最佳角度来显示此血管图像。

（七）C形臂CT成像

C形臂体层成像是使用FPD的DSA与体层技术结合的产物,是利用C形臂快速旋转采集数据重建出该处的体层图像。一次旋转可获得区域信息,重建出多个层面的图像。由于FPD每个像素的面积很小,采集数据的信噪比差。目前是空间分辨率优于CT,而对比度分辨率不及CT。图像可与3D血管像相融合,更加直观。这一技术解决了介入治疗过程中需进行CT检查的需求。

（八）3D 路径图

3D 路径图是对被检部位形成三维血管图像后,随着三维血管图像的旋转,C 形臂自动跟踪、自动调整为该投照方向的角度,使透视图像与三维图像重合而最大限度显示血管的立体分布。它有利于引导导管或导丝顺利地进入到欲进入的血管内。

第四节 医用相机

医用相机(imager)的应用,起始于 20 世纪 80 年代,多以 CRT 多幅相机(已淘汰)、激光相机为代表。激光相机(laser imager)分湿式(已淘汰)和干式两种。下面简单介绍干式激光相机。

一、基本结构

0409
干式激光相机的结构（视频）

干式激光相机主要由控制板、片盒、供片滚动轴、激光成像组件、热鼓显像组件、机壳等组成。其中激光成像组件以及显像热鼓是干式激光相机的关键部件。干式激光相机需用专用的干式激光胶片。感光过程中打印头不接触胶片,可避免打印头和胶片摩擦以防影响图像和损坏打印头。干式激光相机内部结构和图像打印流程如图 4-23 所示。

（一）供片和传送系统

主要由片盒和传送机构组成。有打印需要时,由供片系统从暗盒中抓取胶片,经传送系统传送至激光扫描和热鼓显像系统。

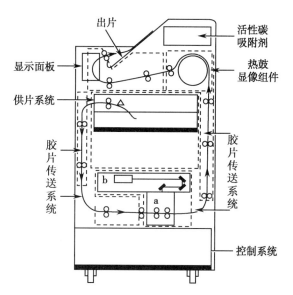

图 4-23 干式激光相机内部结构和图像打印流程图

（二）激光扫描系统

它所使用的激光二极管光点直径非常小,发射的激光属于红外区,激光发射源非常稳定,并可精确调节发射功率。极宽的动态范围,对灰度级别的数量没有限制,动态范围可持续扩展。激光光头寿命长。扫描成像速度快,每秒扫描超过 200 万点。将系统生成的图像信息经过高压、调制、放大生成激光图像信息扫描到胶片上。

（三）热鼓显像系统

其外形直径为 160mm,鼓长(工作面)为 410mm、重量 7.5kg,热鼓工作面表层有一层柔软、细腻、厚度为 1.5mm 的导热合成橡胶。热鼓工作层是主动轮。热鼓约小于 180°弧面上面有 20 根具有镜面光洁度,刚性极好的金属细小辊轴包绕半圆,称为从动轮,其弹性压力设计为确保胶片和热鼓表面滑动配合,传送胶片恰到好处,从而保证图像质量。从动辊轴组件的外周是保温层。整个从动轮组件为维护的需要设计成可以方便快速分离。鼓芯为固定不动体,其结构为同心圆栅状印刷体式电热器,内部装有温度传感器,电源和控制信号线一端输入。热鼓圆的工作面内径和同心圆电热鼓芯保持良好的无间隙感的滑动匹配。开机后,热鼓工作而始终均衡旋转,无温度梯度差,从而确保显像质量。将经过激光扫描过形成潜影的胶片通过一套高温装置,经过高温直接使得特制的银盐在高温下完成还原反应,析出银颗粒,完成潜影的显像过程。除银盐之外的其他物质被气化蒸发掉,被气化蒸发的物质应进行过滤、吸附、回收,以免造成空气污染。

显像热鼓是决定最终成像质量的极重要部件,又是整机中最易损伤和昂贵的组件之一。硬件损坏影响图像质量的主要因素来自该热鼓组件,其中包括:热鼓表面温度的一致性,表面平整度、柔软性等。

（四）控制系统

接收外部设备传入的图像格式信息并转化为内部系统信息打印在胶片上。内置有密度自动监测组件。

（五）显示系统

可显示设备状态及各种提示并可进行调节处理操作。

二、工作原理

如图4-24、图4-25所示，激光相机巧妙地采用了多面转镜和广角发散透镜（透镜）构成激光束偏转扫描器。高速旋转的多面转镜能将方向固定的入射激光束转变成快速地、反复从左至右移动的扫描激光束，广角发散透镜可在较短的空间距离内获得较大的偏转角度。

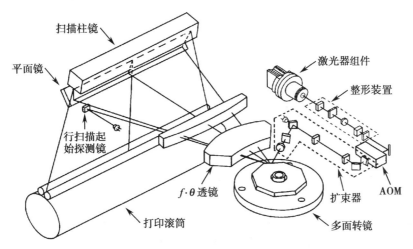

图4-24 激光相机的核心组件分解图

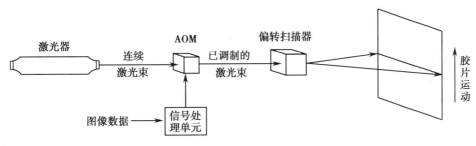

图4-25 激光相机扫描原理示意图

激光相机图像形成的基本过程是：①影像设备输出的图像数据（数字的或模拟的）馈入激光相机接口后，在中央微处理器的控制下送至信号处理单元；②信号处理单元将图像数据进行存储、排序、校正及格式管理，然后进入高速缓存器；③在打印时先将图像数据进行D/A变换，再经放大后驱动视听调制器（acoustic optical modulater，AOM）；④从激光器发出的连续激光束，经过整形装置调整，再经AOM调制，随着图像数据变强或变弱；⑤通过AOM的激光束经扩束器调整成适合扫描的激光束；⑥用广角发散透镜使不同角度的扫描变成水平强度均匀的扫描；⑦经过广角发散透镜的激光束，再经平面镜和扫描柱镜投射到扫描滚筒上的胶片，滚筒在高精度电机驱动下匀速转动，带动胶片精确移动，使胶片逐点逐行曝光。被曝光的胶片经系列处理后便可重现图像。

三、网络化管理

在实际应用中，通常将多台医用相机和多台影像设备连入局域网中，实现医用相机和影像设备的网络化管理（图4-26）。

局域网中的医用相机和影像设备的IP地址都在同一个网段内（子网掩码相同），每台影像设备可选择任意一台医用相机打印胶片。

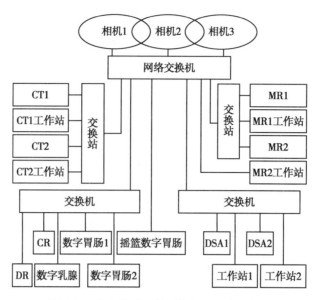

图 4-26　相机集成网络影像打印系统示意图

本章小结

　　CR 具有曝光宽容度大、对比度分辨力高等优点。它以 IP 代替 X 线胶片,IP 由保护层、荧光层、支持层和背衬层组成。CR 的成像过程是:透射 X 线→IP 形成潜影→激光扫描→电信号→A/D转换→数字图像。

　　目前临床常用的 DR,有 FPD 型 DR 和 CCD 型 DR 两类。DR 同 CT 一样,对机房工作环境要求较高,需做好日常维护与保养。

　　DSA 常用成像方式有脉冲影像方式、超脉冲影像方式、连续影像方式等,它对其 X 线发生装置的基本要求是:输出功率大、kV 波形平稳、可实现脉冲控制曝光、X 线管热容量高、X 线管散热好等。

　　临床应用最多的医用相近是干式激光相机。医用相机和影像设备可实现网络化管理。

（马敬研　刘红　周晚）

扫一扫,测一测

思考题

1. 简述 IP 的结构、成像原理和使用注意事项。
2. 试述 IRD 的读出原理。
3. 简述非晶硒 FPD、非晶硅 FPD 的成像过程。
4. 试述 DSA 的减影流程和特殊功能。
5. 简述干式激光相机的工作原理。

自学要点

学习目标

　　1. 掌握：CT 设备的基本组成；CT 设备的质量保证参数；螺旋 CT 设备系统安装。
　　2. 熟悉：各代 CT 的主要特性；螺旋 CT 优势、工作原理及参数；单层螺旋 CT 和多层螺旋 CT 的区别；CT 设备影响图像质量的因素；螺旋 CT 设备系统组成和调试。
　　3. 了解：CT 设备的发展趋势；CT 设备的伪影。

教学参考

　　X 线计算机体层成像设备简称 CT，它成功地应用计算机及网络技术，解决了 X 线投影成像的重叠难题，并实现了医学图像的数字化，使图像更清晰，解剖关系更明确，视觉效果更好，从很大程度上提高了病变的检出率和诊断的准确率。CT 的基本结构和成像原理对研究开发其他医学影像设备提供了很好的参考模型。

第一节　概　　述

一、各代 CT 的主要特性

　　1971 年由英国工程师豪斯菲尔德（G. N. Hounsfield）研制成功了世界上第一台用于临床的 CT。1972 年，利用这台 CT 首次为一名病人诊断出脑部囊肿，并取得了世界上第一例 CT 图像。1974 年，美国乔治城大学（George Town University）医学中心工程师莱德利（Robert S. Ledley）研制设计出第一台全身 CT。

　　CT 的问世在放射学界引起了爆炸性的轰动，被认为是继伦琴发现 X 射线以来工程界对医学诊断的又一划时代贡献，为此，Hounsfield 获得了 1979 年的诺贝尔生理学或医学奖。此后，CT 设备与技术的发展非常迅猛，已先后发展了从头颅 CT 到超高速 CT 等五代 CT，以及现在应用最多的螺旋 CT。

　　（一）第一代 CT

　　采用平移（translation）＋旋转（rotation）扫描方式（T/R 扫描方式），由一只 X 线管和一个闪烁晶体探测器组成，X 线束被准直成如同铅笔芯粗细的线束，故称为笔形束（pencil beam）扫描装置，如图 5-1（1）所示。受检者头部位于视野中心，X 线管与探测器连成一体，环绕视野的中心同步做多步旋转并在每步旋转位置做多步直线平移扫描运动。穿过受检者头部的 X 线束被另一端的闪烁晶体探测器接收作为投影数据。

　　第一代 CT 仅能用于头颅的检查，扫描过程中，受检者的头部需戴上一个充满水的圆形橡胶帽水袋。用现代的观点，水袋起到了滤过器的作用，使得在水袋中的受检者头部影像干扰比较小。成像矩阵为 160 像素×160 像素。

　　第一代 CT 效率很低，扫描时间长，通常需要 3~5min。重建 1 幅图像的时间为 5min。在做 CT 检

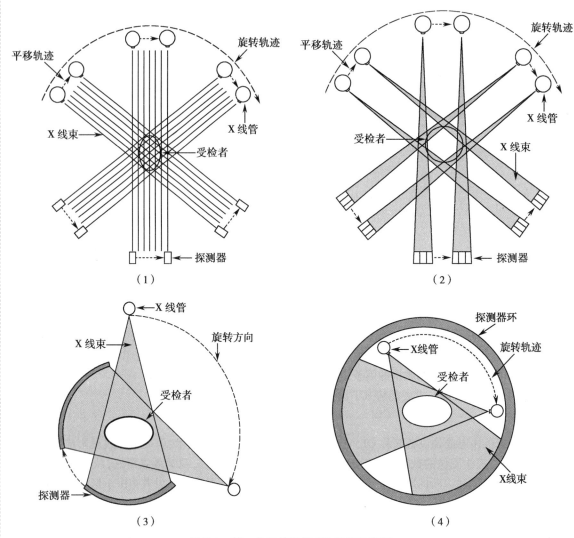

图 5-1 第一代至第四代 CT 结构示意图
(1)第一代 CT;(2)第二代 CT;(3)第三代 CT;(4)第四代 CT。

查时,计算机重建上 1 幅图像的同时,采集下 1 幅图像的投影数据,如果受检者需要扫描 6 个层面,则共需要约 35min 的时间。因其扫描速度慢,采集数据少,重建图像质量较差,故已被淘汰。

（二）第二代 CT

采用与第一代 CT 相同的 T/R 扫描方式,在第一代的基础上,将其单一笔形 X 线束改为 5°~20°窄扇形线束,因为覆盖探测器数目增加到了 3~30 个,所以又称为窄扇形束 CT 设备,如图 5-1(2)所示。由扇形排列的多个探测器代替单一的探测器,每次平移扫描后的旋转角由 1°提高至 3°~30°,这样旋转 180°时,扫描时间就缩短到 20~90s。但这个时间对于扫描腹部等运动器官来说,仍不能避免伪影的产生。

虽然扇形线束可以照射到更大的视野范围,但同时也产生了更多的散射线。由于探测器几何尺寸较大,排列不能十分紧密,部分 X 线照射在探测器的间隔中而没有得到有效的利用。此外,第二代 CT 要求每个探测器的性能和灵敏度必须一致,避免由于探测器灵敏度不一致而产生投影数据误差。

（三）第三代 CT

采用旋转+旋转扫描方式(R/R 扫描方式),X 线管和探测器作为整体共同围绕视野做旋转运动来进行数据采集。因为 X 线束为 30°~45°的扇形束,所以又称为广角扇束 CT 设备,如图 5-1(3)所示。1975 年问世,称为第三代 CT。这种 CT 设备大幅度缩短扫描时间至单层面扫描时间为 3~5s。

第三代 CT 有较宽的扇形角,可以包括整个被扫描体的断面,探测器的数目也极大地增加,可达到数百个。由于 X 线管和探测器的供电及检测信号的输入输出均需要电缆连接,故采用往复运动的方式实现交替层面的扫描,以避免电缆的过度缠绕。

（四）第四代CT

扫描方式是探测器静止而只有X线管旋转,称为静止(stationarity)+旋转扫描方式(S/R扫描方式),如图5-1(4)所示。它用600个探测器紧密地排成圆周,扇形线束角度也较大,单幅图像的数据获取时间缩短至2s。第四代CT的缺点是对散射线极其敏感,需在每只探测器旁加一小块翼片作准直器;但这也就浪费了空间,降低了探测器的几何效率,从而增加了受检者所受的辐射剂量。

第四代CT扫描机探测器数量多达450~7200个,这就加大了设备的成本,并且这么多的探测器在扫描过程中只有扇形X线束照射部分能够使用,造成了浪费。与第三代CT相比,第四代CT采用了反扇束采集技术,将探测器作为基点来对应能够覆盖扫描范围的X线束,可以有效地避免环形伪影的出现,除此以外没有明显的优势,所以只有少数厂家生产第四代CT,并且装机数量也相对较少。

（五）第五代CT

采用静止+静止扫描方式(S/S扫描方式),突出特点是X线管和X线探测器都是静止的。有超高速CT和动态空间重建机两类。

1. 超高速CT(ultra-fast CT,UFCT)　又称电子束CT(electronic beam tomography,EBT),其结构与前四代CT有明显的不同。它采用一个大型特制扫描电子束X线管,产生高速旋转的扇形X线束(图5-2)。

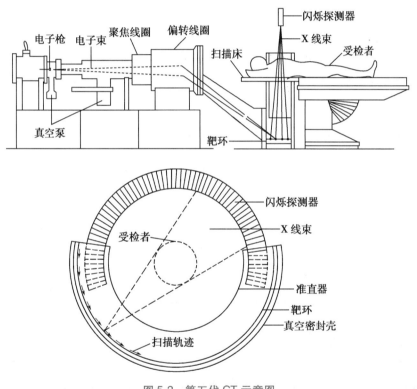

图5-2　第五代CT示意图

由图可见,电子枪发射的电子束,在管电压、聚焦线圈、偏转线圈的作用下,经聚焦、偏转后加速向靶环运动,轰击四个紧挨着的圆弧形钨靶,所产生的X线,经准直器整形为扇形X线束,射向受检者。在钨靶对面的圆弧形上,固定有两排探测器阵列。当电子束轰击一个圆弧形钨靶时,可以扫描两个层面,当电子束交替轰击四个圆弧形钨靶时,可以同时扫描八个层面,这对心脏、冠状动脉及心血管疾病的检查和研究有着特殊作用。

超高速CT对X线管性能要求比较高:管电压130kV;管电流300~800mA;热容量为9MHU;靶基质量比传统CT设备要高100倍。

2. 动态空间重建机(dynamic spatial reconstructor,DSR)　该机原理与常规CT的物理和数学原理相似。整机由扫描、重建及数据分析三个部分组成。扫描部分由多只X线管排列成半圆弧列阵;与X线管相对应的是由Ⅰ.Ⅰ和电视摄影机组成的X线电视系统探测器阵列。采集过程采用电子时序控制的方法控制X线管顺序产生X线,与X线管相对应的X线电视系统顺序地接受X线投影数据,形成扫描过程。由于这种CT需要多只X线管和相应的多套X线电视系统,造价非常昂贵,因此装机数量极少,限于篇幅不再进行介绍。

(六)螺旋CT

螺旋CT是在第三代CT基础上发展而来的一种CT设备,是滑环技术(slip-ring technique)和高频(high frequency)高压发生装置应用的结果。从单层螺旋CT迅速发展到了2、4、8、16、32、64、128层,宽体探测器已发展到了256排CT、320排CT,乃至平板探测器CT。

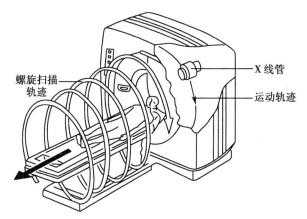

图5-3　螺旋CT示意图

螺旋CT将第三代CT的往复扫描方式利用滑环技术改变成了单方向连续扫描方式,配合扫描床的同步位移,获得螺旋状的扫描轨迹,再采用特殊的重建方法建立出断面及三维图像。

相对于传统的第三代CT而言,螺旋CT在扫描速度上得到了大幅度的提高,目前已经实现了单周亚秒扫描,最快的单周扫描速度可小于0.27s,使得螺旋CT的时间分辨率也越来越高。采用新型多排探测器的多层螺旋CT(multislice spiral CT,MSCT),在纵向上扩展为二维探测器阵列,使数据采集速度和分辨率大幅度提高。螺旋CT基本结构和扫描轨迹如图5-3所示。

各代CT的特点见表5-1。

表5-1　各代CT的主要特点

比较项目	第一代	第二代	第三代	第四代	第五代	螺旋
扫描方式	T/R	T/R	R/R	S/R	S/S	R/R
探测器数	1	3~30	256~720	450~7 200	1 500以上	512以上
X线束	笔形	窄扇形	扇形	广角扇形	锥形	扇形或锥形
扇角(°)	-	5~20	30~45	48~120	30~45	30~45
扫描时间(s)	180~300	20~210	3~10	1~5	0.03~0.1	0.35~1
每次层数	1	1	1	1	2~8	1~1 320

二、CT设备的发展趋势

(一)硬件发展趋势

1. X线管的发展　扫描速度的不断加快、更宽体的探测器的发展和亚毫米的扫描层厚都要求更高的管电流输出量,才能保证扫描中每一束X线脉冲发生具有足够的mAs,以获得良好的图像质量。管电流输出量的提高又意味着产生热量的增加,故而需要高的热容量或散热率,这些特点决定了X线管的发展趋势。CT用X线管设计有两种发展趋势:一种是大功率高管电流输出X线管,已可达800mA高峰值管电流输出,这类X线管通常会采用大的热容量,可达7.5MHU或8MHU;另一种是高散热率X线管,散热率最高者可达4.7MHU/min,保证长时间扫描而无须X线管冷却等待。

X线管焦点的尺寸和形状也是直接影响影像质量的重要因素之一,亚毫米的探测器采集单元及达到0.3mm左右的各向同性分辨率,对X线管焦点尺寸和形状提出了更高的要求。

有些X线管还运用了电子束滤过技术,可滤过无效的低能量电子束,这不仅减少了无效电子对阳极靶面的冲击及冲击后产生的热量,延长了X线管的寿命,而且提高了X线质量,减少了受检者的辐射剂量,并进一步提高了图像质量。

2. 探测器的发展　目前采用的固体探测器的闪烁体主要有碘化钠和超高速、高纯度的稀土陶瓷,采用光学耦合方法使闪烁体和光电二极管结合在一起。现今 MSCT 设备的探测器多采用稀土陶瓷固体探测器。

MSCT 采取了阵列探测器，每一单排的探测器物理采集宽度可达到亚毫米，阵列探测器组合的覆盖宽度在 4~16 层的 MSCT 上为 20~32mm，而现在 64 层 CT 的覆盖宽度可达 40mm。最薄物理采集层厚可做到高分辨率的亚毫米层厚 0.5mm 或 0.625mm。探测器发展向着宽体、薄层的方向发展，覆盖宽度越来越大，层厚越来越薄，图像质量更佳，扫描速度得到很大的提升。现在 64 层 CT 在 10s 内即可以完成全身检查，同时所得到的图像都是高分辨率的亚毫米层厚。随着探测器技术的发展，MSCT 的扫描速度、图像质量和覆盖范围这三者实现了有效的统一，同时实现薄层、快速、大范围的采集，拓展了临床应用范围。

探测器单元的大小是决定采集体素大小，进而决定图像质量的关键因素之一。随着单排探测器厚度的不断减小，MSCT 还提出了 Z 轴分辨率的概念。得益于 X 线管焦点、机架、探测器等技术的优化设计，在 16 排 CT 上实现了真正的"各向同性"体素采集的信息模式，即采集体系的空间坐标 X、Y、Z 轴尺度相等。各向同性体素采集的原始信息可以保证重建图像和任意方向模式的重组图像均可获得良好分辨率且不失真，有利于观察微小解剖结构和病变。16 层 CT 的单排探测器宽度有 0.5、0.625、0.75mm 的差别，而 16 层以上 CT（包括 32、40、64 层 CT），多数厂家采用了 0.625mm 或 0.6mm 的层厚，也有厂家采用了 0.5mm 的层厚。随着探测器宽度从 10、20、40mm 发展到 160mm 覆盖，灌注成像技术的应用也从层面灌注发展到病灶灌注，目前已实现了器官灌注及容积灌注成像；一次扫描、一次注射对比剂，所获得的数据能同时进行动态 CTA 重建和组织器官灌注分析。

在探测器今后的发展中，提高探测效率和减少响应时间仍然是一个大的发展方向。由于采集的最薄物理单元已达到了亚毫米，再进一步提高的空间已经有限；相反，多排探测器的闪烁体材料及总体宽度却有着很大的发展空间。

（1）宝石探测器：使用宝石作为探测器的闪烁体材料，在宝石分子结构中掺杂稀土元素，探测效率得到提高，使图像质量明显提高。资料显示，其低对比度分辨率达到类 MR 软组织成像，空间分辨率可达 1mm 冠状动脉，7 级肝脏血管显示。

（2）纳米板（nano panel）探测器：基于纳米板技术用于容积扫描的新型探测器，其最大覆盖范围达 160mm，具有 256 排探测单元，只需一次旋转即可获得整个器官的图像，如心脏和头部等。

（3）320 排探测器：宽体 0.5mm 厚 320 排探测器，可达 160mm 的覆盖范围，称 320 排螺旋 CT。

3. 高压发生器　因 MSCT 扫描速度快，最快已达 0.27s，旋转部分的离心力很大，油浸式高压发生器很容易发生漏油而损坏，故采用固态高频高压发生器代替油浸式高压发生器。对于低压滑环式 CT 设备，高频高压发生器可安装在机架内随 X 线管一起旋转，目前其功率可达 100kW 左右。

4. 驱动系统　机架的驱动系统，沿用多年的皮带机械传动方式已淘汰，采用新型电磁驱动，或称直接驱动技术，提高了旋转速度，降低了机械噪声。

（二）软件发展趋势

1. CT 血管成像（CT angiography，CTA）　CT 血管成像是血管造影技术与 CT 快速扫描相结合的一种技术，它是以螺旋 CT 扫描为基础，静脉快速注射对比剂，应用计算机三维重建来显示血管结构的成像技术。CTA 能在血管内对比剂浓度高峰期获得薄层扫描图像，并通过工作站后处理技术，显示血管的解剖结构，是一种无创伤的临床评价血管疾病的方法。螺旋 CT，特别是 MSCT 用于颅脑 CT 血管成像，能及早发现颅内动脉瘤，准确显示颅内血管与肿瘤的关系；用于腹部血管成像可进行腹腔动脉、肾动脉狭窄的检查；CT 冠状动脉成像则可较好地诊断冠心病。

门控技术的应用是 CT 临床技术质的飞跃。门控技术可在一定程度上提高 Z 轴分辨率，在采集数据时，可以选择每个心动周期内相同时相的数据来重建图像。通过注射对比剂、配合门控技术，能够显示冠状动脉及其分支。

随着扫描速度的不断提高，CT 的时间分辨率允许在一次对比剂注入后得到多层面的灌注信息，实现 CT 灌注成像。

2. 三维图像重建　采用薄层连续或重叠扫描并借助计算机处理可获得三维图像，这比二维图像有更高的价值，对复杂解剖部位如头颅、脊柱、骨盆及膝关节等部位的肿瘤、骨折、关节脱位提供精确定位,有利于手术和放射治疗计划进行。MSCT越来越广泛的应用,使得三维图像重建更加方便快捷,同时Z轴分辨率也得到了大幅度提高。

3. CT引导下的介入治疗　由于CT成像快、图像清晰,可即时清楚地显示病灶与周围组织结构的关系,因而可作为导向工具,在CT引导下进行介入诊断与治疗。如在CT引导下胸部穿刺活检,对确定病变性质具有重要意义。

4. 仿真内镜(virtual endoscopy,VE)　是利用计算机软件功能将螺旋CT容积扫描获得的图像数据进行后处理,重建空腔内表面的立体图像,再用电影功能依次回放,从而获得内镜效果。螺旋CT成像能获得喉、气管、支气管、结肠、鼻腔甚至主动脉腔内膜的仿真内镜图像,能显示腔内病变的形态,还能从梗阻远端观察情况。CT仿真内镜提供了一种无创伤性的诊断方法,可作为纤维内镜的补充诊断手段。

5. 放射治疗计划　CT用于放射治疗计划,主要表现在准确定出原发肿瘤的位置,探索局部转移,确认肿瘤对放射治疗的敏感性;监视放射治疗的效果。操作人员可用图形输入装置在CT影像上圈定轮廓,或以CT值为基础设定密度,以标准方法做射线束定位,用计算机计算深部剂量,或单独计算等剂量曲线,还可实施横断面外的计算,使等剂量曲线呈现在冠状面和矢状面上,从而实现等剂量曲线的三维显示。

CT用于放射治疗的图像对空间分辨率和密度分辨率的要求比用于影像诊断的图像要高。因为诊断往往只需确定肿瘤是否存在,而放射治疗却要明确肿瘤的实际大小、位置及其密度。

第二节　CT设备基本组成

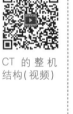

CT 的整机结构(视频)

图5-4、图5-5分别是第三代CT和螺旋CT的外观结构。依据外观,第三代CT主要由操作台、扫描床、扫描架、高压发生器、电源和控制机柜、计算机与存储器等组成。随着计算机技术、电子技术、精细加工等各种高新技术的发展,特别是低压滑环和大功率逆变技术的成功应用,CT各组成部分的集成化程度不断提高,体积不断缩小。螺旋CT在外观上主要由电源柜、扫描床、扫描架和操作台四大件组成。

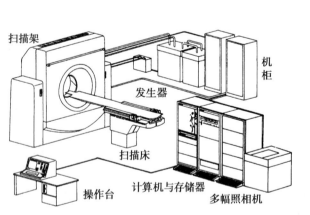

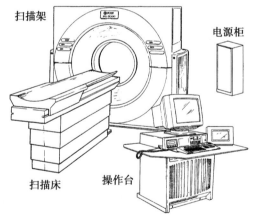

图5-4　第三代CT外观图　　　　图5-5　螺旋CT外观图

目前,螺旋CT已逐步普及到国内各级医院。不管是螺旋CT还是第三代CT,依据图像形成过程,它们主要由三大系统组成,即:①扫描系统(亦称成像系统);②计算机及图像重建系统;③图像显示与存储系统(图5-6)。

一、扫描系统

扫描系统由X线发生装置、准直器(collimator)、滤过器(filter)、探测器(detector)、数据采集系统(data acquisition system,DAS)、扫描机架和扫描床等组成。其作用是产生X线和采集重建图像所需的原始数据。

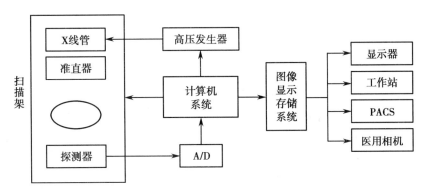

图 5-6　CT 的基本组成方框图

（一）X 线发生装置

X 线发生装置主要包括 X 线管装置和高压发生装置。它是扫描系统的重要组成部分，与 X 线机的 X 线发生装置基本相同，但对其结构性能、X 线辐射强度及其稳定性要求更高，以减少数据采集误差。

1. X 线管装置　CT 用的 X 线管与诊断 X 线机用的 X 线管基本相同，包括固定阳极 X 线管、旋转阳极 X 线管和其他特殊 X 线管。第一、二代 CT 对 X 线管瞬时功率要求不高，通常选用固定阳极 X 线管就可基本满足要求；而第三、四代 CT 则不同，尤其是螺旋 CT，X 线管需在大功率情况下长时间连续扫描，故必须选用大功率、高热容量的旋转阳极或其他特殊 X 线管，且要求具有很高的阳极散热率，以提高 X 线管的连续负荷能力。

图 5-7 所示的 X 线管装置，将旋转阳极 X 线管及管套与油循环、风冷却的热交换器集成于一体，采用油循环加风冷却的复合散热方式。在管套周围装有散热器、散热风扇、油路管道和油泵，管套内直接接受 X 线管散热的变压器油被泵出管套，经油路管道进入散热器，散热器旁边有散热风扇，变压器油通过风冷强制散热后再泵回管套内，形成一个闭合的油循环回路，使管套内 X 线管周围变压器油的热量能及时散发到周围空

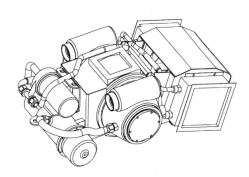

图 5-7　一种油循环风冷却的 X 线管装置

间中去。大多数 CT 使用这种散热方式，X 线管阳极散热率一般可达 1~1.5MHU/min。

有些 CT 所用的 X 线管装置，其旋转阳极 X 线管及管套与油循环风冷却散热装置是分离的（图 5-8）。图 5-8（1）是其接线图，图 5-8（2）是它的线路图。H7、H8、H9 是旋转阳极启动电机的定子线圈接线柱，L110、L0 是油循环装置电源，H0、H 之间接 X 线管的温度保护和油流速开关，以保护 X 线管。

目前，CT 用 X 线管的热容量已超过 8MHU，而电子束控金属 X 线管更号称是不受热容量制约的 X 线管，阳极散热率高达 4.7MHU/min。这种 X 线管仍属旋转阳极 X 线管，其阳极靶体朝向阴极一侧在真空中，背向阴极的一侧浸泡在变压器油中。所有旋转轴承都位于真空环境外，工作时转动整个 X 线管。位于阴极端轴心的阴极灯丝发射的电子束，在固定于管外偏转线圈产生的磁场调控下，按固定方向向阳极运动，撞击管套窗口一侧的阳极靶。由于阳极靶体一侧直接与变压器油接触，散热效果很好，阳极热容量很大，即使在最大负荷条件下，阳极仍可在 20s 内冷却下来，大幅提高了连续负荷能力。

近年来，有的厂家在旋转阳极 X 线管基础上引入了"飞焦点"技术（图 5-9）。这种 X 线管的阴极采用两组灯丝，曝光时交替使用，其变换率约 1.0ms。在电磁偏转线圈的作用下，电子束在撞击阳极靶面时产生瞬时偏转，分别撞击靶面的不同位置，以提高阳极的使用效率和 X 线管的热容量，同时也提高了数据采集速率。其基本原理是：X 线发生时，阴极灯丝发射的电子在管外偏转线圈产生的偏转磁场作用下，沿阳极靶面焦点轨迹方向以一定频率交替撞击在两个不同的位置上，交替产生 X 线。两个不同的位置对应两个焦点，每一焦点产生 X 线时，形成一次投影并采集数据一次。这样，不仅增加了单位时间内所采集的数据量，还可以缩小焦点，进一步提高图像质量。

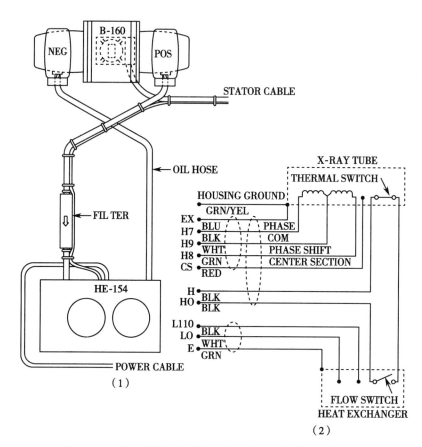

图5-8　一种油循环风冷却的X线管装置的接线图和线路图

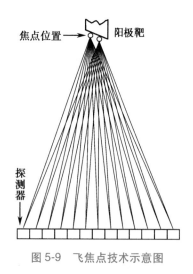

图5-9　飞焦点技术示意图

CT用的X线管有两种工作方式。一种是连续工作方式,在扫描一个层面期间X线管连续辐射X线,多用于第一、二代CT;另一种是脉冲工作方式,在整个扫描期间X线管间断地辐射X线,这种脉冲式X线有三种产生方式:高压开关电路控制式、低压开关电路控制式和栅控式。前两种方式主要依靠控制电路来实现,对X线管没有相应的特殊要求,而第三种方式必须使用栅控X线管。

X线管的主要性能指标是热容量和散热率。热容量越大,散热率越高,表示X线管连续工作的时间越长,性能就越好。

任何X线管都有一定使用寿命。对于CT用X线管,国际上通常把扫描4万~6万次作为它的质保寿命。但随着X线管制造技术的提高,即使早期的1.5MHU以上的X线管,扫描10余万次较为普遍,2MHU以上X线管扫描20余万次甚至30万~40余万次仍能正常工作。一般情况下,热容量越大,扫描次数越多。

CT用的X线管价格昂贵,其寿命除与自身的制造技术和质量有关外,还与是否正确使用和维护有关。正确使用和合理维护对确保或延长X线管使用寿命具有重要意义。

2. 高压发生装置　CT用高压发生装置的结构与X线机的基本相同,主要由高压变压器、灯丝变压器和高压整流器等组成。

CT对高压(管电压)的稳定度要求高。早期CT多采用三相工频高压发生器,用三相工频交流电作为高压电源,产生直流高压的脉动范围为4%左右。逆变式高压发生器于20世纪80年代起开始用于CT,它是将工频电源经过整流滤波后变为几百伏的直流电源,再经直流逆变,转换为中频或高频交流电,然后输送给高压变压器初级。这种高压发生器产生的直流高压波形十分平稳,电压波动范围可低于1%。

在 CT 中,一般采用闭环控制的方法来稳定管电压和管电流,减小与设定值之间的偏差。如图 5-10 所示,从高压次级回路(通过高压分压电阻的低端)获取一反映实际管电压值的取样电压,与参考电压进行比较,所得差值电压经放大后,反馈给高压变压器驱动电路,实时调整输出管电压值,当取样电压与参考电压相等时,则表示实际管电压值已经等于设定值。管电压设定值决定参考电压的大小。管电流闭环控制原理与之相同,只是管电流的取样电压来自高压次级回路的近地(保护性接地)端,参考电压值由管电流的设定值决定。

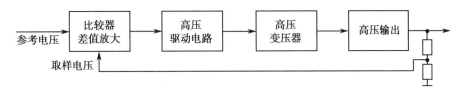

图 5-10　管电压闭环控制原理图

管电压和管电流一旦设定后,相应的参考电压便是一个确定值。此时,稳定参考电压值十分重要,一旦有少许变化,则会影响到被采集数据的噪声水平和 X 线硬化强度误差,造成 CT 图像质量下降。因此,CT 中通常采用高性能、高指标的稳压电源。也有采用直流电桥输出,以增加其对交流干扰信号的抑制能力。

每一个 X 线管都有一个允许的工作范围。如图 5-11 所示,图中斜线所示的阴影区域是 X 线管的正常工作区,其他区域分别是过管电压区、过功率区、过管电流区和低管电压高管电流区。除正常工作区外,其他都是 X 线管的禁止使用区。例如,当 X 线管工作在低管电压高管电流状态时,灯丝加热电压高,灯丝挥发严重,极易玷污靶面和管内壁。因此,CT 在高压与灯丝加热控制装置中设计有一系列的安全保护电路,以保证 CT 的正常运行和 X 线管的安全使用。

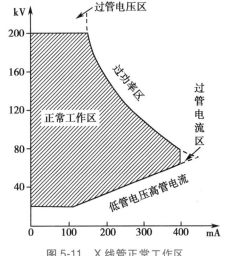

图 5-11　X 线管正常工作区

（二）准直器和滤过器

1. 准直器　它类同于 X 线机的遮线器,CT 准直器的作用有三点:①降低受检者的辐射剂量;②减少进入探测器的散射线;③限定成像的空间范围(限定体层层厚)。准直器一般用铅或含少量锑、铋的铅合金等材料制成。其外观结构看上去比较简单,但一般来讲,X 线焦点越大,它的设计方案和加工工艺越复杂。

按照所在位置不同,准直器可分为两种:一种是 X 线管侧准直器,又称前准直器;另一种是探测器侧准直器,又称后准直器(图 5-12)。

前准直器用于控制 X 线束在人体长轴平行方向上的宽度,从而控制横断面成像的扫描层厚。扫描层厚是 CT 的一个重要技术参数,它的变化范围通常在 1~10mm。后准直器有很多狭缝,每个狭缝

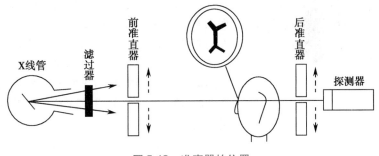

图 5-12　准直器的位置

对准一个探测器,使探测器只接收垂直射入探测器的X线,以减少其他方向的散射线的干扰。为了有效利用X线,探测器孔径宽度要略大于后准直器狭缝宽度。前后准直器必须精确对准,否则会产生条状伪影。有些CT在设计时,因假设X线焦点足够小,故没有安装后准直器。

2. 滤过器　亦称为补偿器(compensator)。在最初设计CT时,研究人员使用的是单能X线,因单能X线遵循郎伯(Lambert-Beer)指数衰减定律;同时,研究人员所用成像物体厚度也是均匀的,以利于图像重建。而临床CT实际使用的是"多能"连续X线,有些低能量的X线对成像没有任何作用,反而会增大受检者的X线受照剂量;并且人体横截面类似于椭圆形,厚度并不均匀,中心厚度大,边缘厚度小,信号强度反差大,透射X线强度也不均匀。为此,在X线管和探测器之间,增设了滤过器,形状设计成楔形。CT中扫描野是可以改变的,此时楔形滤过器的尺寸也需相应改变。如图5-13所示,图左所示的滤过器多用于第一、二代CT,图右所示的滤过器多用于第三、四代CT。

图 5-13　滤过器的形状与位置

由上述可知,CT滤过器的作用是:①吸收低能X线(软射线),这些低能射线无益于CT图像的形成;②使X线束通过滤过器和均匀圆形水模(water phantom)后,变成强度分布均匀的射线束;③减少受检者射线受照量。

（三）探测器

CT中探测器是一种将X线能量转换为电信号的装置,它是由许多性能相同的小探测器单元排列而成的阵列(称探测器阵列),每个探测器单元对应一束X线,并将该束X线的辐射强度转换成一定大小的电信号。如果有N个探测器单元,那么一次就可同时获得N个电信号(投影数据)。目前,$N \geqslant 512$。

1. 探测器的特性

（1）检测效率(efficiency):是指探测器吸收X线束能量的百分数。探测器的效率应尽可能接近100%,以使全部输入的X线能量转化为电信号(重建图像的数据),减少受检者的X线剂量。影响探测器效率的因素有几何效率(geometrical efficiency)和吸收效率(absorption efficiency)。

1）几何效率:表示探测器能获取穿过受检体透射X线光子的能力(图5-14)。它由每个探测器单元的有效孔径和相邻探测器单元的间隔来决定。射向探测器间隔的X线不能被探测器获取,因而对成像无任何作用。

2）吸收效率:指X线光子进入探测器后被吸收的X线光子百分数。它主要与探测器的类型、厚度、探测器单元间隔、X线光子的能量有关。

3）总检测效率:是几何效率和吸收效率的乘积。实际使用时,探测器的效率通常在50%~80%之间。探测器效率越高,在一定图像质量水平的前提下受检者接受的辐射剂量越少。

（2）稳定性(stabilization):是指从某一瞬时到另一瞬时探测器的一致性和还原性。探测器需经常进行校准以保证其稳定性。在第一、二代CT中,每次平移运动结束后都要校准探测器。第三代CT每天仅校准一次。当第三代CT探测器的响应偏离正常情况时,环状的伪影将在该扫描图像中产生。第四代CT在每一次旋转期间对探测器校正两次,第一次校准是沿着运动扇形射束的前缘,第二次沿着后缘。

（3）响应时间(response time):是指探测器接收、记录和输出一个信号、最后恢复到初始状态所需的时间。一个

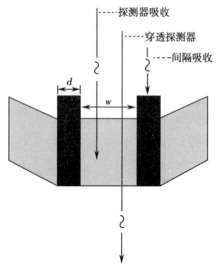

图 5-14　决定探测器效率的诸因素

探测器应瞬时地响应一个信号,然后立即迅速地抛弃该信号并为响应下一个信号做好准备,如余辉现象严重则影响下一个信号的值。为了避免余辉造成的畸变及假象,需要仔细选择闪烁物质并进行相应的校正。

（4）准确性（accurateness）与线性（linearity）:由于人体软组织及病理变化所致衰减系数的变化是很小的,因此,穿过人体的X线强度也只引起很小的变化。如果探测器对衰减系数的测量不够准确,测量中的小误差可能被误认为信号的变化,造成图像上的伪影。另外,对于探测器,还要求其线性地转换信号,即入射X线强度与检测器的输出信号成正比关系,这样才能够快速、准确地获得成像数据。

（5）一致性（consistency）:即对于相同的X线输入,各探测器单元的输出应相同。各探测器单元的不一致所获得的检测数据不能够正确地表示出X线与成像物体之间的对应关系,造成重建图像中的伪影。除第一代CT外,其他CT均采用由多探测器单元组成的探测器阵列,为了得到可以对比的检测数据,要求各探测器单元具有一致性。

除上述五项特性外,通常还要求探测器具有较大的动态范围。动态范围是指探测器能够测量到的最大信号与能够识别的最小信号之比,通常可达$10^6:1$。另外还要求探测器对X线硬度的依赖性要小。

2. 探测器的种类　自CT问世以来,所使用的探测器主要有两种大的类型:一种是利用X线对气体的电离作用制成的气体探测器。因所用气体常为高压氙气,故又称为氙气探测器（Xe-gas detector）。另一种是利用光电效应制成的固体探测器。

（1）气体探测器:它由惰性气体和气体电离室构成。通过测量电离电流的大小来检测入射X线的辐射强度。其结构如图5-15所示。

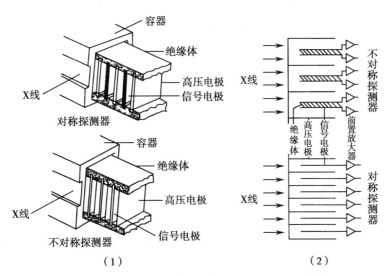

图5-15　高压氙气探测器示意图
(1)基本结构;(2)电极结构。

气体探测器的上下夹面由绝缘体构成,封装在气体容器之中。电极用薄钨片构成,多组电极将气体容器分隔成多个小室,每一个小室成为一个电离室,电离室之间相互连通,整个容器中充满惰性气体,每一组电极上加直流加速电压。当X线入射至电离室时,X线使气体电离,电离产生的离子和自由电子在加速电压的作用下形成电离电流,并由各个中心信号电极引线连接到相应的前置放大器,通过前置放大器放大后送入数据采集系统。电离电流会产生高温,因而隔板和信号电极均采用钨片。隔板与X线入射方向一致,起到后准直器的作用,它可防止由受检人体产生的散射线进入电离室。气体探测器的吸收效率比固体探测器要低,采用高压氙气以增大氙气分子的密度,可使吸收效率提高。但由于钨片机械强度的限制,不能采用太高的压力,氙气压力一般为20~30个大气压,这就限制了转换效率的进一步提高。

气体探测器的优点是:①稳定性高;②一致性好;③响应时间短;④没有余辉;⑤价格便宜。其缺点是:①需要恒温来保证气压的稳定;②检测效率相对较低;③需要高mAs来获得足够强的信号;④易受电极电压起伏、震动的干扰而产生伪影。

（2）固体探测器:分为闪烁探测器(scintillation detector)和稀土陶瓷探测器(rare-earth ceramic detector)。

1）闪烁探测器:由闪烁晶体和光电转换单元合理组合而成。闪烁晶体接受 X 线照射后能发出强度正比于入射 X 线强度的荧光,该荧光经光电转换单元可转换为电信号。

闪烁探测器的应用十分广泛,它既能探测带电粒子和中性粒子,又能探测粒子的强度和能量,且探测效率和灵敏度都较高。根据所用光电转换器件不同,它分为光电倍增管式和光电二极管式两种。

光电倍增管式闪烁探测器应用较早。光电倍增管是一种电真空器件,直径约 25～30mm,截面为圆形或六角形(图 5-16)。它广泛用于检测紫外光、可见光和近红外光能量,具有灵敏度高、噪声小、线性好、工作频率范围宽、放大倍数高、光谱响应范围宽、稳定性好和工作电压范围宽等优点。光电倍增管内部有一个光电阴极、一个聚焦极、多个倍增极和一个阳极。光电阴极是光电转换的关键部分,它具有光电效应,能接受光子而释放出光电子,释放的光电子数量正比于接受的光子。倍增极由能够发射二次电子的固体材料组成,它对光电阴极射来的光电子具有数目放大作用。阳极最后收集电子并输出电信号。光电倍增管使用时,阳极通过高电阻接地,光电阴极加约 -700～-2 000V 的负高压。各倍增极由高压直流电源通过分压电阻给出一级比一级高的电压。光电倍增管易受外界磁场和电场的干扰,因此需有严密的屏蔽措施。

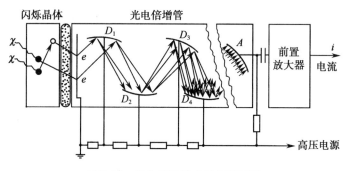

图 5-16 光电倍增管式闪烁探测器

光电二极管式闪烁探测器是用光电二极管代替光电倍增管。光电二极管是一种半导体器件,其基本组成部分是 PN 结和透镜。来自闪烁晶体的荧光经透镜聚焦后,照射在 PN 结上,PN 结产生电子-空穴对而形成电流,电流大小与光照强度成正比。光电二极管由于输出信号微弱,通常都带有前置放大器。光电二极管体积小,响应时间非常短,约为 0.5～250ns。

光电二极管式闪烁探测器的优点是:体积较小,可提高空间分辨率;几何效率较高;所用 X 线剂量相对较低。其缺点是:余辉较大;易受温度影响;一致性相对气体检测器而言较差。

目前使用较普遍的闪烁晶体是铊(Tl)激活碘化钠晶体(NaI:Tl)。这种晶体的密度适中,对 γ 射线和 X 线有较高的吸收效率,可见光的透明度和发光度都很高。但其致命缺点是极易潮解,晶体一旦潮解后,探测效率急剧下降,直至完全不能使用;并且质脆,容易碎裂。在实际应用中,碘化钠晶体被密封在一个铝制外壳内,也应避免大的震动和温度的较大变化,一般室内温度要严格控制在 15～30℃之间,每小时温差不要超过 3℃。

闪烁晶体在使用和保存时,应避免强光照射,否则会严重影响其性能。若因强光照射致使晶体变色,可用长期避光的方法使其褪色,晶体的性能可得到恢复。

2）稀土陶瓷探测器:属于闪烁探测器,MSCT 多采用这种探测器。它用掺杂稀土金属的透明光学陶瓷来替代传统的闪烁晶体,与光电二极管结合在一起构成探测器。其特点是 X 线吸收效率可达99%、发光效率高、余辉低、发出的可见光与光电二极管的光谱响应范围匹配好、光电转换率高、时间响应好、稳定性高,动态范围可达 $10^6:1$ 并且容易进行较小分割,容易制作成密集探测器阵列。

（3）各类探测器的特性比较:气体探测器和闪烁探测器在现代的 CT 装置中都有选用。目前应用最普遍的是稀土陶瓷探测器。选用哪种探测器要看偏重于哪方面的特性去考虑。

1）温度特性:闪烁探测器的输出信号强度与温度的关系极大,有的系统必须用调节加热或冷却的办法来稳定探测器的温度。然而惰性气体探测器的信号强度与温度的关系不大。

2）噪声：气体探测器中有噪声和干扰源，这在闪烁探测器中是没有的，其原因在于电离室电压波动或者电离室内绝缘体产生漏电流。另外，隔板极薄又容易出现颤动噪声，也就是说 CT 装置在运行时哪怕是极小的颤动，都可能在气体探测器中产生噪声。

3）饱和现象：闪烁探测器的线性范围较大，即在特性曲线的范围内输出信号与 X 线强度成正比，超出 CT 要求五个数量级。但是，气体探测器在这么大的信号范围里就有可能出现饱和现象。为了避免这种情况的出现，必须仔细设计探测器系统，如间隔的距离、气体压力以及工作电压等。

4）散射线准直：闪烁探测器可以与一个散射线准直器组合在一起，气体探测器一般不用附加散射线准直器，而是利用电离室隔板同时作为散射线准直器，但效果不如专用的准直器好。此外，气体探测器本身产生的散射线比闪烁探测器要多，散射线源主要来自很厚的输入窗铝板和窗口到电极板的气体层。

5）剂量利用率：CT 设备中应用的闪烁晶体一般厚度为 5mm，实际吸收的 X 线可达 100%，将 X 线转变为光信号的吸收效率可达 99%。闪烁探测器中没有技术上必需的、吸收射线较多的盲层。但在气体探测器中，从输入窗口到电极板之间的气体层却吸收射线而不产生信号。此外，也因射入的一部分量子没有被利用而直接穿过了气体探测器，引起气体探测器的射线损失，但只要通过增加压强和加深电离室，可以将这种效应控制在允许的范围里。由于很小的泄漏就会降低压强，导致吸收能力的减弱，所以在机械制造时要格外仔细以防止气体损失。

（四）数据采集系统

数据处理装置主要由前置放大器、对数放大器、积分器、多路转换器、A/D 转换器、接口电路等构成。其作用是将探测器输出的微弱电信号经放大后，再经 A/D 转换器转换为计算机能够识别的数字信号，并经接口电路将此信号输入计算机。数据处理装置的设计因 X 线发生装置的工作方式（连续或脉冲）不同而不同，它与扫描的几何方式相适应。图 5-17 是数据处理装置的构成框图。

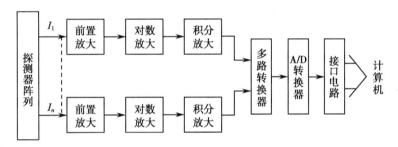

图 5-17 数据处理装置的构成框图

1. 前置放大器 从探测器输出的电信号首先要经过对数压缩，以使后面的电路只需工作在一个窄的范围内。固体探测器和气体探测器的输出阻抗高，输出信号又很小，必须使用高输入阻抗的前置放大器进行放大和阻抗变换。前置放大器被良好地屏蔽，并置于探测器的旁边，安置在旋转机架上。

2. 对数放大器 考虑到 X 线的吸收系数与检测到的穿透 X 线强度之间存在对数关系，因此设置了对数放大器，使其输出信号正比于穿透 X 线强度的对数。

3. 积分器 在 CT 扫描过程中测量的是每个角度下的 X 线光子的总和，因此每次采集（在脉冲工作时就是每个脉冲）的信号要积分起来以计算光子总和，一般在对数放大器后接有积分器。

在脉冲式 X 线系统中，积分器的功能是给出一个输出电压，此电压代表在脉冲期间内接收到的信号的积累。在保留期间内，积分器将此电压经过多路转换器移至 A/D 转换器。

4. 多路转换器 各路积分器输出信号经多路转换器变成一路，使用共同的 A/D 转换器转变为数字信号，由于 CT 信号变化动态范围很大，要求 A/D 转换器的位数达 16bit 以上。数据处理装置除处理探测器阵列的信号外，还处理来自参考探测器的信号。

5. A/D 转换器 它能将连续模拟时域信号转变为离散的数字序列。A/D 转换器有多种，最常用的有双积分式 A/D 转换器和逐次逼近式 A/D 转换器。

（1）双积分式 A/D 转换器：又称为斜率 A/D 转换器。它的抗干扰能力比较强，其主要组成及原理如图 5-18 所示。

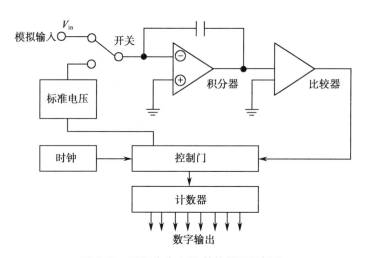

图 5-18 双积分式 A/D 转换器原理框图

1）积分器:它由集成运放和 RC 积分环组成,是转换器的核心部分,输入端 V_{in} 接开关,输出接比较器的输入端。

2）比较器:在积分器之后,比较器的输出信号接至控制门的一个输入端,作为关门和开门信号。

3）计数器:担负计数任务,以便把与输入电压平均值成正比的时间间隔变成脉冲的个数,保存下来,供显示用。

4）控制门:具有标准周期的时钟脉冲源,接在控制门的一个输入端,作为测量时间间隔的标准时间,门的另一端接比较器的输出端,以便由比较器的输出信号控制门的打开和关闭。

采样阶段:转换开始时,开关与输入点接通,V_{in} 在一个固定时间内对积分电容充电,积分器开始积分。

比较阶段:当时间到时,控制门把开关转到基准电压上,开始令电容器放电,放电期间计数脉冲的多少反映了放电时间的长短,从而决定了 V_{in} 大小,输入电压大则放电时间长。当比较器判定放电完毕时,便输出信号令计数停止,此后积分进入休整状态,等待下一次测量。

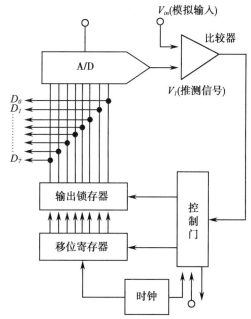

图 5-19 逐次逼近式 A/D 转换器原理框图

（2）逐次逼近式 A/D 转换器:其原理如图 5-19 所示。

将一待转换的模拟输入信号 V_{in} 与一个推测信号 V_1 相比较,根据推测信号是大于还是小于输入信号来决定减小还是增大该推测信号,以便向模拟输入信号逼近。推测信号由 A/D 转换器的输出获得,当推测信号与模拟输入信号相等时,向 A/D 转换器输入的数字即为对应的模拟输入的数字。

其推测的算法是:它使二进制计数器中的二进制数的每一位从最高位起依次置 1。每接一位时,都要进行测试。若模拟输入信号 V_{in} 小于推测信号 V_1,则比较器的输出为 0,并使该位置为 0;否则比较器的输出为 1,并使该位保持 1。无论哪种情况,均应继续比较下一位,直到最末位为止。此时在 A/D 转换器的数字输入即为对应于模拟输入信号的数字量,将此数字输出,即完成其 A/D 转换过程。

6. 接口电路（interface） 其基本功能是实现将 A/D 转换器得到的数据通过时序控制的方式按照一定的规律传递到计算机和图像重建系统。由于数据量很大,而计算机系统的数据传输只能够达到最高 64 位,不可能一次把全部数据都传输过去,无规律的数据传输又会造成图像重建时的数据混乱,因此接口电路负责传输规则数据,使数据处理装置输出的数据有条不紊地传输到计算机系统,为重建图像提供原始数据。

（五）扫描机架

扫描架由两部分组成。一是旋转部分（旋转架），这部分上面安装有X线管及其冷却系统、准直器及其控制系统、滤过器、探测器、数据处理装置、低压滑环、高频高压发生器、转动角度标尺或旋转变压器等。二是固定部分，主要由底座、支架、旋转控制电机及其伺服系统、机架主控电路板等组成。图5-20是扫描架结构和控制电路示意图。

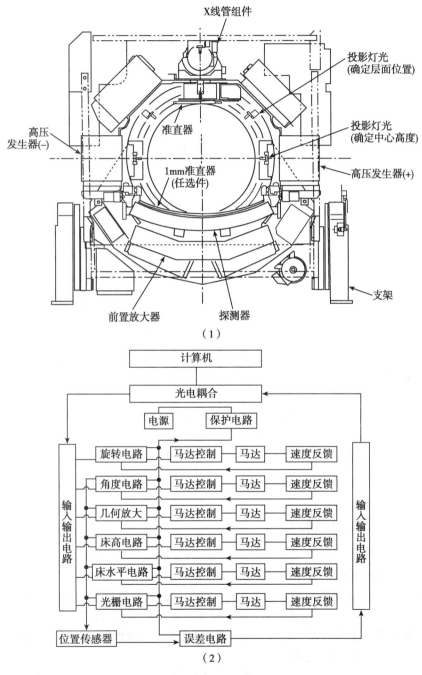

图5-20　扫描架结构和控制电路示意图
（1）扫描架结构示意图；（2）扫描件控制电路示意图。

扫描时，旋转电机旋转方向为顺时针（螺旋CT），其中包括启动过程、采样过程和减速刹车过程。

采样过程中，X线管旋转并连续辐射X线，X线穿过被检体后被探测器接收，完成360°采样，一次扫描结束后，所获得的扫描数据信号经过前置放大器放大和A/D转换，传送至计算机和图像重建系统进行图像处理。

高压发生器一般采用高频逆变式,体积较小,分阴极高压和阳极高压两部分,分别装于机架旋转部分的左右两边,使旋转部分较为平衡。

扫描孔径一般为65~75cm,借助于安装在扫描孔中的激光装置对受检者进行扫描定位。

扫描架可做偏离垂直平面的前后方向倾斜,以满足对受检者进行不同部位检查的需要,倾斜角度一般在±20°~±30°之间。

（六）扫描床

扫描床由床面和底座构成。它的运动一般由两个电机控制:一个是床身升降电机;另一个是床面水平移动电机。为了保证扫描位置的精确定位,无论是垂直方向床身的升降还是水平方向床面的移动都应平稳。图5-21是一种扫描床的外形图。

扫描床的升级采用"马架"结构,即采用一种交叉支架,支点在中间,上端连接床面,下端连接底座。其最低高度、进头高度以及进体高度、最高高度的控制都是通过安装在底座上的行程开关实现的。另外,在绕线轮上有一根尼龙线,它可带动编码器用来测量扫描床的高度,并在操作面板上显示。

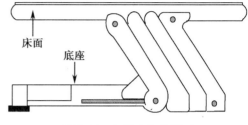

图5-21　扫描床的外形图

由单相交流伺服电机(水平电机)带动同步齿型皮带驱动床面的水平移动。在水平电机旁边设有一个光电编码器,它可测量床面水平移动的相对位置。可由计算机控制、面板控制和手拖动三种方式使床面水平移动。方式的转换由扫描床尾部下面的一个手动离合器完成。

1. 扫描床定位　扫描床定位的精度直接决定扫描层面位置的准确性。扫描床定位精度不大于0.1mm,它的定位系统采用计算机控制。其具体工作过程是:在计算机系统设置床面位置后,发出指令,使水平电机驱动床面水平移动,到达指定位置后,计算机系统收到光电编码器发来的到位信号后,计算机系统发出指令,使单相交流伺服电机失电停转,从而实现高精度、闭环的床面水平移动控制。

2. 床面板　床面板由碳素纤维制成,碳素纤维具有强度高、重量轻、对X线衰减小等特点。扫描床面板比较长,达2 200~2 400mm,床面水平移动的最大距离为1 800mm,设有辅助加长移动功能的扫描床,床面移动可达2 000mm。床台上设有限位开关和紧急开关,以保证床面在正常的范围内移动。

扫描架上方的数码显示板可显示扫描床的高度、床面的水平位置和扫描架的前后倾斜角度。在电路设计上则相互联动和保护。

床高度指示:显示范围大多为0~550mm或450~1 000mm。

床水平运行指示和精度:0~1 800mm或0~2 000mm。显示误差<±5mm。自动移动精度误差<±0. 25mm。

二、计算机及图像重建系统

（一）主要功能

计算机及图像重建系统在CT中的主要功能如下:

1. 控制整个CT系统的运行　当操作者选用适当的扫描参数及启动扫描之后,CT就在计算机的控制下运行。计算机协调并安排扫描期间各种事件的发生顺序和时间,其中包括X线管和探测器在适当时刻的开和关、传递数据以及系统操作的监控等,接收初始参数,执行扫描床及扫描架的操作并监视这些操作以保证所有的数据相符合。

2. 图像重建　一幅CT图像的重建需要数百万次的数学运算,这些数学运算由计算机完成,完成图像重建功能的单元称为快速重建单元(fast reconstruction unit,FRU)。

3. 图像处理　每一幅图像大约由十几万个像素组成,每个像素具有一个数值,这些数值将转换为灰度编码。计算机必须能操纵、分析、修改这些数值以提供更有用的可见信息。这包括:放大倍数,测量区域或距离,标识轮廓以及两个图像的比较,从CT图像中建立直方图、剖面图等。

4. 故障诊断及分析　目前,许多CT已可实现简单故障的自动诊断,并给出诊断结果;有些CT还能够实现与维修中心的远程网络故障诊断,维修中心可通过网络直接对故障进行诊断,有些故障可实现远程修复。

（二）基本结构与特点

计算机系统和图像重建随着计算机技术的发展而快速发展,从早期的小型计算机如PDP-11/44、Micro VAX-Ⅱ等计算机系统,发展到了现在的快速微型计算机系统,使其数据处理能力和运行速度均有大幅度提高。

CT计算机的基本组成如图5-22所示。

1. 控制部分　主要完成扫描控制和数据采集控制。

2. 图像重建单元　主要完成图像的重建运算。

3. 图像显示　主要完成图像数据的缓存与图像的显示。

4. 数据存储　主要完成原始数据和图像数据的存储。

CT计算机系统应具有如下特点:①足够大的内存空间,能够满足大量原始数据处理、操作与管理程序运行的存储空间需求;②大容量运算能力,能够完成大数据量的卷积运算和反投影运算,以及图像的后处理运算;③运算精度要高,对采集到的投影数据的处理应有较高的精度,保证重建图像的质量;④速度快,能够快速重建图像,满足图像

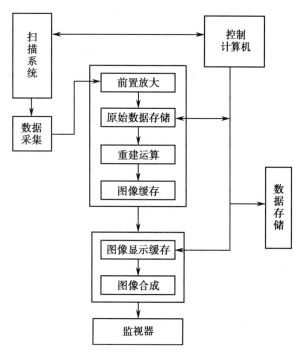

图5-22　计算机系统结构图

的实时性要求;⑤控制效率高,能够高效地完成对成像过程的各个环节的控制;⑥具有一定的通用性,能够较好地与外围设备如激光相机、RIS系统、PACS等进行通信;⑦具有较高的性价比。

（三）图像重建单元

图像重建单元又称快速重建单元(FRU),采用专用计算机,称为阵列处理机来执行图像重建和处理任务。阵列处理机与主计算机相连,其本身不能独立工作,在主计算机的控制下,进行图像重建和处理。

阵列处理机由许多微处理器组成,并按一定顺序并行工作,互不干扰。每一个微处理器都有自己的运算器、指令存储器和数据存储器等,并按照同样的工作原则,完成图像重建的一部分工作,再通过重建控制器将各部分总和在一起构成完整的重建结果,并将结果统一存入图像存储器(image RAM)中,其结构框图如图5-23所示。

在FRU输出端还有D/A转换器,它把最终得到的数字信号变为能驱动显示器工作的模拟信号。根据显示器的动态范围,早期D/A转换器一般用6~8bit的D/A转换器。目前常见的达到12~14bit,高者可达16bit。

（四）计算机控制单元

计算机控制主要是对扫描进行控制,由它分别进行高压发生器和数据采集系统、图像重建、扫描机架、扫描床等部件的控制。

现代CT中的计算机结构采用多通道处理技术,其目的是为了提高处理速度和运算能力。具体的有串行处理方式、并行处理方式和分布式处理方式。

1. 串行处理方式　把每条指令分为若干个顺序的操作,每个操作分别由不同的处理器实施。这样可以同时执行若干条指令,对每个处理器来说,每条指令中的同类操作像流水线一样被连续加工处理。这样可以提高计算机工作速度和提高各个处理器的使用效率。

2. 并行处理方式　它由三台多任务计算机通过系统总线耦合成一个系统,分别形成了扫描处理

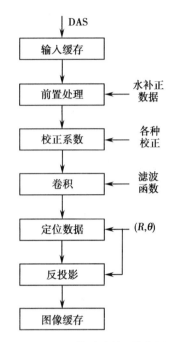

图 5-23　图像重建单元结构图

器、显示处理器和文件处理器。

3. 分布式处理方式　在结构上,它由若干台独立的处理器构成,各台处理器可分别处理同一程序的各个子程序,也可以按功能分别处理一道程序的各个阶段。每台处理器都有自己的局部存储器,因而能独立承担分配给它的任务,这些处理器在逻辑上和物理上是连在一起的,可在统一操作系统控制下工作,相互间可以通信。系统具有动态分配任务的能力,能自动进行任务调度和资源分配。其优点是:①可靠性高,其中一台处理器失效,对总系统影响不大;②灵活性高,由于系统模块化,便于扩充和更换部件;③经济性好,可以用价格便宜的微处理器,便于推广。

4. 扫描控制方式　计算机控制的关键是对扫描的工作过程和时序进行控制,由计算机分别对高压发生器和数据采集系统、扫描机架、扫描床的工作过程和时序进行控制。扫描控制采用分散控制方式,图 5-24(1)和(2)分别为集中控制和分散控制两种方式示意图。

(1) 集中控制方式:将系统总线来的控制信号用电缆输送给控制电路,再由控制电路分配给各控制对象,这种控制方式全部由中央控制计算机操作,因而控制计算机工作量大,不灵活。

(2) 分散控制方式:控制计算机只需用串行通讯线与控制微处理器进行联络和给出控制命令,其余的工作均可由微处理器承担,这不仅减轻了中央控制计算机的负担,而且控制调整方便、灵活,可在不影响控制计算机正常工作的条件下,对扫描控制进行调试和参量重新设置。控制计算机作为微处理器的上行机进行集中管理和控制,现在 CT 设备普遍采用这种控制方式。

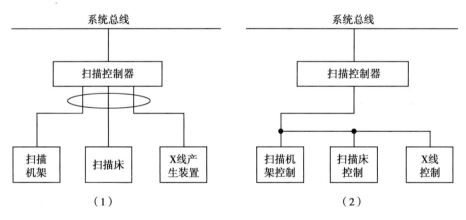

图 5-24　扫描控制方式示意图
(1)集中控制方式;(2)分散控制方式。

（五）软件

软件最主要的功能就是把探测器采集到的投影数据用来进行图像重建。可分为系统软件(又称为基本功能软件)和应用软件(又称为特殊功能软件)两大类。

1. 系统软件　是指各类 CT 均需具有的扫描控制、图像处理、显示和记录、故障诊断等功能软件。它是一个以管理程序为核心,能调度几个互相独立软件的系统。

常用的独立软件有预校正、平片扫描、轴位扫描、图像处理、故障诊断、外设传送等,基本功能软件的组成如图 5-25 所示。

管理程序与各独立软件的联系方式有三种:

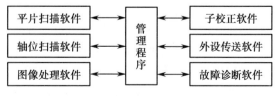

图 5-25　系统软件的组成

（1）人机对话方式：由操作者通过键盘或触摸屏向计算机发出指令，管理程序接到这些指令后，便调用相应的功能软件。

（2）条件联系方式：某个程序在运行过程中，发出一个命令信息，要求管理程序调度相应的软件进行工作。

（3）返回处理方式：某个程序在执行过程中发生错误，则返送信息给管理程序，由其统一处理。

2. 应用软件　这类软件种类较多，它的改进和发展在一定程度上取代了扫描方式的发展，成为当今 CT 发展的重要标志。

应用软件主要有：

（1）动态扫描（dynamic scan）：其功能是通过动态扫描获得组织内对比剂的时间密度曲线，用作动态研究，从而可提供更多的诊断和鉴别诊断的信息。

（2）快速连续扫描（fast continue scan）：其功能是对某一感兴趣区域自动做多次快速扫描。它可以与心电图配合，用来研究心脏某一部位随时间变化的情况。

（3）定位扫描（scanogram or scout）：其功能是在所希望的角度上固定 X 线管和探测器，然后在检查床自动送入的同时进行曝光，得到所需的定位扫描像。

（4）目标扫描（object scan）：其功能是仅对感兴趣区域的层面进行高精度扫描，而对其他区域采取较大厚度、层距或间隔扫描。

（5）平滑过滤（smoothing cupping filtering）：其功能是使所有相邻的不同组织界面得到平滑过滤，产生平均 CT 值，有效地提高相邻区域间的对比。

（6）三维图像重建（three dimensional imaging reconstruction）：其功能是在薄层连续重叠扫描或螺旋扫描的基础上重建出三维立体图像，常简称 3D-CT，较常规二维 CT 有更高的定位价值。常用的有六种后处理软件：

1）多平面重建（multiplanar reformation，MPR）：可得到任意平面的二维图像，多方位观察。

2）最大密度投影（maximal intensity projection，MIP）：显示血管造影、骨骼等高密度影像。

3）最小密度投影（minimun intensity projection，Min IP）：显示气管、肺、结肠等低密度图像。

4）表面阴影显示（surface shaded display，SSD）：用于颌面部、骨盆、脊柱等解剖复杂部位的表面三维整体显示，立体感强，有利于定位。

5）容积再现（volume rendering，VR）：应用全部体素的 CT 值，通过功能转换软件，进行表面遮盖技术并与旋转相结合，加上不同的编码与不同的透明技术，使表面与深部结构同时立体显示。常用于支气管、纵隔、肋骨和血管的成像，图像清晰、逼真。

6）仿真内镜（virtual endoscopy，VE）：仿支气管镜、胃镜等，但易产生伪影。

（7）高分辨力 CT（high resolution CT）：用于对肺部弥漫性间质病变和结带病变检查与分析。

（8）定量骨密度测定：用于对骨矿物质含量进行定量测定。

（9）氙气增强 CT 扫描软件：其功能是用氙气作增强剂来测量脑血流量。

（10）心电门控扫描软件：用于心脏 CT 增强扫描。

（11）放疗立体定位软件：一般列为选配件。用于放疗精确定位。

（六）图像灰阶显示原理

数字图像以二维像素矩阵的方式存储，每个像素点将其 CT 值转换为灰阶来显示图像，CT 值与灰阶的对应由其窗宽和窗位的选择来决定。一幅典型 CT 图像像素矩阵为 $512×512$，灰阶深度为 $8\sim16bit$，如灰阶深度为 nbit，则图像灰度显示范围在 $0\sim2^{n-1}$，灰阶深度越大，显示的灰度范围越宽。

三、螺旋 CT

20 世纪 80 年代初，尽管具有较高性能指标的 UFCT 研发成功，但人们仍没有停止机械扫描式 CT 的研究，并提出了螺旋扫描的概念，1989 年螺旋 CT 正式投入临床应用。

（一）特点

常规 CT 的扫描通常是一层一层进行的，我们称之为逐层扫描或轴向扫描。下面是常规 CT 的扫描过程：扫描开始，旋转架从起始位置（$-44°$）开始加速旋转，至 $0°$ 位置时达到正常转速，从 $0°$ 到 $360°$

转速恒定不变,360°后,旋转架减速,直到404°停止。旋转架从0°到360°恒速旋转过程中,旋转电机通过齿轮系统驱动位置编码器,旋转架每旋转0.6°产生一个位置脉冲,旋转1周共产生600个位置脉冲。每个脉冲使高压发生器产生1次高压,X线管产生X线,从而采集1组数据。600个位置脉冲采集600组数据,这些数据将作为重建图像时的原始数据。因涉及电缆缠绕问题,旋转架只能作往复转动,每次转动都有一个"启动-恒速-停止"的过程,扫描"延误时间"较长,故缩短扫描时间很困难。

20世纪70年代末,常规CT开始采用滑环技术。下面是应用滑环技术的常规CT扫描过程:当扫描指令发出后,旋转架单向加速连续旋转,待达到预定转速后,便匀速转动并开始正式扫描。在此期间,扫描架每转动2周为1个扫描周期。1个扫描周期内,1周产生X线,采集当前层面的数据;另1周不产生X线,扫描床推进(后退)一个层面的距离。依次循环,直到扫描完预定的所有层面。这种扫描虽然也是逐层进行的,但扫描延误时间很短,扫描速度主要取决于旋转架的转速和计算机系统的运算速度。

滑环技术的成功应用为机械扫描式CT的发展注入了新的活力,螺旋扫描也由此诞生。螺旋扫描与上述逐层扫描明显不同,它是扫描床匀速直线运动和旋转架匀速连续转动的合成扫描运动,采集的数据是连续的容积式的数据组(图5-26)。在扫描过程中,旋转架单向连续旋转,扫描床承载受检者匀速地通过扫描野,扫描系统同时连续采集数据。这样,X线束在受检者身上勾画出一条(或多条)螺旋线轨迹,螺旋线包罗的范围限定了人体组织的一段容积。螺旋扫描的速度很快,其最大优点是单次屏住呼吸就可完成整个检查部位的扫描,且可以在扫描范围内的任意位置上重建图像,重建平面图像的数据可用内插法从螺旋数据中获得。

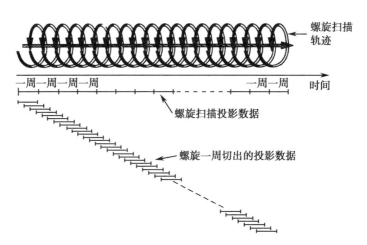

图5-26　螺旋扫描方式及层面投影数据

要实现螺旋扫描,其装置必须满足下列要求:①X线管:螺旋扫描是连续采集数据的容积式扫描,扫描速度加快。由于成像质量与X线剂量之间的依存关系,必须选用大管电流、高热容量、高散热率的X线管,其热容量通常大于3MHU,阳极的冷却速率达1MHU/min。②探测器:CT采用的探测器主要有气体探测器和固体探测器,气体探测器的温度稳定性好,但光电转换率低;固体探测器光电转换率高,但温度稳定性差些。MSCT采用多排固体探测器阵列,扫描一周可以获得多层数据,对探测器的性能也提出了更多和更高的要求。③计算机:螺旋扫描采集数据快,数据量大,必须选用计算速度快、内存大、存储容量大的计算机。输出图像应符合统一标准,以与其他机器兼容。④扫描架和扫描床:扫描架的旋转架必须依靠滑环技术能单方向连续匀速旋转;扫描床能做同步匀速直线运动,且有很高的稳定性和定位精度。⑤功能软件:螺旋扫描时,扫描床的连续运动导致每一周扫描的起点和终点不在同一平面上(图5-27),在图像重建之前,为了消除运动伪影和防止层面的错位,需在原始数据的相邻点内用线性内插法进行校正。故必须选用螺旋插值

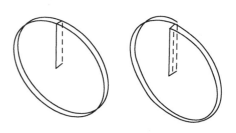

图5-27　螺旋扫描层面的几何形状
左:非螺旋扫描层面的几何形状;右:螺旋扫描层面的几何形状。

算法的功能软件。

（二）螺旋扫描装置

1. 滑环技术　螺旋扫描得以实现,关键是采用了滑环技术。滑环技术是指用滑环和碳刷代替电缆。滑环固定在旋转架上,随旋转架一起转动,碳刷置于扫描架的固定部分,滑环在转动时一直与碳刷保持良好接触,实现扫描架的固定部分和旋转部分之间的电源输送和信号传递。图5-28给出了滑环的基本结构和局部图。滑环由很多宽度不一、彼此绝缘的铜制滑道组成。

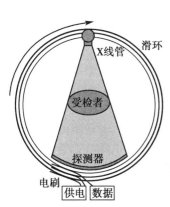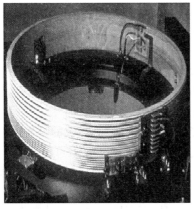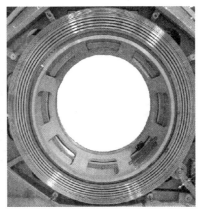

图 5-28　滑环的结构图

依据滑道上馈电电压的高低,滑环可分为低压滑环和高压滑环。

（1）低压滑环:用滑环技术对扫描机架采用低电压馈电的方式,称为"低压滑环"。低压滑环是由外界将数百伏的直流电通过滑环输入到扫描机架内,电压较低,容易实现良好的绝缘。但由于滑环的电流很大,电弧和生热便成为重要问题,要求电刷与滑环接触电阻非常小,滑环常采用电阻率非常低的材料制作。

低压滑环对绝缘要求不高,安全、稳定、可靠,并且工艺要求和制作成本低,因此被大多数CT厂家所采用。高压发生器内置于旋转机架,与X线管、探测器一起旋转,要求高压发生器体积小、质量轻。由于高压发生器内置,增加了旋转部分的质量,使得转动负载增加,扫描速度相对较低;同时高压发生器的功率也受到制约,故通常会采用高频高压发生器。

（2）高压滑环:高压滑环是利用滑环技术将高压电馈入机架内以供给X线管产生X线。高压滑环的高压由扫描机架外的高压发生器产生后,经高压滑环进入X线管。旋转的高压滑环装在充满绝缘液体或惰性气体的密闭室内,高压发生器产生上万伏电压,经滑环进入旋转架上的X线管组件。

高压发生器外置使其不受体积、质量的限制,可使发生器功率做得很大,并且不增加旋转机架的质量;由于电压高、电流小,因此也不必担心滑环因触点电流而引起的电弧和温度升高问题,扫描速度更快。但高压滑环容易引起旋转部件和静止部件及接触臂、电刷之间的高压放电,会引发高压噪声,影响数据采集。

2. 结构特点　螺旋CT是滑环技术和高频高压发生技术相结合的结晶,其扫描方式属于R/R方式,但是随着技术的发展,特别是高频高压发生装置的发展和系统集成度的提高,结构比同为R/R方式的第三代CT设备显得简单,螺旋CT一般称三件套系统:扫描机架、扫描床和控制台。

扫描机架的固定和旋转部分组成与常规CT相同,但是供电和信号传输的电缆连接由滑环代替。对于采用无线数据传输方式来传输采集数据的X线CT系统,旋转部分还包括无线数据传输接收和发射装置。

扫描床除了对受检者的支撑作用之外,还要配合X线管和探测器的旋转,在扫描过程通过持续单方向运动来实现螺旋扫描数据的采集。

控制台包括计算机、系统控制与通信、数据接收与存储、图像重建运算与图像显示、图像处理与输出及人机对话功能等,结构与常规CT类似。

（1）硬件装置的特点

1）X线管与高压发生装置：滑环技术使得扫描机架可以连续单方向高速地旋转。由于成像质量与所用X线剂量之间的依存关系，要提高扫描速度，管电流输出（即曝光量）也必须相应提高；除管电流外，连续螺旋扫描需要较长X线发生时间，X线管阳极的热容量和散热性能也必须相应提高。大管电流、高热量的负荷，也带来了X线管自身稳定性和使用寿命的问题，为此，许多X线管设计制造者进行了积极的探索。例如，金属陶瓷X线管将阳极旋转轴变为螺旋槽的形式，在螺旋槽和管壳之间加入液态金属，液态金属循环流动带走了阳极旋转轴上所产生的大量热量，一定程度上改善了旋转阳极的散热问题；电子束偏转的X线管设计则更是将X线管的散热率提高到了4.7MHU/min的水平；采用动态飞焦点、多扇面技术，使X线管阳极靶面受热更均匀，并使数据采集量增加一倍，提高了影像质量，延长了X线管的使用寿命。

高压发生器采用高频逆变技术和倍压整流方法来获得期望的管电压，使高压发生器更轻、更小，便于安装在扫描机架的旋转部分而不至于过多增加旋转电机的负载。为了获得稳定的X线输出，X线管的管电压、管电流均采用闭环负反馈控制来实现。

2）探测器：目前常采用稀土陶瓷探测器，因为它对X线的吸收效率高达99%，总效率可达85%以上，所以对X线强度的要求相对降低，能使用较低的mAs就可保证图像质量，不仅降低了受检者接受的辐射剂量，还提高了螺旋扫描长度，延长了X线管的寿命。新型探测器也在快速发展，如光子探测器、纳米探测器等。

随着技术的进步，宝石探测器、多排双层探测器的发展使得能谱成像技术在单只X线管的MSCT中得以实现。

3）扫描机架：螺旋CT的扫描机架本身是一台无刷直流伺服电动机，其中固定机架具有电机的定子组件功能，旋转机架具有电机的转子组件功能。直流电动机的主要优点是调速和启动性能好，旋转转矩大，被广泛应用于各种驱动装置和伺服系统中，无刷结构使其兼具交流电动机结构简单、运行可靠、维护方便等优点。无刷直流电动机利用位置传感器（常采用旋转变压器）和电子控制线路取代电刷和滑环换向器。机架旋转方向、旋转速度由伺服放大器、伺服电源控制。

无刷直流电动机是由电动机、转子位置传感器和电子控制线路组成，框图如图5-29所示。图5-29中直流电源通过电子线路向电动机定子绕组供电，电动机转子位置由位置传感器检测并提供信号去触发电子线路中的功率元件使之导通或截止，从而控制电动机的转动。

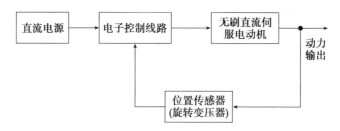

图5-29　无刷直流电动机工作原理框图

位置传感器的任务由旋转变压器完成。旋转变压器的原边固定在机架的旋转部分，两个副边绕组按90°电工角度固定在机架的固定部分。由于旋转变压器的原边、副边绕组随转子的角位移发生相对位置的改变，因而其输出电压的大小随转子角位移而发生变化，输出绕组的电压幅值与转子转角成函数关系。对于常见的正弦、余弦函数关系，如果转子侧的变压器原边有n个极对，则两个副边绕组分别输出n个正弦和余弦周期电压信号，每一个周期信号对应360°/n空间角度变化，这样就能很精确地确定转子的几何位置。

旋转变压器除了作为直流伺服电动机本身的位置传感器外，还能替代扫描位置标尺，配合脉冲X线的发生准确地确定X线投影的角度，为图像重建的滤波反投影算法提供准确的投影方向基准。

为了进一步降低阻力，提高扫描速度，有些螺旋CT已开始采用悬浮技术进行扫描旋转，悬浮技术有气动悬浮和磁悬浮两种形式。

4）扫描床：扫描床是实现螺旋扫描方式的关键部件，又是承载受检者的部件。螺旋扫描要求扫描床定位精度更高,平移速度的稳定性和精度更高。在承载受检者方面,扫描床可降低到约40cm的高度以方便受检者上下床面,有些扫描床还可沿床体垂直轴转动12°以方便特殊受检者上下床面。

5)控制台与计算机:高速大容量计算机系统、实时处理和显示图像已被普遍采用,其显示矩阵达1 024×1 024,改善了图像的细节,更能充分展现图像所包含的信息。人机对话操作有鼠标式和触摸屏式,对操作者十分方便。随着连续螺旋扫描层数的增加,对计算机内存的要求也急剧增加,硬盘容量也必须增大。DICOM标准在CT中的应用使得接口趋向标准,可与其他设备兼容。

控制方式上,采用分布式控制方式,并且信号的传输采用了光纤传输方式或无线传输方式,使系统变得简洁可靠。

(2)软件的特点:在控制软件方面,智能扫描可根据人体的解剖形态来规划扫描条件进行扫描,在不降低图像质量的前提下,有效提高X线的使用效率和降低受检者接受的辐射剂量。在成像软件方面,由于螺旋扫描是一种容积扫描技术,在此基础上发展了丰富的成像软件,如MPR、MIP、Min IP、SSD、VR、VE等软件技术已经应用于临床,新的软件技术还在快速发展之中。

1)四维成像和四维血管造影:又称光线合成(ray compositing)或者立体描绘技术(volumetric rendering),是近年来开发的技术,该技术在X线束投影通过的路径上对每一个点附加一个可以调整的权重值,利用全部容积扫描数据,通过调整上述权重值得到各种效果。例如,全骨骼系统的权重值为零,可以使骨骼系统全部消失,软组织和血管系统凸显。

若将VE技术和四维成像技术相结合,可以使管腔结构变成透明状态,从而可以看到管腔壁后面的解剖结构。

2)多层螺旋插值:通过选择多层螺旋投影数据,采用数学插值方法实现成像数据的合理修正,这项技术能够较好地消除后颅凹部位的放射状伪影,既不降低软组织的分辨率,也不丢失影像细节,提供高质量的颅脑影像。

3)同步血管注射计划(synchronous vascular injection planning,SVIP):在增强扫描时,为了选择动脉显影的最佳时间而进行的预先扫描,能够计算从对比剂注射到开始扫描之间的注射率和延迟时间并提供给操作者,在减少对比剂的情况下进行扫描,使得增强效果达到最佳,有利于小病灶的检出和定性。

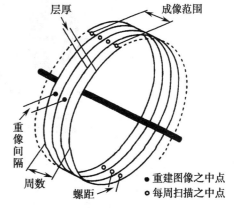

图5-30　螺旋扫描的相关参数

4)全中心扫描方式:在扫描腰椎等部位时,由于放大的影响,影像颗粒变粗,这是因为放大影像的同时,没有增加数据量,只是几何尺寸等比放大。全中心扫描方式在两束入射X线束之间又插入一束X线束,使数据量大幅提高,所以大大提高了腰椎影像质量。

3. 螺旋扫描参数

(1)一般参数:螺旋扫描中的相关参数(图5-30)包括:

1)数据采集(data acquisition):单次螺旋扫描中被扫描的整个容积数据。

2)周数(revolutions)(N):一次数据采集中X线管的旋转周次。

3)层厚(slice thickness)(a):由准直器设定的X线束的厚度(mm)。

4)床位移增量(table increment)(P):X线管旋转一周时扫描床移动的距离(mm)。

5)成像范围(image extent)(D):一次采集中成像的第一层面中点与成像的最后一层面中点之间的距离(mm)。

6)成像间隔(image interval)(d):连续两幅重建图像的层面中心点间的距离,即螺距除以每周成像数(n)。

7)总成像数(N_{max}):一次采集后所有的重建图像数。

螺旋CT产生的图像数目取决于选择的成像间隔和床的移动范围。螺旋参数的选择主要包括层厚和床位移增量。不同于轴向扫描CT,螺旋扫描图像的数目是重建运算的函数,可以在数据采集前或后设定。螺旋数据依据选择成像间隔,可以在一周内重建出一个或多个图像。式(5-1)~式(5-3)表明各参数之间的关系。

$$P = P_f \times a \tag{5-1}$$

$$n = P/d \tag{5-2}$$

$$N_{max} = N \times n + 1 \tag{5-3}$$

(2)回顾性重建:螺旋CT的一个重要特性是回顾性重建,指的是收集到的螺旋扫描原始数据,由于其容积数据的特征,因此可以脱离螺距的限制在任何位置上进行多种层厚图像的重建,此时对螺旋扫描数据的利用是有重叠的。回顾性重建时,不仅层厚可以重新选择,成像间隔也可以重新选择。

(3)螺距:螺距的概念在螺旋CT中非常重要,而且不同于通常在螺旋线中的螺距概念,与之相关的概念有螺距因子和螺旋度。

1)螺旋因子(pitch factor)(Pf):床位移增量除以层厚,或床位移增量除以探测器准直厚度。螺距因子是一无量纲参数,用来确定螺距与层厚的关系,螺距因子常选为1、1.25、1.5和2,小于1的螺距因子也有采用,特别是在MSCT中多有采用,常用的有0.5和0.75等。

2)螺旋度(helix)(%):其定义为螺距因子乘以100%,是螺距因子的另外一种表达形式。

3)螺距(pitch):由于CT成像中层厚的特殊意义,螺距脱离开层厚就没有实质性的价值,因此在CT成像实际应用中用"螺距"名称来代表"螺距因子"的概念,螺旋CT中螺距的定义为

$$P = P_f = \frac{\text{床位移增量}}{X\text{线准直宽度(层厚)}} \tag{5-4}$$

螺距选择不同,螺旋扫描覆盖的成像范围不同(图5-31)。为了延伸覆盖面,缩短采集时间,在一次获取容积数据组时可以采用螺距为2扫描。

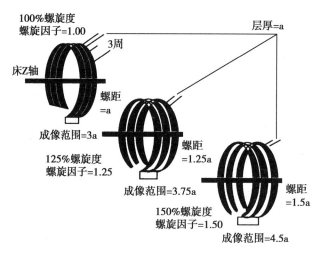

图5-31　层厚、螺旋因子、成像范围的关系

4. 螺旋插值　当受检者随扫描床移动通过扫描野时获取的、覆盖360°角的螺旋数据,用常规方式重建会出现运动伪影,因为扫描中出现了受检者的移动。为了消除这些伪影,同时为了重建扫描体积中的任意位置上的图像,必须从螺旋数据中合成平面(即轴向)数据,最终Z轴分辨力要受到层厚、螺距和为了特定位置的重建而采用的生成数据方法的影响。

合成平面数据最容易的逼近法是采用一种"滑动"滤波器于螺旋数据上形成投影数据,它仅选择需要的数据和界定数据对某一指定位置平面上反应的程度,实际上也是一种卷积运算。为了得到合成的平面数据,需对螺旋数据的Z轴加权处理,这种方法称作螺旋内插法(interpolation),具有这种加权的功能部件通常称作螺旋内插器。

通常采用三种不同的螺旋内插器:标准型、清晰型、超清晰型。螺旋内插是给螺旋数据分段加权。作为一种建立数据的方法,这些数据就如在感兴趣的位置上进行轴向扫描测量得到的。对选定位置,

投影数据加权后产生横截面的数据,每个横截面被限定在360°的数据组,由此重建图像。

线性内插法有两种:360°线性内插法和180°线性内插法。360°线性内插法与常规CT比较,其噪声降低了17%~18%,但层面敏感度曲线(slice sensitive profile,SSP)增宽,降低了轴向分辨力(即Z轴分辨力),而180°内插法的噪声则比常规CT增加了12%~29%,但其Z轴分辨力要高于360°线性内插法,故一般选用180°内插法。螺旋CT图像的重建数据虽然要比实际扫描数据少,也就是说在重建过程中要损失一部分数据,降低了图像的分辨力,特别是Z轴分辨力。但图像的连续性增加了,重建图像的质量仍比常规CT的高很多。

图5-32提供的曲线表明三种螺旋内插和360°线性内插方法的比较,360°线性内插延伸到二周的数据。标准内插是一种改善的内插方法,使线性内插的范围减少到一周。

清晰内插器采用一个高阶、单边凸函数来增加分辨力。方法是对Z轴向离开感兴趣区的数据进行负向加权,由于数据从二周内加权变为一周的数据,故清晰内插器具有采用更多的内插数据的效果,也具有改变用于重建的投影数据加权作用的效果。

超清晰内插器是高阶双边凸起的内插器,它对三周内的数据加权。这种超清晰内插器使用了最多的螺旋数据来形成要重建图像的平面数据而不降低Z轴的分辨力。当然采用超清晰内插器要大大增加数据的计算量,增加图像的重建时间。

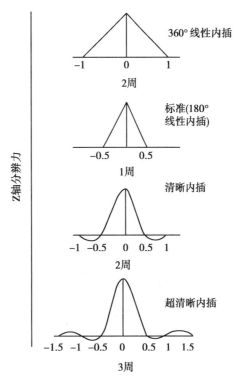

图5-32 不同内插方法比较

5. Z轴分辨力 CT扫描的(X-Y)平面分辨力通常好于Z轴分辨力,因为在扫描平面上的采样率大大超过层面和层面间的采样率。对于某一设定的层厚,损失了纵轴(Z轴)的分辨力,在常规轴向扫描中,床的运动距离等于层厚,Z轴结构信息的采样率不足,为使轴向分辨力等于层厚,那么两次轴向扫描间的距离至少是层厚的一半。

对于一定的层厚,螺距和螺旋内插器的选择是螺旋层面灵敏度的关键,层面灵敏度是度量CT分辨层面内物体的能力。一幅图像的Z轴分辨力是由那幅图像的层面灵敏度曲线确定的。图5-33(1)画出了100%螺旋度由抛描经标准、清晰、超清晰螺旋内插器处理得到的实际数据产生的层面灵敏度曲线。

在100%螺旋度时,螺旋灵敏度曲线的半高宽度(full width at half maximum,FWHM)和轴向扫描时的FWHM相当接近,可以看到采用清晰和超清晰内插器时半高宽度比轴向扫描时小一点,也就是说轴

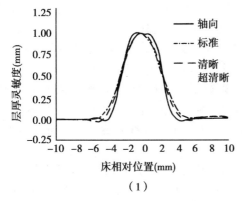

（1）

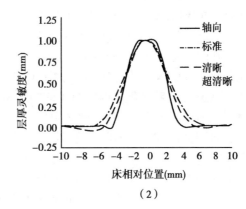

（2）

图5-33 不同内插方法的 SSP 曲线
（1）100%螺旋度时 SSP 曲线比较；（2）150%螺旋度时 SSP 曲线比较。

向分辨力没有变坏。图 5-33(2)在 150%螺旋度时,采用标准、清晰、超清晰螺旋内插器处理产生的层厚灵敏度曲线,即在 150%螺旋度时,螺旋内插器的层厚灵敏度曲线的 FWHM 和轴向扫描时的 FWHM 大致相同。

可见,若要保持 Z 轴分辨力,选择合适的螺旋内插器是极其重要的(图 5-34),纵向分辨力由于采用 360°线性内插器而变差(为了使分辨力不变,采用的内插器宽度是需要宽度的 2 倍),360°线性内插器的 FWHM 超过层厚,引起 Z 轴分辨力的降低,而采用清晰内插器,层厚灵敏度曲线没有引起 Z 轴分辨力明显变差。

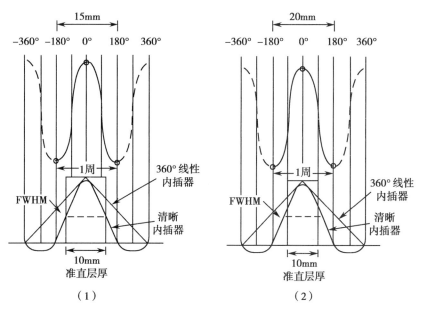

图 5-34　层厚、螺旋因子、螺旋内插与 Z 轴分辨力的关系

(1)层厚 10mm,螺距 15mm 时,360°线性内插器和清晰内插器的 SSP 比较;(2)层厚 10mm,螺距 20mm 时,360°线性内插器和清晰内插器的 SSP 比较。

Z 轴分辨力同样受到螺旋因子的影响,只要螺旋内插器产生的层厚灵敏度曲线的 FWHM 小于或大致等于层厚,那么 Z 轴分辨力可保持不变。图 5-34(1)表示 10mm 层厚,螺距因子为 1.5,360°螺旋内插器和清晰内插器的比较,这种情况下,Z 轴分辨力仍取决于层厚。图 5-34(2)表示 200%螺旋度时的情况,从这里很容易看出层厚不再是 Z 轴分辨力的决定因素,因为此时 FWHM 值远大于层厚值。

6. 多层螺旋 CT　MSCT 是指 X 线管旋转一周可以获得多个层面的图像数据的 CT,与之相对的是单层螺旋 CT(single-slice spiral CT,SSCT)的概念。因 MSCT 使用多排探测器曾经被称为多排 CT(multi-row detector CT,MDCT)。从广义上讲 MSCT 的扇形 X 线束厚度在 Z 轴方向从 1cm 左右增加到几厘米至十几厘米;今后将会更厚而成为锥形 X 线束 CT(cone beam CT)的范畴。目前,MSCT 层数已可达 64 层、128 层,宽体探测器的 256 排 CT 和 320 排 CT 也已应用于临床。

严格地讲,多层螺旋 CT 和多排螺旋 CT,两者的概念是不同的,MSCT 指 X 线管旋转 1 周可以获得多层图像数据的 CT,而多排螺旋 CT 则指在硬件结构上设计有多排探测器阵列的 CT。

美国权威的放射学杂志,对于 CT 的"排"和"层"进行了一些讨论,有一些不成文的规定,值得参考。若量词前涉及数字时,则必须用"层",如 4、16、64 层等;若量词前面不涉及数字,则用"层"或"排"均可,如多层 CT、多排 CT,此时"排"的概念并不涉及 X 线管旋转 1 周所获得的图像数据层数。

(1) 探测器阵列:SSCT 的 Z 轴方向只有一排探测器,MSCT 因层数不同而具有多组数据采集通道的多排探测器阵列,不同厂商探测器的排数和结构各有不同,但可分为等宽型和非等宽型两种类型(图 5-35)。

MSCT 探测器的排数并不等于其层数,层数取决于探测器数据采集通道的组数,多数情况下探测

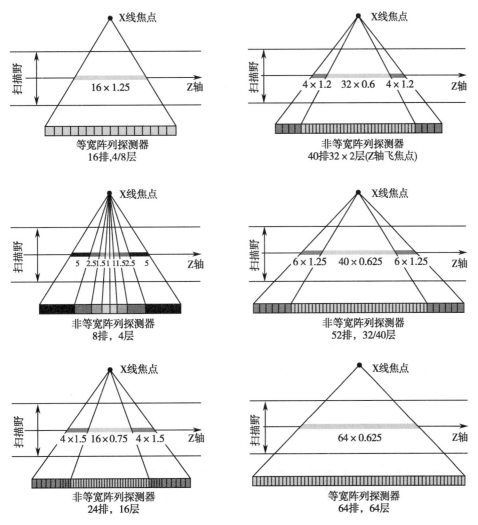

图 5-35　多排探测器示意图

器排数大于或等于其层数,只有当采用飞焦点技术时,可用 32 排探测器获得 64 层图像或用 64 排探测器获得 128 层图像。通常,32 层及以下 MSCT 常采用非等宽型探测器,而 64 层及以上的 MSCT 则多采用等宽型探测器。

(2) 数据采集通道:单层螺旋 CT 仅有一组数据采集通道,而 MSCT 则有与一周扫描能够生成的图像层数一致的多组数据采集通道,通常通道组数等于 MSCT 的层数。根据所选层厚的不同,可将探测器的排组合成不同的多组,构成不同的层厚。多组数据采集通道在扫描过程中,分别对应各自连接的探测器排组合,同时接收 X 线所产生的电信号来完成数据的采集、输出。

(3) X 线束:在单层螺旋 CT 中,通过准直器后的 X 线束为薄扇形,因为在 Z 轴方向仅有一排探测器接收信号,故 X 线束的扇形厚度等于层厚。在 MSCT 中,由于 Z 轴方向有多排探测器接收信号,故 X 线束的锥角增大(扇形厚度增大),当锥角不是很大时,可近似为平行的扇形 X 线束,总体的扇形 X 线束厚度增加;随着层数的增加,厚扇形 X 线束最终发展为锥形 X 线束,覆盖探测器 Z 轴的总宽度,使 X 线的利用率提高(图 5-36),但锥形线束效应也开始显现出来。

(4) 层厚选择方法:单层螺旋 CT 层厚的选择与非螺旋 CT 相同,通过改变 X 线束准直厚度来实现,X 线束的厚度和选择的层厚相等。而 MSCT 层厚的选择随探测器排的组合不同而改变。有的多层螺旋 CT 无有效层厚标记,只标记 X 线束准直厚度。

MSCT 中,不同的滤过厚度(filtering width,FW)可影响重建层面的厚度。螺距的不同也影响有效层厚,螺距越大,有效层厚越宽。滤过厚度和螺距都影响层面灵敏度曲线 SSP 而导致不同的半高宽度 FWHM,MSCT 中 SSP 的 FWHM 位于 SSCT 扫描时的 180° 线性插值和 360° 线性插值的中点附近。例如,四层 MSCT 与 SSCT 预设同样层厚为 5mm 时,前者床移速度达 22.5mm 时 FWHW 为 5.0,低于 SSCT

141

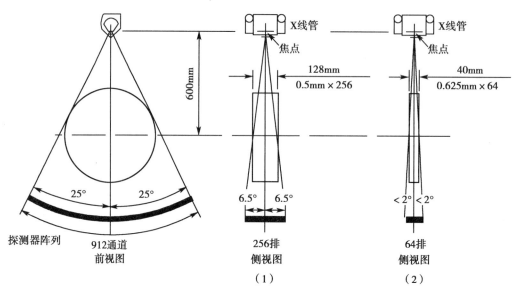

图 5-36 锥形和厚扇形 X 线束示意图
(1)锥形 X 线束;(2)厚扇形 X 线束。

的 5.4,图像质量具有可比性而容积扫描覆盖速度为 SSCT 的 3 倍。

图 5-37 是以四层 CT、一种类型的非等宽探测器排为例,实现层厚选择的一个典型例子,其他非等宽探测器排列的层厚选择方式可以参考此例。从此例中可以得出结论:①探测器排数与多层螺旋 CT 层数不一定相等;②层厚选择与探测器排中每一排的厚度相关;③不是所有层厚均可以选择到螺旋 CT 层数;④探测器的排数通常大于或等于螺旋 CT 层数。

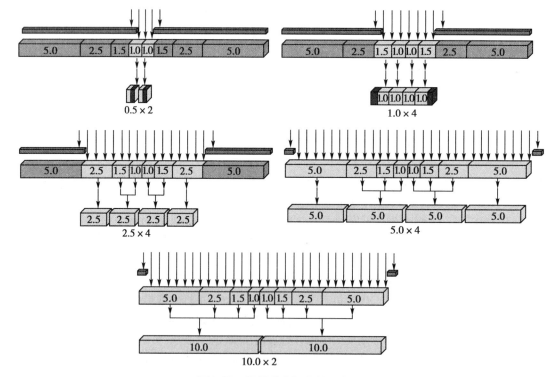

图 5-37 层厚的选择实例示意图

等宽探测器常用于层数较多的螺旋 CT,例如,64 层或以上的螺旋 CT,通常层数与探测器排数是相同的,这就意味着只有在最薄探测器排厚度情况下才能得到最大层数,其他情况下层数均少于探测器排数。一种例外情况是当采用 Z 轴方向飞焦点扫描时,可以用少的探测器排数获得一倍的层数,如用 32 排探测器获得 64 层图像。

（5）螺距概念

1）MSCT 螺距的定义：在 SSCT 中，螺距的定义是 X 线管旋转一周时床位移增量与层厚（或 X 线束准直厚度）之比；MSCT 中，螺距的定义则引申为 X 线管旋转一周时床位移增量除以成像层数与每层探测器准直宽度之积。即

$$螺距 = \frac{旋转一周床移动距离}{成像层像 × 单层探测器准直宽度} \tag{5-5}$$

在此定义下，单一层面对应的螺旋因子的概念与 SSCT 的不一致。例如：4 排探测器的准直宽度各为 1.25mm，螺旋 1 周可获得 4 层图像，每周床位移距离为 3.75mm，对于单层面扫描，则层厚为 1.25mm，其螺旋因子为 3.75/1.25＝3，但对于多层面扫描，螺旋因子则为 3.75/（4×1.25）＝0.75。显然，MSCT 改变了 SSCT 中螺旋因子为 1 时图像质量最佳、随着螺旋因子增加图像质量下降的现象，因为 MSCT 重建图像时，每一层面的图像数据并不是完全来自同一排探测器。

2）螺距的选择：MSCT 在选择某个螺距值时多排探测器的工作效率应一致，来自不同探测器排的数据形成一个合乎需要的 Z 轴采样模式。MSCT 中的螺距选择会受到其他因素的影响，如容积覆盖速度、SSP 及图像伪影率等。选择螺距可分为高图像质量（high quality，HQ）模式和高速（high speed，HS）模式，HQ 模式通过优化采样扫描，提高 Z 轴空间分辨率，从而提高图像质量；而 HS 模式通过提高床移动速度，缩短扫描时间。通常情况下采用前者进行扫描，后者主要用于需要长时间屏气的扫描，如腹部盆腔联合扫描、大范围的 CT 血管造影及创伤的检查等，以缩短受检者的屏气时间，降低运动伪影产生的概率。

（6）重建算法：重建算法的主要特点表现在优化采样扫描（optimized sampling scan）和滤过内插法（filter interpolation）两个方面。

1）优化采样扫描：SCT 因扫描时床在运动，每周扫描的起点和终点并不在一个平面上，如将扫描数据直接用于重建图像，就会产生运动性伪影和层面错位。所以 SSCT 对原始数据的相邻点用内插法进行逐点修正，然后进行图像重建。但如果 MSCT 采用 SSCT 的重建方法，将产生严重的伪影。因此对单一层面成像，MSCT 通过调整数据采集轨迹来获得信息补偿，并通过调整螺旋因子来缩短采样间隔，在 Z 轴方向上增加采样密度，达到改善图像质量的目的。

2）滤过内插法：指在 Z 轴方向设置一个确定的滤过宽度，优化采样扫描的数据通过改变滤过波形和宽度来调整层面敏感度曲线外形、有效层厚及图像噪声，取代常规的 SSCT 的线性内插法来实现 Z 轴方向的多层图像重建。

（7）应用特点：MSCT 能将常规 CT 的三个相互制约的因素，即分辨力（薄层厚）、覆盖面和速度有机地结合起来，根据临床需要，通过探测器阵列下方的电子开关启动中央小部分或较大部分或全部探测器排，从而可获得探测器排的不同组合，形成不同层厚的扫描，达到高分辨、高速或广覆盖的不同要求。

与 SSCT 相比，MSCT 的优点突出表现在扫描速度快、X 线管损耗小、照射量减少、Z 轴空间分辨率高、采集信息量大、降低对比剂用量等方面，在下列各种情况产生效益：①扫描速度快使得在一次屏气时间内，可以完成较大范围的成像检查；②扫描速度快使得时间分辨率提高，可实现某些脏器（如肝脏）多时相动态增强检查及功能研究；③由于扫描层厚减薄，回顾性重建可选择更薄的层厚，使得 Z 轴分辨率大幅提高，相应提高了病灶检出能力；④可将两层薄层采集的数据融合为稍厚的一层图像，能够减轻部分容积效应的影响，对于颅脑扫描可以很好地消除后颅窝伪影；⑤更薄的原始扫描层厚使三维成像的质量更好，可实现"各向同性"成像；⑥无间断地大量采集数据，得以精确追踪对比剂的流动过程，减少对比剂用量，降低辐射剂量，且达到 CTA 的最佳增强效应；⑦MSCT 有利于一些特殊检查的开发，如心脏和冠状动脉成像、冠状动脉钙化的评定、脑及肝脏等 CT 灌注成像（CT perfusion imaging）及智能血管分析等。

7. 新技术的发展

（1）双源 CT（dual source CT，DSCT）技术：拥有两套 X 线源和探测器系统。早期的双源 CT 的这两套系统在机架内成 90°排列，由于受到机架内空间的制约，两套探测器系统大小不等，其中大的探测器可覆盖 50cm 的 FOV 范围，小探测器只能覆盖机架中心处 26cm 的 FOV 范围。大小探测器都是由 40

排组成,其结构均为中间部分 32mm×0.6mm 和外围部分 2mm×4mm×1.2mm。两套探测器在 Z 轴方向的覆盖宽度均为 28.8mm。应用飞焦点技术后,32 排探测器可得到 64 层的投影,获取 64 层图像。

DSCT 心脏扫描的最大优点是提高了时间分辨率,其时间分辨率几乎达到了机架旋转时间的 1/4,即相对于单源 CT 快速扫描时采用的 180°投影采集,DSCT 只需旋转 90°便可获得 180°的信息,在任何心率时只用一个心动周期的数据就能实现 75ms 的时间分辨率,使得心脏扫描不再受受检者心率的影响。DSCT 采用两扇区重建后,时间分辨率将随受检者心率改变而改变,在机架旋转速度为 0.33s 时,时间分辨率平均为 60ms(最小可达 43ms)。

两个 X 线管可分别以不同的管电压和管电流进行工作,例如,一只 X 线管采用 80kV,另一只选择140kV,获得双能量数据。由于双能量后处理算法的成功应用,两套系统所获取的投影数据集的噪声几乎是一样的,解决了以前在低管电压扫描时射线源功率不足的局限性,使其双能量数据集能在亚 s 级扫描中同时获得。

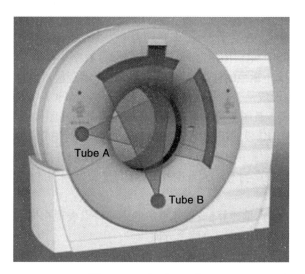

图 5-38　双源 CT 示意图

目前双源 CT(图 5-38)已有能够实现两套相同的探测器系统,双 128 排探测器系统也已应用于临床,并且机架旋转时间可达每周 0.28s。

(2)能谱技术:能谱技术通过获取不同 X 线能量的投影数据来实现影像的获取,可以大大改善 X 线影像的组织特征区分,目前能够实现双能量技术。双能量技术被广泛应用于 DSA 技术中,在 X 线 CT 中,双能量技术的实现主要有两种方式:DSCT 和双能量探测器,这两种双能量技术源自于两种能量 X 线的成像。DSCT 直接利用两只 X 线管分别产生不同能量的 X 线来获取双能量数据,获取方式简单易行;双能量探测器技术由两层多排探测器和滤线层组成,能充分利用 X 线的谱线宽度,同时探测全谱线 X 线数据和高能 X 线数据而不需要发生两次 X 线。双能量探测器还可以进一步向多能量探测器方向延伸,因此具有一定的发展前景。由于增加了滤线层,使一次双能量采集所需的 X 线剂量有所增加,但相对于两次不同能量 X 线照射所用的剂量要少。

(3)螺旋 CT 的飞焦点:图像质量与获取投影数据过程中的采样数量有直接的关系。为提高图像质量,增加采样数,MSCT 扫描利用飞焦点技术获得更多的采样数据,这是一种高效的方法,飞焦点技术示意图如图 5-39(1)所示。

飞焦点是指在 X 线产生的过程中,电子束在电磁偏转线圈的作用下,轰击在阳极靶面的不同位置上,从而使得焦点在不同的靶面位置快速变换,使 X 线管阳极靶面受热更均匀。焦点在扫描(X,Y)平

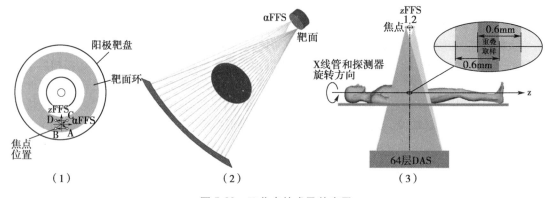

图 5-39　飞焦点技术及其应用
(1)飞焦点技术;(2)横向飞焦点应用;(3)纵向飞焦点应用。

面内偏转,称为横向飞焦点或称 αFFS,由于 X 线是从两个不同的角度进行投射,因而在不增加 X 线的情况下,使探测器的采样间距缩小了一倍,从而提高平面内的空间分辨率,如图 5-39(2)所示。焦点沿扫描 Z 轴偏转,称为 Z 轴飞焦点或纵向飞焦点,或称 zFFS,使探测器 Z 轴方向采样间距提高了一倍,起到了同时采集的 MSCT 排数加倍的效果,得到双倍于探测器数量的图像,如图 5-39(3)所示。例如,利用 Z 轴飞焦点技术,探测器以 32mm×0.6mm 准直扫描,CT 系统每旋转一圈通过 64 组数据采集通道,获得了双倍于探测器排数,即 64 排 0.6mm 层厚的 CT 原始读数,同时由于在扫描中心轴向采样间距为0.3mm,即 64 排读数交叉重叠 0.3mm,使得 Z 轴向的分辨率得以提高,而锥形角度的减小降低了锥形束对成像的影响。

(4) CT 透视:CT 透视通过快速连续扫描、高速图像重建实现动态体层图像的显示,实际上它是由一连串横断面的图像组成,常用于穿刺过程中的动态影像观察。

当第一次扫描机架旋转 360°后,计算机随即重建产生一幅横断面图像,以后连续扫描,每旋转 60°的图像数据,替代前一幅图像中同一位置 60°内的原扫描数据并重建一幅图像,接着在下一个 60°重建另一幅图像,如此往复循环,可见,在 CT 透视方式中,只有第一幅图像是采用一次 360°扫描数据,而以后的图像只采用了 60°的新扫描数据和 300°旧扫描数据。

高速的图像重建采用了不同的图像重建算法,CT 透视连续扫描不采用内插法重建图像,运动伪影在所难免,但因为 CT 透视前诊断都已明确,少量的伪影不会影响动态影像观察。图像的显示通常采用电影显示模式,为了加快显示速度,图像的重建采用 256×256 矩阵,显示分辨率可以是 512×512 或1 024×1 024 矩阵。

CT 透视操作时由于受检者和工作人员都暴露在射线照射范围内,射线的剂量控制也是一个重要的问题。通常采用低电流、短时间以减少辐射剂量。

(5) 其他新技术应用

1) 快速管电压切换:0.5ms 切换高压,实现双能采集,为能谱技术应用提供新的方案。

2) 高清晰度成像:1 024×1 024 成像矩阵采集投影数据。

3) 迭代重建技术:采用迭代算法进行图像重建,可以在低剂量条件下获得较好的图像。

第三节　CT 设备质量保证

一、质量保证参数

CT 质量保证(quality assurance,QA)的目的是使 CT 设备达到最佳的性能状态,获取最高质量的图像用以进行诊断,以及最大限度减少对受检者的辐射剂量。CT 质量保证通过对 CT 各项性能指标的检测评价及对检测的周期性实施以控制性能参数长期处于良好状态来实现。从 CT 应用于临床开始,QA 的重要性就日益显现出来,一些国家和相关组织陆续制定了 CT 质量保证的规范,我国制定了相关的国家标准《X 线计算机体层摄影装置质量保证检测规范》(CB 17589-2011)和《X 线计算机体层摄影放射防护要求》(GBZ 165-2012),对 CT 的设备性能和辐射防护两方面进行了相应的要求。

CT 质量保证参数涵盖了 CT 设备的各个方面,完全的参数可参照 GB 17589-2011,其中 CT 剂量指数、分辨率、噪声、均匀性等是 CT 质量保证最主要的参数,下面将对这些主要参数加以介绍。

(一) CT 剂量指数

CT 扫描剂量比普通放射拍片的剂量高,其所致医疗照射剂量的增加导致群体辐射诱发癌症等随机性效应的发生概率增高。一般来说剂量高图像质量会相对好一些,但是会增加受检者的辐射剂量,同时也增加了 X 线管等硬件的负担。剂量的测定非常重要,在保证图像质量的基础上,设备会给出所需的剂量。应用更少的辐射剂量生成符合要求的图像质量是 CT 发展的趋势之一。

CT 剂量指数(CT dose index,CTDI)是评价 CT 成像对被测人体、陪护人员、操作人员的辐射影响,以及 CT 成像对环境影响的重要指标。

1. CT 剂量指数定义　沿着标准横断面中心轴线从 -50mm 到 +50mm 对剂量剖面曲线的积分,除以标称层厚和单次扫描产生体层数 N 的乘积:

$$CTDI_{100} = \int_{-50}^{+50} \frac{D(Z)}{NT} dz \qquad (5\text{-}6)$$

式中，T 为标称层厚；N 为单次扫描所产生的体层数；$D(Z)$ 为沿着标准横断面中心轴线的剂量剖面曲线。

2. 加权 CT 剂量指数 $CTDI_w$　将模体中心点采集的 $CTDI_{100}$ 的平均值和外围各点采集的 $CTDI_{100}$ 的平均值进行加权求和：

$$CTDI_w = \frac{1}{3}CTDI_{100,c} + \frac{2}{3}CTDI_{100,p} \qquad (5\text{-}7)$$

式中，$CTDI_{100,c}$ 为模体中心点采集的 $CTDI_{100}$；$CTDI_{100,p}$ 为模体外围各点采集的 $CTDI_{100}$ 的平均值。

3. 容积 CT 剂量指数（volume computed tomography dose index，$CTDI_{vol}$）　代表多层螺旋 CT 扫描整个成像容积中的平均剂量：

$$CTDI_{vol} = CTDI_w / P \qquad (5\text{-}8)$$

式中，P 为螺距。

4. 剂量长度积（dose length produCT，DLP）　是容积剂量指数与沿 Z 轴扫描长度 L 的乘积：

$$DLP = CTDI_{vol} \times L \qquad (5\text{-}9)$$

式中，L 指沿 Z 轴的扫描长度。

DLP 反映了一次特定扫描采集中的总体吸收能量。一个腹部 CT 检查可能与腹部和盆腔 CT 联合检查具有相同的 $CTDI_{vol}$ 值，但后者具有较大的 DLP 值，它正比于所扫描的较大解剖范围。$CTDI_{vol}$ 和 DLP 剂量表述，可用于临床扫描方案（如一组受检者的平均值）与典型 CT 检查的参考剂量设定值的比较，但不能用于受检者个体剂量的直接测量。表 5-2 所示为成人受检者做 CT 检查时辐射剂量指导水平。

表 5-2　成人受检者做 CT 检查时辐射剂量指导水平

检查部位	剂量指导水平	
	$CTDI_w$/mGy	DLP/(mGy·cm^{-1})
头部常规	60	1 050
面部与鼻窦	35	360
脊柱外伤	70	460
胸部常规	30	650
肺部高分辨率 CT（HRCT）	35	280
腹部常规	35	780
肝脏、脾脏	35	900
骨盆常规	35	570
骨性骨盆	25	520

摘自 ICRP87 号出版物。

（二）分辨率

分辨率（resolution）是判断 CT 性能和评价 CT 扫描图像质量的重要指标，它包括低对比度分辨率和空间分辨率。

空间分辨率和低对比度分辨率密切相关并相互制约。提高空间分辨率，必然矩阵会增大，像素增多，但在 X 线剂量不变的情况下，像素增多势必造成每个像素单元所获得光子数量按比例减少，噪声增大，最终导致低对比度分辨率下降，一些与组织结构密度差别不大的病灶不易显示。若要保持低对比度分辨率不变，必然要适当增加 X 线光子数量，使每个像素单元所获得的光子数量不变。但是，这样相应地增加了受检者的辐射剂量。

1. 密度分辨率(lower contrast resolution)　又称低对比度分辨率(density resolution),是影响 CT 图像质量的一个非常重要的参数,定义为当细节与背景之间具有低对比度(一般取其 CT 值相差 3～5HU)时,将一定大小的细节从背景中鉴别出来的能力。低对比度分辨率与 X 线剂量有很大的关系,在评价低对比度分辨率时一定要规定使用的剂量,并且要和测量 *CTDI* 时的值保持一致。这一参数的单位应为 mm、%、mGy(也有用 mAs 来表示)。一般厂商在提供这一指标时也会说明在什么剂量条件下测定的。例如,某一台 CT 设备的低对比度分辨率标称为 2mm、0.35%、35mGy,即表示使用 35mGy的 X 线剂量获取图像,在图像上对比度为 0.35% 时能够分辨直径 2mm 的圆孔。

测量低对比度分辨率的测试模体一般采用有机玻璃制成(图 5-40),其模体上钻有不同直径、不同深度的孔,内充低密度溶液,以密度差(%)和孔径(mm)来表示。

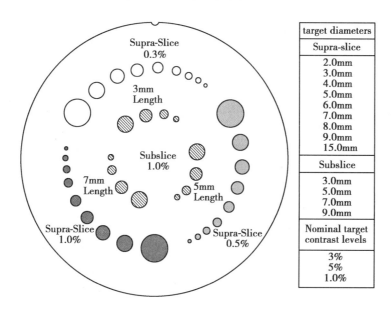

图 5-40　检测对比度分辨率的模体示意图

影响低对比度分辨率的因素有:

(1) 噪声的限制:常用 CT 值的标准偏差表示噪声,并且固有噪声只有在没有伪影的图像中才有可能测量。噪声越大,图像中的颗粒度就越大,低对比度分辨率下降。

(2) X 线剂量的大小:X 线剂量加大,探测器吸收的光子量增加,信噪比提高,噪声相对降低,低对比度分辨率上升。

(3) 被照物体的大小:被照物几何尺寸越大,低对比度分辨率越佳。

2. 空间分辨率(spatial resolution)　又称高对比度分辨率(high contrast resolution),是衡量 CT 图像质量的一个重要的参数,是一幅图像优劣的量化指标。空间分辨率指 CT 图像在高对比度条件下分辨两个距离很近的微小组织或病灶的能力。空间分辨率检测方法之一是选用条带测试模体(图 5-41),这种测试模体条纹处与条纹间隙处对 X 线吸收有显著差异,并且随着条纹宽度变小,在单位长度(cm)内条纹对数越多。CT 设备能区别的最小条带尺寸(通常单位取 mm),即为该设备的空间分辨率。

除了用上述测试模体检测空间分辨率以外,还有许多方法能评估 CT 扫描系统的空间分辨率,其中比较有代表性的是调制传递函数(modulation transfer function,MTF)。选择如图 5-42 所示条带测试模体并获取模体图像,可以测量出图像上条纹处和条纹间隙处的 CT 值。设条纹处的 CT 值为 a,间隙处的 CT 值为 b,计算出其相对对比度,定义单位长度内的条纹数为空间频率,空间频率的单位为 LP/cm;相对对比度随着空间频率变化的函数关系称为调制传递函数(MTF),绘制出如图 5-42 所示 MTF曲线。在 CT 成像过程中随着 MTF 降低,空间频率增大,当 MTF 降低到 5% 时,所对应的空间频率称为截止频率,此截止频率决定了空间分辨率的极限。

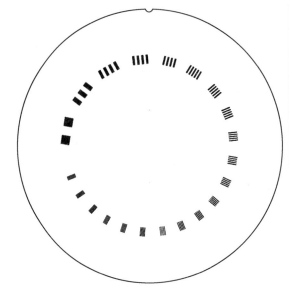

Line Pair/cm	Gap Size
1	0.500cm
2	0.250cm
3	0.167cm
4	0.125cm
5	0.100cm
6	0.083cm
7	0.071cm
8	0.063cm
9	0.056cm
10	0.050cm
11	0.045cm
12	0.042cm
13	0.038cm
14	0.036cm
15	0.033cm
16	0.031cm
17	0.029cm
18	0.028cm
19	0.026cm
20	0.025cm
21	0.024cm

图 5-41　检测空间分辨率的模体示意图

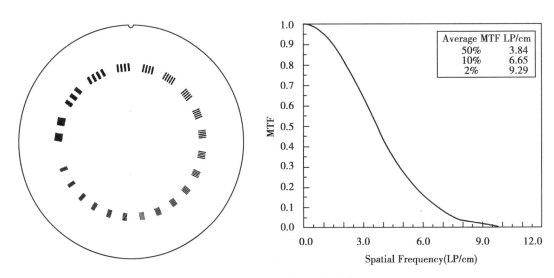

Average MTF LP/cm	
50%	3.84
10%	6.65
2%	9.29

图 5-42　确定调制传递函数的方法

影响空间分辨率的因素很多,比较典型的有:

(1) 探测器的孔径尺寸:对于相同的扇形 X 线束张角,排列的探测器数目越多,孔径尺寸越小,空间分辨率越高。同时,相邻探测器的间距,决定了采样间隔,间隔越小空间分辨率越高。

(2) 图像重建算法对分辨率的影响:在图像重建中选用的卷积滤波器不同,空间分辨率会发生变化。采用标准算法的 CT 图像要比用高分辨率算法的图像分辨率低。

(3) 图像矩阵,层厚大小:图像矩阵越大,体素越小,空间分辨率越高。层厚越薄,空间分辨率越高,但床速越小、层厚越薄,噪声会增大,低对比度分辨率就会降低。

(三)噪声

图像的噪声(noise)也是评价图像质量的参量之一。在 CT 成像过程中,除检测过程的噪声外,还有许多数值变换和处理过程会形成图像的噪声,影响图像质量。噪声主要有 X 线量子噪声、电气元件及测量系统形成的噪声和重建算法等造成的噪声等。

1. 噪声的概念　在 CT 成像系统中,扫描均匀材料的物体,在特定 ROI 中观察其 CT 值,就会发现 ROI 内的 CT 值并不是一个固定值,而是围绕着某一平均值上下随机分布的,这种随机分布就是由噪声所致。可以用 ROI 中 CT 值的标准偏差 σ 来描述噪声的大小,定义为

$$\sigma = \sqrt{\frac{\sum(CT\text{值}-\overline{CT\text{值}})^2}{n}} \tag{5-10}$$

式中,n 为 ROI 内像素数目;CT 值为 ROI 内的实际 CT 值;$\overline{CT}$ 值=$(\sum CT\text{值})/n$。

利用上述标准偏差可以衡量成像系统总体的噪声水平。在多种图像噪声中,其中 X 线的量子噪声占的比例最大。X 线的量子噪声是通过 X 线剂量大小、采用过滤方法、体层厚度、物体对 X 线的衰减及探测器的检测能力等方面反映出来的。当图像噪声主要是 X 线的量子噪声影响时,并考虑到体层厚度、体素尺寸大小和 X 线剂量,以及物体线性吸收系数,用布鲁克斯(Brooks)公式来描述噪声的标准偏差 σ 为:

$$\sigma = C\sqrt{\frac{B}{W^2hD_0}} \tag{5-11}$$

式中,B 为物体的衰减因子,$B=e^{-ud}$;u 为平均线性吸收系数;d 为物体厚度;C 为描述剂量效率的一个常数(小的 C 值相当于高的剂量效率);W 为体素宽度;h 为体层厚度;D_0 为体层的最大皮肤剂量。

式(5-11)显示出各个参量相互关系。例如,要使噪声减少一半,剂量需要增加到原来的 4 倍;噪声大小保持不变时,要使体素宽度减小一半,则剂量需要增加到原来的 4 倍;保持同样的噪声水平,要使体层厚度减小一半,则剂量需要增加到原来的 2 倍。在给予受检者的 X 线剂量合理的范围内,提高 X 线剂量将有利于降低噪声水平,同时增大体素宽度和体层厚度也能降低噪声。但体素宽度的增大,相当于减小了图像矩阵,会影响图像分辨率,体层厚度增大也将使图像对比度降低。在给定受检者所能接受的剂量水平的条件下,必须根据应用和病理学的类型,选择改善图像质量中的各种参量。

2. 图像噪声与分辨率 在 CT 图像重建中,使用各种不同类型的卷积滤波器和图像重建算法,产生不同的图像质量。例如,当卷积滤波选择平滑滤波器时,使噪声降低,空间分辨率也同样降低,但改善了图像对比度分辨率;可利用这种滤波器对软组织中面积较大的低对比度区域进行图像处理。当选择一种边缘增强滤波器时能使被扫描兴趣区域的细节清晰,改善了空间分辨率,但由于它对被测信号具有微分作用,因此使噪声信号增强,降低了对比度分辨率,这种滤波器可以使骨质结构的细节清晰显示。当测得一组原始数据后,可分别采用标准算法和高分辨率算法,分辨率较低的标准算法显示图像噪声标准偏差低,而分辨率较高的算法显示图像噪声标准偏差高。从上面示例可以看出,在实际应用中要根据不同的应用类型选择不同的卷积滤波函数,平衡图像的分辨率与噪声之间的关系。

3. 图像噪声与 X 线剂量 CT 的噪声,主要来源于 X 线光子密度在时间和空间的随机变化,称这种噪声为量子噪声。这些噪声随机不均匀分布在图像上的表现,统称为图像噪声。噪声的存在使得匀质物体的 CT 图像上各像素点的 CT 值各不相同,由 CT 值的统计涨落表现出来。增大 X 线的剂量可以降低 X 线量子噪声干扰,减少噪声的影响。

(四)均匀度

国家标准对均匀度的定义是:在扫描野中,匀质体各局部在 CT 图像上显示出 CT 值的一致性。这是一个容易被忽略的质量参数,实际上,它又很重要。按国家 GB 标准规定,每月都要对 CT 像的均匀度做检测。检测方法是:配置匀质(水或线性衰减系数与水接近的其他均匀物质)圆形测试模(仲裁时用水模);使模体圆柱轴线与扫描层面垂直,并处于扫描野的中心;采用头部和体部扫描条件分别进行扫描,获取模体 CT 像;在图像中心处取 1 个大于 100 个像素点并小于图像面积 10% 的区域,测出此区域内的 CT 值和噪声;然后在相当于钟表时针 3、6、9、12 时的方向、距模体边缘 1cm 处的 4 个位置上取面积等于前述规定的面积区域,分别测出 4 个区域的 CT 值,其中与中心区域 CT 值差别最大的差值用来表示图像的均匀度。可见,最好的均匀度是 0Hu。在测出图像均匀度的同时,也获得 CT 值和噪声值。国标对均匀度的验收检测要求为±5Hu,状态检测要求为±6Hu,稳定性检测要求为与基础值偏差±2Hu。

均匀度除受图像噪声影响外,还受 X 线束硬化影响。硬化在图像上的分布越不均衡,则图像的均匀度越差。因此,校正硬化将有助于提高均匀度。但校正不充分或校正过度也可使均匀度变差。如用形状过滤器校正硬化,当物体与形状过滤器匹配不充分或无法匹配时会使图像的均匀度变差。

此外,如果在体层范围内有部分物体越出了测量区,则会出现类似错误的硬化校正的现象,即在不同的投照方向上得出的测量值之间会出现矛盾。表现在图像上,是在物体超出测量区的图像区域出现断晕现象,且越是靠向测量区边缘越严重,从而使密度的定量测量成为不可能。很显然,这是均匀度误差造成的。

二、影响图像质量的因素

(一)成像系统测量误差

成像系统测量误差是指CT设备成像系统中,由于个别检测元件性能下降或损坏产生的噪声所引起的,或出于测量过程中有失误可能造成成像系统中测量误差。成像系统测量误差大部分可以从CT图像中观察到,例如,在20多万个测量值中丢失一个测量值,会产生图像某部分的不连续显像;再例如,丢失一个方向投影的测量值,会产生图像中明显的一道痕迹,这两种现象都是由检测元件损坏所引起的图像质量变差。从经验来看,丢失一个测量值比丢失一个方向投影的测量值的图像对诊断的影响还要大。

(二)成像参数的选择

CT成像参数影响图像的噪声、空间分辨率和低对比度分辨率。成像参数包括扫描参数和重建参数。扫描参数有:管电压、mAs、扫描层厚、螺距等;重建参数有:重建层厚、重建增量、重建算法、重建视野和重建矩阵等。

管电压、mAs是CT扫描曝光剂量的体现。X线剂量的大小是制约CT图像优劣的主要因素,剂量的高低影响噪声的大小和图像质量。若扫描剂量过小,图像的噪声加大,图像质量下降;扫描剂量增大可提高图像的空间分辨率和低对比度分辨率,但是受检者接受的辐射剂量也会增大。扫描剂量参数选择的原则:在满足诊断需求的前提下,尽量使用低剂量扫描,接受适度的噪声图像,降低受检者的辐射剂量。必须避免盲目使用大剂量扫描来追求图像的质量。

扫描层厚是影响图像分辨率的重要因素。层厚越大,图像的低对比度分辨率越高,但空间分辨率低;层厚越薄,图像的空间分辨率、特别是Z轴分辨率越好,探测器接收的光子数减少,低对比度分辨率降低。扫描层厚需按被检结构和病变的大小设定。

螺距>1为不连续扫描,纵向空间分辨率降低;螺距<1为重叠扫描,纵向空间分辨率提高,但辐射剂量增加。常规CT检查采用螺距=1,保障图像的纵向空间分辨率,不容易漏检病灶。

重建算法中软组织算法可提高图像的低对比度分辨率,锐利算法可提高图像的空间分辨率;重建层厚薄,重建增量小,FOV小和重建矩阵大等,可提高重组图像的空间分辨率,有利于小病灶的检出。

三、伪影

伪影(artifact)是在受检者中不存在,而出现在CT图像中的所有图像干扰和其他非随机干扰的总称。它与图像噪声不同,图像噪声是一种随机干扰。伪影在某种程度上可以被识别,并通过一定的方法加以克服。伪影在图像上多表现为不同的条纹或干扰痕迹。伪影产生原因大体可归结为:

(一)物理原因

主要由X线质量所引起,如量子噪声、散射线、X线硬化效应。一般CT成像系统都有X线硬化校正,限制X线谱线的宽度,但当物体成分之间对X线衰减能力相差很大时,超出硬化校正的范围,即会产生图像质量降低。临床中可以选用双能量法来克服这种现象发生。

(二)受检者原因

受检者体位的移动、体内器官的蠕动或人体上其他金属异物等都会引起伪影的发生,它主要表现为图像上产生运动条纹伪影。防止的方法是缩短扫描时间或者采用动态扫描技术;在实际使用过程中,要适当提高扫描速度和做好受检者的心理工作,减少不必要的人为移动,以减低运动条纹伪影所造成图像模糊的影响。金属物质可产生放射状伪影,严重时明显影响诊断,因此病人体外随带的金属物在扫描前应予以去除,病人体内的金属物质如义齿或牙内填充物,可采用倾斜机架角度避开。

高原子序数或吸收系数大的物体部分投影于扫描平面而产生的伪影称为部分容积效应,即被摄体层面内显示的并非是该物体的全部。其伪影的形状可因物体的不同而异,一般在重建后横断面图像上可见条形、环形式大片干扰的伪影。该伪影现象可采用薄层扫描而减弱。

（三）成像系统原因

成像系统数据扫描及数据处理参数选择不当和图像重建算法不完善，扫描系统不稳定、采集数据重复性不好、X线发生系统管电压波动以及测量电子电路的温度漂移、CT图像显示及照相中的非线性成像等因素，都会不同程度地影响到CT图像，产生不同的伪影。

（四）常见的伪影

1. 移动条纹伪影 在扫描过程中，扫描部位的随意和不随意运动，使得射线显示从一次检测到另一次检测的某种突然的不一致的结果，都会产生粗细不等的，黑白相间的条状伪影。如病人点头运动、侧向运动、屏不住气、吞咽动作、心脏跳动、肠蠕动等，均可产生局部的移动条纹伪影。

2. 环状伪影 环状伪影主要由探测器的灵敏度不一致造成。它主要出现在图像的高对比度区域，并有可能向低对比度区域发散，这将导致图像质量下降。环形伪影常见于第三代CT。

3. 放射状伪影 放射状伪影大多为前置放大器不稳定。X线扇形束通过的部分如准直器（collimator）等有松动或扫描器的滑环和电刷（brush）之间接触电阻过大所致（一般滑环与电刷间接触电阻要求小于0.3Ω）。

4. 雪花状伪影 雪花状伪影主要由X线不稳定或X线管出现轻微放电造成。

第四节　螺旋CT设备实例

螺旋CT利用滑环技术，X线管和探测器同步单向连续旋转，检查床带动病人同时沿Z轴方向作匀速直线运动，探测器采集连续的容积数据，加快扫描速度，且可以在扫描范围内任意位置上重建图像。本节将以西门子SOMATOM Emotion 16层螺旋CT为例，介绍其系统组成、系统安装和系统调试相关内容。

西门子SOMATOM Emotion 16层螺旋CT的特点为：①高效、低耗、环保型新概念多层面螺旋CT；②低mA成像，低辐射剂量；③采用全景无失真成像技术及最先进的多层成像技术；④强大的计算机支持，视窗图标沟通界面友好。

CT的整机操作流程（视频）

一、系统组成

（一）采集系统

采集系统的作用为产生X线并采集图像重建所需的原始数据。系统组成包括机架和检查床（图5-43）。

1. 机架 由机架内部的旋转式X线探测器系统和机架外部的操作面板及显示器组成。具体如下：

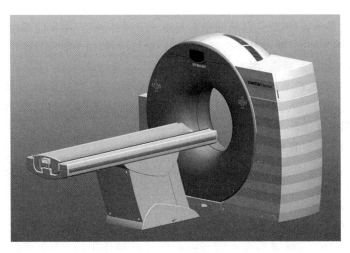

图 5-43　机架和检查床

（1）X线管装置:由液态金属轴承X线管、带有内置定子的保护性外壳、温度监测器、过压开关和用于存储X线管装置特定操作数据的电可擦除只读存储器组成。采用了油循环风冷却散热方式,可保证X线管阳极的快速冷却,同时降低噪声。X线管连续平均功率为3.5kW,最大热容量为5MHU,工作管电流为20~345mA,工作电压为80、110、130kV。

（2）高压发生器:用于产生X管工作所需的灯丝加热电压及直流高压,由高压变压器、灯丝变压器、高压整流器等组成。该CT设备采用逆变式高压发生器,产生的直流高压波形平稳。此外,还设置相应的管电压闭环控制装置,可实时调整输出的管电压值。

（3）准直器:用于限制X线扇形束的厚度,从而控制X线管每旋转一周,X线在人体长轴上的照射范围。准直器接收计算机系统发出的指令,由输入电压为24V的直流电机驱动其窄缝,达到所需宽度。

（4）探测器:选用弓形超高速陶瓷探测器,它采用的掺杂稀土金属的透明光学陶瓷可将X线高效地转化为荧光,再配合光电元件的作用,输出电信号。该CT设备共有24排探测器,总单元数为17 664个。

（5）数据采集系统:将探测器输出的电信号进行放大和A/D转换,再经接口电路输送至计算机。该CT设备每排有1 472个数据通道,最多可同时传输16×1 472个数据。

（6）激光定位灯:用于CT扫描的定位。定位系统采用90°交叉光路设计,以使扫描架在任何角度都能清晰地显示扫描切片的部位。如图5-44箭头所示,该CT设备共有三个激光灯,其中两个位于扫描架两侧,用于定位扫描的冠状面和横断面;一个位于扫描架上方,用于定位扫描的矢状面。激光灯采用低压卤素光源和光学聚集成像系统,呈十字形显示。

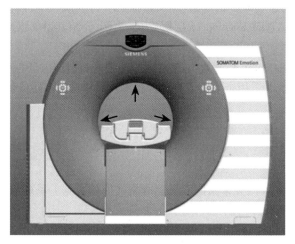

图 5-44　激光定位灯

（7）操作面板及显示器:机架外部前端左右各有一个操作面板,用于控制检查床的运动、机架倾斜及定位灯的开关(图5-45)。机架外部前端上方有一个显示器,用于显示管电压、管电流、扫描时间、机架角度、检查床位置和辐射警告(图5-46)。

此外,机架还包括滑环、机架倾斜系统、对讲系统、电机驱动装置、控制装置、电缆连接器等组成部分。

2. 检查床　用于安置病人,并对其进行定位和检查。床面由防水材料制成,检查床及床垫在检查过程中不会使得图像出现伪影。

检查床的高度调节机制的工作原理被称为"眼镜蛇原理"。检查床面的水平位置会随着检查床面的上升或下降而发生变化。检查床在上升时,床面将朝机架方向移动;在下降时,床面将向离开机架的方向移动(图5-47)。

该CT设备检查床最大载荷为200kg,升降范围≥38cm,床面水平移动的最大距离为1 530mm。

检查床使用时需注意的事项有:①将检查床降到最小高度前,必须完全退回检查床面,并将机架倾斜角度复位为0°;②确保检查床的移动不受任何物体阻碍;③不可在检查床下面放置任何物体。

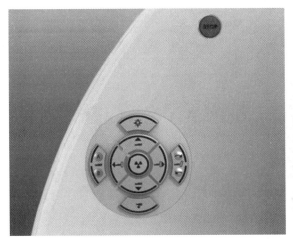

图 5-45 机架操作面板

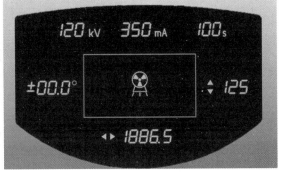

图 5-46 机架显示器

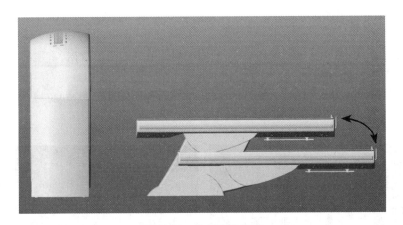

图 5-47 检查床的运动

（二）控制台

控制台的作用为实现系统控制，管理病人信息，计划检查以及触发并完成检查。组成包括计算机系统、输入设备、显示器、不间断电源（uninterruptible power supply）和电源柜（图 5-48）。

1. 计算机系统 CT 计算机系统由两个主机，图像控制系统和图像重建系统组成（图 5-49）。

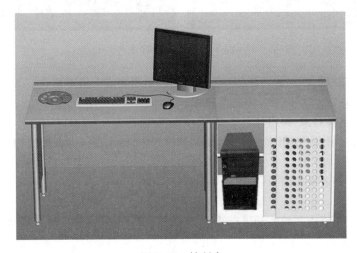

图 5-48 控制台

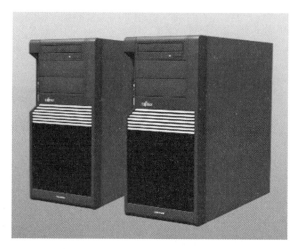

图 5-49　计算机系统

（1）图像控制系统：负责完成 CT 的总体操作设计，通过该计算机，可实现 CT 设备的控制、检查方案的设计、检查结果评估和图像的储存。该计算机提供 USB 端口、DVD 刻录机等组件，可进行数据存储及交换。

（2）图像重建系统：负责完成图像的重建，利用探测器系统的测量数据，重建出相应的断层图像，再将数据传输到图像控制系统。

计算机系统采用 Windows 7 操作系统，并安装用于检查和图像评估的 syngo 应用程序软件，以及用于系统和程序的调整、检查和诊断的维修软件（图 5-50）。

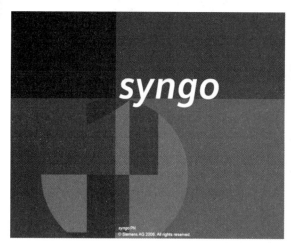
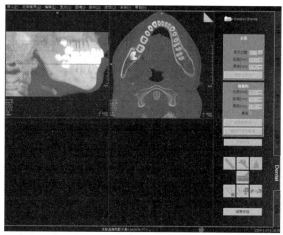

图 5-50　计算机软件

2. 输入设备　包括键盘、鼠标、控制盒等组成部分，负责完成人机对话。

（1）键盘：可实现输入文本、数字和指令的操作。

（2）鼠标：用于选择对象、调用弹出菜单、窗位设置等操作。

（3）控制盒：可以启动并停止检测，移动机架和检查床，指示扫描准备就绪和辐射警告，以及控制对讲系统（图 5-51）。

3. 显示器　用于查看病人信息、检查程序及浏览图像。该 CT 设备采用 19″彩色液晶显示器，分辨率为 1 280×1 024。

4. 不间断电源　可对电压的波动进行补偿，为计算机系统进行稳定、不间断供电（图 5-52）。包括两种工作模式：①常规模式：在设备供电正常情况下，监控并在需要时给电池充电，同时对设备提供电源保护；②电池模式：设备断电或出现电源故障时，为计算机系统进行短时供电。供电时间长短取决于电池的充电程度。设备电源恢复后，不间断电源需充电后才能恢复正常运行。

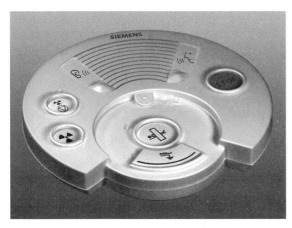

图 5-51　控制盒

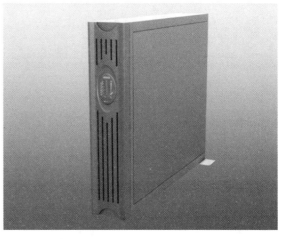

图 5-52　不间断电源

5. 电源柜　管理整个系统的电源,用于连接外部供电,并进行电路保护(图 5-53)。

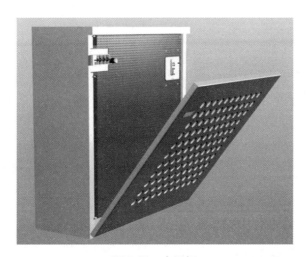

图 5-53　电源柜

（三）其他装置

包括检查及定位辅助装置、模体、介入 CT 附件及特殊检查附件等。如图 5-54 所示为 CT 常用头托、垫片和固定带。

二、系统安装

（一）安装前准备

1. 场地布置　系统安装前,要根据 CT 设备的尺寸和安装要求,以及房间布置图进行场地勘察和布置,设计机房布局方案。场地布置需注意的事项包括以下内容。

（1）机房选址和尺寸:CT 机房的选址需要考虑医院布局的合理性、设备工作的性质和工作量,应注意避开干扰源,如高压线、高电磁场等,建在干扰、噪声低,空气净度较高的环境中。

机房尺寸的确定应满足设备的安装、操作、病人就诊的需求,其中门的宽和高的设计需考虑是否足以让扫描架顺利通过,移至安装位置。该 CT 设备运输时,对门的宽和高的尺寸要求如图 5-55 所示。

（2）各部件的位置:CT 各基础部件及大部件在机房的安放位置要兼顾设备运行安全、病人进出通畅和医生操作方便等方面。另外,还要注意预留一定空间,以便设备日后保养和维修。如图 5-56 所示为 CT 机房布局方案参考图,具体部件名称见表 5-3。

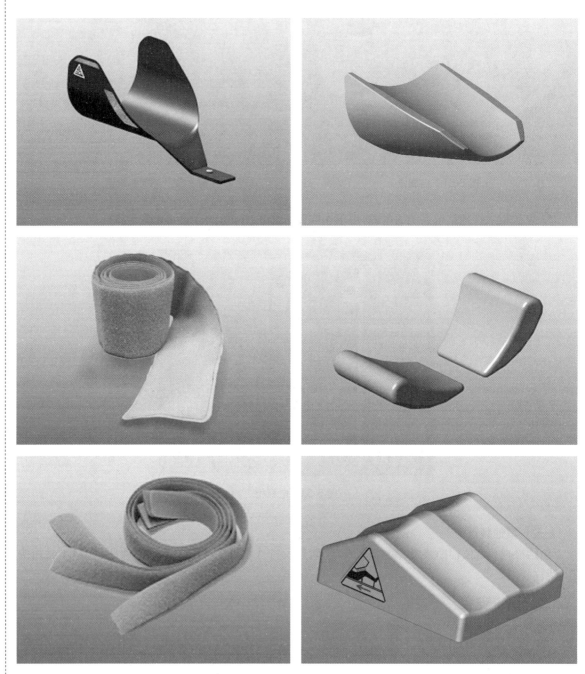

图 5-54　CT 常用头托、垫片及固定带

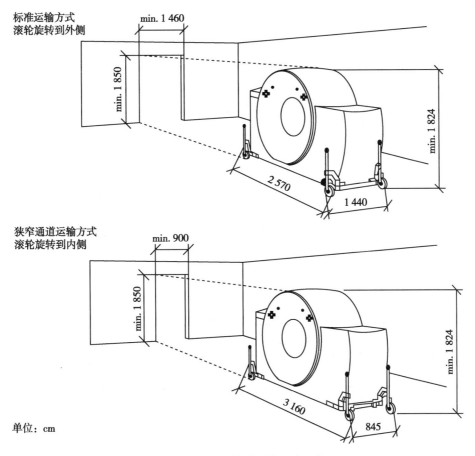

标准运输方式
滚轮旋转到外侧

min. 1 460

min. 1 850

min. 1 824

2 570

1 440

狭窄通道运输方式
滚轮旋转到内侧

min. 900

min. 1 850

min. 1 824

3 160

845

单位：cm

图 5-55　CT 运输对门的尺寸要求

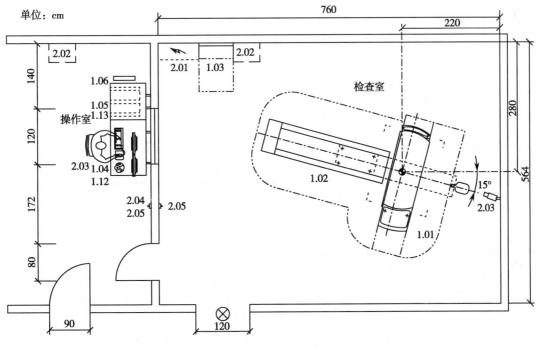

单位：cm

760

220

2.02

2.02

2.01　1.03

检查室

140

1.06

1.05
1.13

操作室

120

2.03 1.04
1.12

172

2.04
2.05　2.05

280

1.02

15°

2.03

564

1.01

80

90

120

图 5-56　CT 机房布局参考图

157

表 5-3 SOMATOM Emotion 16 系统设备列表

编号	部件名称	重量/kg	热量/W	备注
1.01	机架	1 186	6 800	待机时散热量为 1 000W
1.02	检查床	431		
1.03	电源分配柜	55		
1.04	控制盒,键盘,显示器	10	100	
1.05	图像系统及机柜	60	600	
1.06	不间断电源	30	60	
1.12	操作台	31		选配件
1.13	机柜	73		选配件
2.01	现场配电箱			根据现场情况确定位置
2.02	空调			
2.03	病人观察系统			建议用户安装
2.04	总开关			
2.05	紧急停止开关			

2. 环境要求　该 CT 设备对环境的要求见表 5-4。

表 5-4　CT 设备对环境的要求

	环境要求	
扫描室、操作室	建议温度	21~26℃
	建议相对湿度	30%~60%
	气压	700~1 060hPa
	气温波动	<6K/h
	固体颗粒物	<10μm
储运	温度	−20~50℃
	相对湿度	10%~95%
	气压	700~1 060hPa

如果无法确保上述条件,应安装空调、加湿器、除湿机等设备。

3. 电源要求　该 CT 设备电源要求及配电箱进线电缆线径参考值见表 5-5。

表 5-5　CT 设备对电源及电缆线的要求

SOMATOM Emotion 16 电源要求	
电源:3/N/PE AC 50/60Hz±2Hz	电源接入值:43.6kV
电压:380V±38V	电源功耗:
带 80A 熔断器的环线阻抗:≤200mΩ	待机:≤3kVA
电源内阻:≤190mΩ	操作时最大功耗:90kVA

现场配电箱进线电缆线径参考表

实际电缆走线距离/m	<70	70~100	100~150	>150
多股铜芯电缆截面积/mm²	70	95	150	请联系厂家

4. 照明要求　CT机房对照明的要求为:①控制室内灯光柔和,无闪烁,亮度可调;②控制室的窗户建议采用遮光装置;③图像显示器上无反光;④检查时的照明照度通常情况下应达到300勒克斯。

5. 射线防护要求　CT机房要进行防护处理,包括墙壁、门和窗等。防护标准应满足当地卫生防疫部门的要求,并在处理完成后通过防护部门的X线辐射防护鉴定。

（二）设备安装

在保证无损伤的前提下,将扫描架、检查床和电源柜等移到事先选好的位置。安装时应先固定扫描架,再固定检查床。固定时先将扫描架下方和检查床的地脚螺丝进行固定,并用水平尺保证床面安装水平。

扫描架和检查床的安装需满足以下要求:①机架和检查床必须安装在同一水平地面;②地面承载能力需通过有专业资质的设计单位或结构工程师确认;③机架和检查床底座所在范围内混凝土地面水平度要求最大允许误差不能超过5mm;④检查床的4个锚栓必须全部按要求锚固,锚固后每个锚栓至少承受2.76千牛拉力。

扫描架和检查床的地面固定方案如图5-57所示。

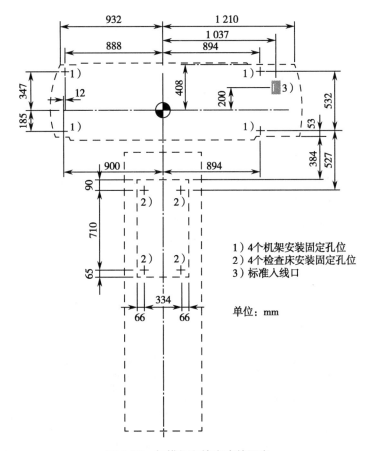

图 5-57　扫描架和检查床的固定

安装时还需制作好CT地线,接地电极铜板面积大于$1m^2$,厚度大于5mm。电极埋设在建筑物3m以外,深度应大于1.5m,在接地电极周围用添加食盐和木炭的混合土填实,保证系统地线的接地电阻小于4Ω。

（三）设备连线

该CT设备所需安装连线较少。只需将三相380V的电源线引入检查室墙壁,将配电柜安装好,接好电源开关即可。在将电源接入扫描系统前,一定要确认电源相序无误,否则错误的连接将可能引起X线管旋转装置反向旋转,损坏设备。

159

电缆地沟中排线时需注意将电源线、信号线和地线分开布置,以免产生信号的相互干扰。地沟应注意鼠害。

三、系统调试

CT扫描系统调试包括:①各单元部分调整,包括各单元电路工作状态的调整及各开关和限位的调整;②系统调试与校正。其中系统调试已经程序化,每一步工作只需在调试程序的指示下进行即可。

（一）调试前准备

在整机通电测试前,应注意:①检查所有连接线是否正确;②检查所有单元的电源线和地线是否无误;③检查各个印刷电路板的位置和连接情况是否正确,接插是否到位;④检查固定螺丝是否紧固。

（二）通电检查

按规定加电顺序接通电源,观察有无异常情况,需注意:①有关指示灯状态是否正确;②各部分的交流、直流电压正确;③风扇状态正确;④曝光前旋转阳极正常启动。

（三）软件装入

在控制台上打开计算机主机电源,将软件按顺序登记录入。

（四）各部件的检查与调整

对CT设备的各部件进行运动及精度检查,如不符合标准则需进行调整。

1. 扫描架　注意检查:①旋转架正转、反转状态是否正常;②极限开关动作是否灵敏、正常;③旋转速度旋钮是否正常可控;④换向和电缆极限保护开关动作是否正常可靠;⑤显示的扫描架倾斜角度与实际倾斜角度是否完全一致。

2. 检查床　注意检查床的升降、进退是否正常,显示的位置和高度与实际位置是否完全一致。

3. 准直器　利用游标卡尺检查窄缝与设置的宽度是否相符。

4. 高压发生器　检查灯丝电流过流保护、管电流过流保护、过温指示是否正常工作,kV预置、管电流设置、灯丝电流设置是否满足要求。

5. 定位灯　检查定位灯是否对准探测器窗口的中心位置。

6. X线管中心　确定激光定位灯X方向的位置,检查旋转中心、X线管中心和探测器中心是否保持一致。

（五）整机系统调试

完成上述单元部分的检查与调整后,即可进入整机调试。整机调试的好坏直接影响CT设备成像的质量。整机系统调试流程如图5-58所示。

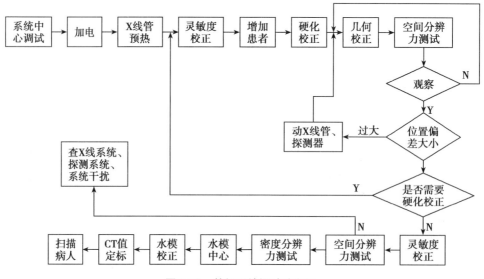

图 5-58　整机系统调试流程图

　　CT成像的基本过程是：数据采集→重建图像→显示图像。依据图像形成过程，CT主要由扫描系统、计算机和图像重建系统以及图像显示与存储系统组成。

　　扫描系统由X线发生装置、准直器、滤过器、数据采集系统、扫描架和扫描床等组成，其作用是产生X线和采集重建图像所需的原始数据。数据采集系统由探测器和数据处理装置组成，其作用是测量透射X线束，并将测量数据通过A/D转换器转换成二进制数据，送往计算机系统。计算机和图像重建系统负责控制整个CT系统的运行、图像重建、图像显示、图像处理、图像存储和故障诊断及分析。螺旋扫描对其装置的基本要求包括：①选用大管电流、高热容量和散热率的X线管；②选用高性能的探测器组成探测器阵列；③选用高速大容量计算机系统；④扫描架能单方向连续匀速旋转，扫描床能同时做同步匀速直线运动；⑤选用螺旋插值算法的功能软件。SCT扫描的大多数参数，如kV、mA、层厚等的选择与常规CT基本一致。所不同的是增加了床移速度、成像间隔、螺旋因子等新的参数。

　　CT质量保证的目的是使CT设备达到最佳的性能状态，获取最高质量的图像用以进行诊断，以及最大限度减少对受检者的辐射剂量。CT质量保证的主要参数包括CT剂量指数、分辨率、CT值、噪声等。成像系统测量误差和成像参数的选择均可影响图像质量。

　　西门子SOMATOM Emotion 16层螺旋CT由采集系统和控制台组成。设备安装时应做好安装前准备，然后按照要求安装好扫描架和检查床等装置，并连接好相应线路。系统调试包括各单元部分调整和系统调试与校正。

（史晓霞　胡昊　董晓军）

扫一扫，测一测

思考题

1. 简述各代CT设备的主要特点。
2. 详述CT的组成及各部分的作用。
3. CT用X线管的使用寿命主要与哪些因素有关？
4. CT用的探测器主要有哪些类型和特性？
5. 螺旋扫描对其装置有哪些基本要求？
6. 简述低压滑环和高压滑环的优缺点。
7. 螺旋扫描的特殊参数有哪些？使用时应如何选择？
8. CT设备主要质量控制参数有哪些？简述各参数的意义及其相互关系。
9. 什么是伪影？伪影产生的原因有哪些？

自学要点

学习目标

1. 掌握:磁共振设备的组成;主磁体的作用及指标;梯度磁场的作用、指标与系统组成、梯度线圈的作用与特点;射频场系统的作用与组成;磁共振成像质量控制参数。

2. 熟悉:磁共振设备的特点;主磁体的匀场措施;射频发射与接收的流程;磁共振成像的常见伪影。

3. 了解:主磁体和射频的屏蔽措施;主计算机的功能与组成、数据的处理与影像重建;超导磁体的失超保护;磁共振成像质量检测模体。

教学参考

磁共振成像(MRI)是目前临床常用的医学成像技术之一。3T 的 MRI 设备在大中型医院已广泛使用,很多县级医院也引进了 1.5T 的 MRI 设备。MRI 设备构造非常复杂,本章主要介绍其基本结构、工作原理和设备质量保证。

第一节 概　　述

一、设备特点

(一)无电离辐射危害

MRI 设备的激励源为短波或超短波段的电磁波,波长在 1m 以上(小于 300MHz),无电离辐射损伤。从 MRI 成像所用的射频(radio freqency,RF)电磁波功率看,尽管峰值功率可达数千瓦,但平均功率仅为数瓦。经计算,其 RF 容积功耗低于推荐的非电离辐射安全标准。在一定的场强及场强变化率范围之内,静磁场和线性梯度磁场也不会引起机体的异常反应。可见 MRI 是一种安全的检查方法。

(二)多参数成像

多参数成像可提供丰富的诊断信息。一般的医学成像技术都使用单一的成像参数。例如,CT 的成像参数是 X 线吸收系数、超声成像是组织界面所反射的回波信号等。从理论上讲,MRI 可以是多核种成像,而每种核都有各自的成像参数。目前使用的 MRI 设备主要是用来观测活体组织中氢质子密度的空间分布及其弛豫时间,用以成像的组织参数至少有氢核(质子)密度 N(H)、纵向弛豫时间 T_1、横向弛豫时间 T_2 及体内液体的流速等。这些参数既可分别成像,也可相互结合获取对比图像。因为质子密度 N(H)与 MR 信号的强度成正比,所以 N(H)成像主要反映欲观察平面内组织脏器的大小、范围和位置。T_1、T_2 参数则含有丰富和敏感的生理、生化信息。选取一定的成像参数,并选用适当 RF 脉冲序列进行 MRI 扫描,是临床 MRI 诊断医师获取诊断信息应具备的基本技能。

笔记

（三）高对比度成像

在所有医学影像技术中,MRI 的软组织对比度分辨率最高。人体含有占体重 70% 以上的水,这些水中的氢核是 MR 信号的主要来源,其余信号来自脂肪、蛋白质和其他化合物中的氢质子。一方面,由于氢质子在体内的分布极为广泛,故可在人体的任意部位成像。另一方面,因水中的氢质子与脂肪、蛋白质等组织中氢质子的 MR 信号强度不同,故 MRI 图像必然是高对比度的。

MRI 图像的软组织对比度明显高于 CT,这是 MRI 设备首先应用于人类神经系统疾病诊断的重要原因。现在,MRI 图像不仅能很好地区分脑的灰质、白质、脑神经核团、颅椎结合部、椎管及脊髓,而且无须对比剂便可显示心脏各房室和大血管腔。选用适当的扫描脉冲序列,还可使肌肉、肌腱、韧带、筋膜平面、骨髓、关节软骨、半月板、椎间盘和皮下脂肪等组织清晰地显像。此外,MRI 对纵隔、肝脏、前列腺、子宫等的诊断效果也较满意。

（四）具有任意方向体层成像的能力

MRI 设备可获得横断面、冠状断面、矢状断面和不同角度斜断面的图像。自线性梯度磁场应用于 MRI 设备后,人们不再用旋转样品或移动受检者的方法来获得扫描层面,而是用 G_X、G_Y 和 G_Z 三个梯度或者三者的任意组合来确定层面,即实现了选择性激励。在进行标准横轴位、矢状位或冠状位成像时,上述梯度磁场之一将被确定为选层梯度,其余两者再分别进行频率编码和相位编码后提供信号的位置信息。在进行任意方位层面检查时,选层信息由两个以上的梯度共同决定。整个 MRI 检查中没有任何形式的机械运动。MRI 设备的任意方位体层成像的特点,可从不同角度直观地以三维空间观察分析组织结构及其病变。

（五）无须使用对比剂即可直接显示心脏和血管结构

MRI 可以测定血流,其原理为流体的时间飞跃(time of flight,TOF)效应和相位对比(phase contrast,PC)敏感性。与传统血管造影法相比,其最大优点是无创伤(不需注射对比剂)。磁共振血管成像(magnetic resonance angiography,MRA)是一种全新的血管造影术。

从 MRA 的图像质量来看,目前它至少可以显示大血管及各主要脏器的一、二级分支血管。随着 MRI 设备性能的改进及计算机软件的不断更新,通过 MRA 获得的血管像将越来越清晰。MRA 大有取代常规 X 线血管造影术和 DSA 的趋势。

MRA 利用了将流体与静止组织相分离的显示技术。利用类似的技术,可以造成血液与共振心肌之间 MR 信号的强烈对比,从而勾绘出轮廓清晰的心腔。采用心电门控触发的方法,还能获得不同心动周期的图像,甚至可以进行一系列无创伤的心脏动力学研究,如测定射血分数和心脏容积等。现代 MRI 设备还配备对心脏和大血管解剖结构进行三维显示的软件,以及对整个心动周期图像进行电影展示的软件。

用 MR 心脏成像技术还可观察主动脉瘤、夹层动脉瘤、主动脉狭窄和一些先天性心脏病。MRI 在冠心病诊断上的应用主要表现在急性心梗的诊断、心肌梗死后遗症的评价和冠状动脉搭桥术后心肌灌注状态的观察等方面,但对冠状动脉狭窄程度的估计比较困难。

（六）无骨伪影干扰,后颅凹病变清晰可辨

各种投射性成像技术往往因气体和骨髓的重叠而形成伪影,给某些部位病变的诊断带来困难。例如,做头颅 CT 扫描时,就经常在岩骨、枕骨粗隆等处出现条状伪影,影响后颅凹的观察。MRI 无此类骨伪影。穹窿和颅底的骨结构也不影响 MR 颅脑成像,从而使后颅凹的肿瘤得以显示。此外,MRI 还是枕骨大孔部位病变的首选诊断方法。在这一点上,MRI 又一次表现出优于 CT 的应用价值。

（七）可进行功能、组织化学和生物化学方面的研究

任何生物组织在发生结构变化之前,首先要经过复杂的化学变化,然后才发生功能改变和组织学异常。但是,以往的影像诊断方法一般只提供单一的解剖学资料,没有组织特征和功能信息可利用。功能性磁共振成像(functional magnetic resonance imaging,fMRI)的出现填补了上述两项空白,使疾病的诊断深入到分子生物学和组织学水平。

二、结构与原理

MRI 设备的基本结构如图 6-1 所示,主要由主磁体、梯度系统、射频系统、计算机系统和其他辅助

设备等组成。为加快图像处理速度,计算机系统中一般都有专用的图像处理单元;为实施特殊成像(如心脏门控),还要有对有关生理信号(心电、脉搏、血氧饱和度、氧分压、二氧化碳分压等)进行采集、处理、分析的单元等。为实现实时脑功能成像,需要配置特殊的高性能计算机柜、射频脉冲实时跟踪、实验刺激的控制、数据的全自动后处理系统等。常用的附属设备有:磁屏蔽体、RF 屏蔽体、冷水机组、不间断电源、空调、超导磁体的低温保障设施和激光相机等。另外,目前 MRI 设备已普遍提供符合 DI-COM3.0 标准的输出接口,可方便连接到 PACS 中。

永磁型 MRI
的 结 构(视
频)

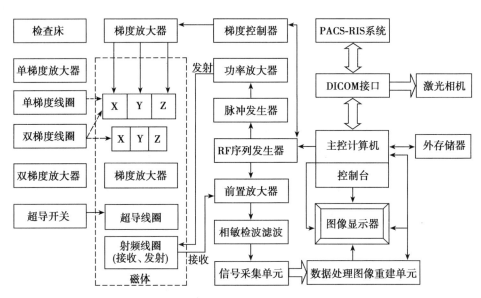

图 6-1　MRI 设备的基本结构方框图

　　MRI 设备的主磁体用于产生一个高度均匀、稳定的静磁场,可以是永磁体、常导磁体和超导磁体。一般把主磁体做成圆柱形或矩形腔体,里面不仅可以安装主磁体的线圈,还可以安装 X、Y、Z 方向梯度磁场的线圈和全身的 RF 发射线圈及接收线圈,受检者借助于扫描床进入其中。

　　梯度发生器产生一定开关形状的梯度电流,经放大后由驱动电路送至梯度线圈产生所需的梯度磁场,以实现 MR 信号的空间编码。

　　RF 发射器包括频率合成器、RF 形成、放大和功放,产生所需要的 RF 脉冲电流,送至 RF 发射线圈。

　　RF 接收器由前置放大器、RF 放大器、带通滤波器、检波器、低频放大器和 A/D 转换器等组成。当 RF 发生器发射的 RF 满足 MR 条件时,RF 场与成像物体中的氢核磁矩发生相互作用,进行能量交换,使宏观磁矩偏离平衡态。RF 脉冲过后,宏观磁矩将回到其平衡位置,发出 MR 信号,由接收线圈接收。MR 信号很弱,接收线圈感应的弱小信号经过放大和处理后变为数字信号进入计算机。

　　计算机应用采集到的数据图像重建,并将图像数据送到显示器进行显示。其工作过程如下:由 RF 接收器送来的信号经 ADC,把模拟信号转变为数字信号,便于用计算机进行累加运算和存储,经过累加的数字信号采用傅里叶变换或快速傅里叶变换,得到具有相位和频率特征的 MR 信号,然后根据与测量层面体素的对应关系,经计算机运算和处理,得到层面图像数据,再经 D/A 转换,送到图像显示器,按信号的大小用不同的灰度等级显示出所要观测的层面图像。

　　另外,计算机还负责对整个系统各部分的运行进行控制,使整个成像过程各部分的动作协调一致,产生高质量图像。

第二节　MRI 设备基本组成

　　由前述可知,MRI 设备由主磁体系统、梯度系统、射频系统、计算机系统等组成,为确保 MRI 设备的正常运行,还需有磁屏蔽、射频屏蔽、超导及低温等其他辅助设备(图 6-2)。

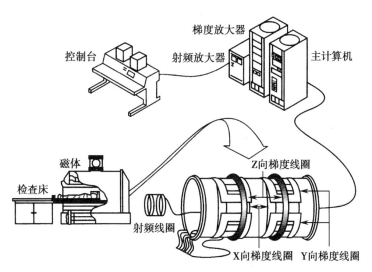

图 6-2 MRI 设备的基本组成外观图

0604

永磁型 MRI 的操作（视频）

一、主磁体系统

主磁体系统（又称静磁场系统），是磁共振成像装置的核心部件，也是磁共振成像系统最重要、制造和运行成本最高的部件。主磁体的作用是产生一个均匀的、稳定的静态磁场，使处于磁场中的人体内氢原子核被磁化而形成磁化强度矢量，并以拉莫尔频率沿磁场方向进行自旋（进动）。

（一）主磁体的性能指标

1. 磁场强度　磁场强度是指磁共振设备中静磁场的强度。确定磁场强度的大小是从信噪比（S/N）、射频对生物的穿透力和人体安全性三个方面综合因素考虑的。一般而言，在一定的体素等范围内，磁场强度的增加能使氢质子所产生的磁矩越大，那 MR 信号就越强。所以，高磁场强度有如下特点：①高磁场可以使信号强度增强，显示更多的解剖结构和病变，扩展成像功能；②缩短扫描时间，高速成像；③可进行频谱分析；④共振频率变高，自旋加快，同样运动的相位漂移变大，使运动伪影和化学伪影增多；⑤MR 的运行成本提高；⑥逸散磁场增大，5 高斯线的边界更远，机房增大，建筑费用增加。

人体质子成像时，场强可在 0.4~2.0T 之间。虽然用中低场强（0.2~1.0T）也能获得有足够医学信息的图像，但对于成像时间，1.0T 与 0.5T 设备之间是会有明显区别。如需获得足够化学信息，则必须用 1.5T 以上的高磁场，现主流产品的场强大多在 1.5~3.0T 之间。并非不能制造更高场强的磁体，而是更高的磁场可能对人体有害。目前虽已工业生产出 7、8T 的超高场系统用于成像的实验研究，由于高静磁场对人体的生物效应、设备的优、缺点及发展前景尚不能确定性评价，以及有关法律或规则对其应用还有限制等原因，所以超高场系统还不能普遍用于临床。近年来，随着新技术不断移植到低场开放型设备，低场设备的功能与图像质量也不断改善，性能/价格比高，且具有新的应用功能（动态和介入），同时使病人觉得更为舒适，安装和维持费用低。因此，低场开放型永磁 MR 也备受青睐。

2. 磁场均匀性　磁场均匀性是指在特定容积限度内磁场的同一性，即穿过单位面积的磁力线是否相同。磁场均匀度在很大程度上决定着 MR 的图像质量好坏，如 MR 图像的信噪比（S/N）、空间分辨力（SR）和有效视野（FOV）的几何畸变都与磁场均匀性相关。磁场均匀度在 MR 成像中要求很高，MR 的磁体要求在其工作孔径内产生匀强磁场，否则将会扭曲定位信号，引起图像失真和畸变，降低成像质量。如果静磁场均匀性越差，偏差越大，图像质量就越差。MR 工作空间内各个不同位置的磁场强度偏差越大，即均匀性越差，定位信号将扭曲，形成图像的质量也会越差。所以要求 MR 设备在较大的空间范围内（能容纳各种病人）保持高度均匀磁场，其均匀度要求在 50cm 球径的空间内磁场均匀度达 10^{-6} 量级，5ppm（不超过百万分之五）。若均匀度不高，则谱线变宽，分辨率降低。

在 MR 中，均匀性是以主磁场的百万分之一（ppm）作为一个偏差单位来定量表示的。需要说明的是每个偏差单位或 ppm 在不同场强的 MR 中，所代表的磁场强度偏差是不同的。均匀性标准的规定还与所取测量空间的大小有关，一般来说，整个孔径范围为 50ppm；与磁体中心同心的、直径为 40 和

50cm 的球体内分别是 5 和 10ppm；被测标本区每立方厘米的空间应小于 0.01ppm，ppm 值越小表明磁场均匀性越好。

磁场均匀性的测量是一件非常细致的工作。测量前先要精确定出磁体中心，再在一定半径的空间球体上布置场强测量仪（高斯计）探头，并逐点测量其场强，然后处理数据、计算整个容积内的磁场均匀性。

值得注意的是，磁场均匀性并不是固定不变的。即使一个磁体在出厂前已校验达到了某一标准，运输、安装后由于磁（自）屏蔽、房间和支持物中的钢结构、楼上楼下的移动设备等环境因素的影响，其均匀性也会改变。因此，均匀性是否达标，应以安装现场的匀场校正、最后验收时的测量结果为标准。

3. 磁场稳定度　磁场稳定度与磁体类型和设计质量有关，同时也会受到磁体附近铁磁性物质、环境温度、磁体电源稳定性、匀场电源漂移等因素的影响。磁场的均匀性或场强值发生变化，称为磁场漂移。磁场稳定性下降，就不能保证 MR 图像的一致性和可重复性，从而在一定程度上影响图像的质量。衡量磁场稳定性的指标就是磁场稳定度，磁场的稳定度可以分为时间稳定度和热稳定度两种。

时间稳定度是指磁场随时间而变化的程度。如果在一次实验或一次检测时间内磁场值发生了一定量的漂移，它就会影响到图像质量。根据图像质量的要求，短期稳定度应当在几个 ppm/h 内，长期稳定度应当在 10ppm/h 内，才能符合成像要求。

磁场值还可随温度变化而漂移，其漂移的程度是用热稳定度来表述的。永磁体和常导磁体的热稳定度比较差，因而对环境温度的要求很高。超导磁体的时间稳定度和热稳定度一般都能满足要求。

4. 有效孔径　磁体的有效孔径是指梯度线圈、匀场线圈、射频线圈和内护板等均安装完毕后柱形空间的有效内径。对于全身 MR，磁体的有效孔径以足以容纳人体为宜，一般来说其内径必须大于65cm，孔径过小容易使被检者产生压抑感，孔径大些可使病人感到舒适。可事实上，增加磁体的孔径在一定程度上比提高场强还要难一些。

近年来，开放式永磁 MR（图 6-3）的发展很快，这种磁体的优点是病人位于半敞开的检查床上，不会产生通常 MR 受检者常有的恐惧心理，易为儿童或其他焦躁型病人所接受。另外，它有可能一改病人仰卧或俯卧接受 MR 检查的先例，使病人取坐姿甚至立姿检查某些部位（如四肢）。这种开放式结构的磁体，还能开展磁共振介入检查治疗项目。

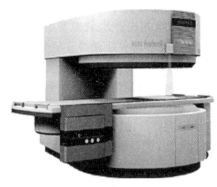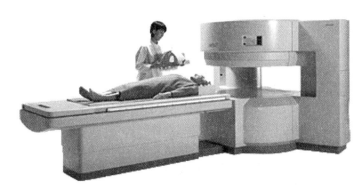

图 6-3　两种开放式磁共振设备的外观图

5. 磁场的安全性　主磁体周围所形成的逸散磁场，会对附近的铁磁性物体产生很强的磁力，影响人体健康或使其他医疗仪器设备受到不同程度的损害、干扰和破坏。所以，必须对磁场的逸散程度有一定的限制，要对磁体采取各种屏蔽措施。此外，超导磁体系统一般储存有兆焦级的巨大能量，一旦磁体电源或内部接线断开，或超导磁体突然熄火，将有大量能量释放出来产生破坏作用。因此，必须有应急措施保证能量安全地释放。

除了上述五个方面的主要指标外，致冷剂（液氦）的挥发率、磁体低温容器（杜瓦）的容积。液氦的补充周期和磁体重量等因素也是超导型磁体的重要指标。

（二）主磁体的种类与特点

主磁体按材料的不同分类，有常导磁体、超导磁体、永磁体和混合磁体；按磁体的规模大小分类，有小型磁体（内径在 2~20cm）、中型磁体（内径在 30~100cm）、大型磁体（内径大于 100cm）；按磁体场强的大小分类,有低场强(小于 0.3T)、中场强(0.3~1.0T)、高场强(大于 1.0T);按磁体线圈的供电方式分类,有直流磁体、脉冲磁体、交流磁体;按磁体线圈的绕线方式分类,有直螺线管线圈磁体、横向型磁体(扁平跑道形绕组和马鞍形绕组)、鸟笼型。按成像范围可分为局部、全身。现只按主磁体材料的分类,介绍目前临床磁共振成像系统中最常用的永磁体和超导磁体。

1. 永磁体 永磁体是由具有铁磁性的永磁材料构成。永磁材料经外部激励电源一次充磁后,去掉激励电源仍长期保持其磁性,充磁后再经两、三个月的稳定,200 年内其衰减程度约小于 2%。永磁体在使用中既不耗电也无发热问题,最早应用于 MR 全身成像的磁体就是利用永磁性材料制成的主磁体。永磁材料主要有铁镍钴、铁氧体和稀土钴三种类型。

永磁体一般由多块永磁材料拼接而成。磁铁块的排布既要构成一定的成像空间,又要使磁场均匀度尽可能高。另外,磁体的两个极块须用磁性材料连接起来,以构成磁回路。磁体的结构主要有环形和轭形两种(图 6-4),其中环形磁体能大大减少磁体周围的杂散磁场。

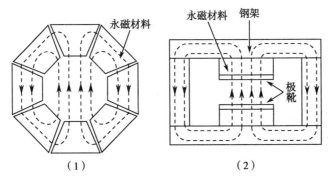

图 6-4 永磁体的结构及磁路
(1)环形偶极结构;(2)H 形框架结构。

永磁体提高场强的办法只能是加大磁铁用量和采用新型磁性材料,但这样就会增加磁体的重量和材料开发成本。因此,必须对场强、孔径和磁体重量三者进行综合考虑,合理选配。

永磁体的优点是结构简单价格低,场强最高可达到 0.7T,消耗功率极小,维护费用低,杂散磁场小。目前,随着新型稀土合金永磁材料的出现,其重量可以从约 100t(1t = 1 000kg)减少到 3~5t。而且,若将轭形磁体的框架去掉一边,就可方便地成为开放式磁体。

永磁体的缺点是磁场强度较低,静磁场强度一般在 0.05~0.5T,很难达到 1T 场强,这就不能满足快速扫描和临床磁共振波谱研究的需要。永久磁体的磁场稳定性和均匀性也较差,要求机房室温波动<1℃。永磁体的重量大。永久磁体的磁场不能关闭,一旦有金属吸附其上就会影响磁场均匀度。

永磁体需恒温控制,多数永磁体的温度系数为负值,磁场强度与温度成反比。因此,要将磁体置于恒温室内并设一对控制磁场漂移的线圈,则磁场强度很易保持稳定。永磁体的温度一般控制在 32.5℃,这是因为,比室温低的恒温不易实现,而升温相对而言较容易实现。恒温控制器通过控制均匀分布在主磁体上的直流温度加热器,对主磁体进行均匀加热,使其温度保持在 32.5℃。

我国有丰富的稀土元素,也能大量生产高性能的稀土永磁材料(如钕铁硼),其磁能积远大于以前的材料,永磁体的设计和制作工艺也已获得突破性进展,使其性能大大提高,用钕制造的永磁型磁体其稳定场强为 0.2T,仅重 9 000 磅(1 磅 ≈ 0.453 59kg),可使磁体小型化。目前 0.5T 永磁体的磁场均匀性,已分别达到 4.0ppm(直径 36cm 的 DSV)和 0.4ppm(直径 24cm 的 DSV),这使永磁系统的图像质量大大提高。

2. 超导磁体 目前全世界医院运行的磁共振成像设备中,约 80% 是采用超导磁体的,其中心磁场强度大多在 1.0~3.0T 之间,少数研究用的可达 5~8T。

(1)超导性及超导体:超导性是指在超低温下某些导体电阻急剧下降为零的现象。具有超导性的物质称为超导体。超导体出现超导性的最高温度称为临界温度。超导体在外加磁场达到一定数值时其超导性被破坏,这一磁场值称为超导体的临界磁场。超导体在一定温度和磁场下通过的电流超出某一数值时其超导性被破坏,这一电流值称为超导体的临界电流。超导体维持超导性的条件是:环境温度低于临界温度、周围磁场小于临界磁场,并且通过的电流小于临界电流。

（2）超导磁体的构成:超导磁体的内部结构非常复杂,整个磁体由超导线圈、低温恒温器、绝热层、磁体的冷却系统、底座、输液管口、气体出口、紧急制动开关及电流引线等部分组成(图6-5)。

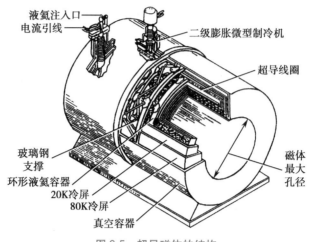

图6-5　超导磁体的结构

目前超导线圈材料采用机械强度较高、韧性较好的铌钛合金(Nb-Ti),其中铌占44%~50%,其临界场强为10T,临界温度为9.2K,临界电流密度为$3×10^3A/mm^2$。制造时首先给较粗的铌-钛棒敷铜,并将其插入铜棒钻的孔或铜管中拉拔,再聚束装入铜套,最后使用常规的挤压、轧制、拉拔等压力加工方法加工至最终尺寸。这样,在铜的基体中就镶嵌了数十根乃至数万根规则排列的超导细丝。这种超导线的横断面结构(图6-6)。

超导线圈的绕制有两种形式,一种是以四个或六个线圈为基础,另一种是以螺线管为基础。以四个线圈为基础的系统,由于线圈之间存在作用力,要求有牢固的支架,这会增加散热和低温保障

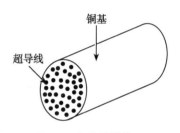

图6-6　超导线横截面

设计的困难。以螺线管为基础的系统,为了得到截面上均匀的磁场,要在两端增加补偿线圈,以弥补有限长度的不足。磁体设计还考虑超导的匀场补偿线圈装置,以保证磁场建立时就有良好的均匀度。

超导线圈的低温环境由低温真空容器维持,低温真空容器是一个在超真空、超低温环境下工作的环状容器,其结构如图6-7所示,内部依次套叠有冷屏、液氮容器和液氦容器,且内外分别用高效能绝热箔包裹,为了减少漏热,容器内部各部件间的连接和紧固均采用绝热性能极佳的玻璃钢和环氧树脂材料。低温真空容器上有液氦的加注口、排气孔及超导线圈励磁退磁、液面显示和失超开关等引线,这些引线用高绝热材料支持和封固起来进入真空容器。

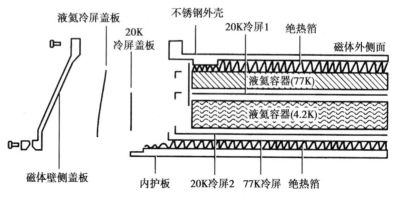

图6-7　超导磁体的低温真空容器结构

为减少液氦的蒸发,新型的超导磁体在磁体的上端还装有一个二级膨胀的制冷机(冷头),它也是磁体的重要组成部分,与其配套使用的还有氦气压缩机和冷水机组,它们组成了超导磁体的磁体冷却系统(图6-8)。

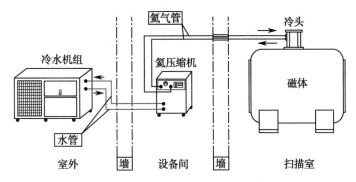

图6-8　冷头、氦压缩机和冷水系统三者关系

(3)超导环境的建立:超导线圈的工作温度为4.2K(-268.8℃),磁体超导环境的建立需经过以下步骤。①抽真空:环形真空绝热层是超导磁体的重要保冷屏障,其保冷性能主要决定于它的真空度。先用扩散泵或离子泵抽吸至10Pa以下,然后改用涡轮分子泵抽至约0.001Pa。②磁体预冷:磁体预冷是指用致冷剂将液氮、液氦容器内的温度分别降至其工作温度的过程。先用温度略高的液氮导入液氮容器,磁体内温度达到了77K(-196℃),再用一定压力的高纯度氦气将液氮顶出,再输入液氦,磁体温度降至4.2K。磁体预冷常常需要消耗大量的液氮和液氦。③灌装液氦:磁体经过预冷,液氦容器内的温度已初步降至4.2K,再在磁体液氦容器中灌注液氦。

(4)励磁:励磁又叫充磁,是指超导磁体系统在磁体电源的控制下逐渐给超导线圈施加电流,从而建立预定磁场的过程。励磁一旦成功,超导磁体就将在不消耗能量的情况下,提供强大的、高度稳定的匀强磁场。励磁结束后,就可通过超导开关切断供电电源,此后强大的电流便在超导线圈中永无休止地流动起来,从而产生高稳定度的磁场。

超导磁体充磁时,电流到了预定的数值就要适时切断供电电源,去磁时又要将磁体储存的能量快速泄去。超导磁体中实现这一特殊功能的设备就是持续电流开关,持续电流开关又称磁体开关。其原理如图6-9所示。

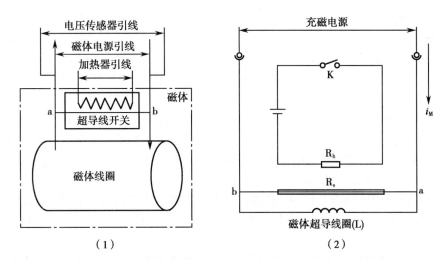

图6-9　有持续电流开关和可卸电流引线的磁体回路
(1)磁体开关原理图;(2)等效电路图。

磁体对外可接三对引线,即磁体电源线、电压传感器引线和加热器引线。励磁时,给加热器通电使其发热,a-b线失去超导性,这时充磁电流只能流过磁体线圈L,电流达预定值后切断加热器电源,超导线 a-b 再次进入超导态,磁体线圈 L 被 a-b 线所短接,线圈内部的闭环电流通路形成。此后就可关闭供电电源、卸掉磁体励磁的电流引线即可。

（5）失超及其处理:失超就是超导体因某种原因突然失去超导特性而进入正常态的过程。失超和磁体去磁是两个完全不同的概念,去磁只是通过磁体的特殊电路慢慢泄去其储存的巨大能量(一个 1.5T 的磁体在励磁后所储存的磁场能量高达 5MJ),使线圈电流逐渐减小为零,但线圈仍处于超导态。失超则是线圈失去超导性,线圈会将电磁能量转换为热能,失超开始点总要经受最高温升,此局部温升既可破坏线圈的绝缘体,又可熔化超导体,严重时将破坏整个磁体。常用的保护方法有外电阻保护法和分段保护法。图6-10 所示是分段保护法磁体保护电路。

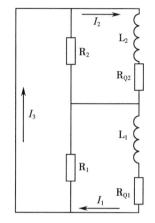

分段保护技术用并联电阻的方法为电流提供了外加的途径。图中的磁体线圈 L 被分成 L_1、L_2 两段,每一段上并联一个电阻。

正常情况下失超电阻 R_{Q1}、R_{Q2} 均为零,线圈电流不经过并联电阻 R_1 和 R_2,此时,$I_1 = I_2 = I_3$。如果某一时刻线圈 L_1 发生失超,则出现 $R_{Q1} \neq 0$（R_{Q2} 仍为零）,这将导致 I_1 衰减,同时,I_2 通过 L_1、R_1 支路的分流,从而使这部分磁能得以泄放。实际应用中使用的是多段分段保护电路。

图 6-10　分段保护法磁体保护电路

分段保护法的优点是廉价、简单、实用和不依赖任何机械装置,它既能大大减小失超时磁体的内部电压,又不产生外部电压,电路还与线圈的结构无关。因此,如果分段足够多的话,电路的保护效果比较理想。分段保护法的缺点是由于并联电阻的存在,励磁时可能消耗部分能量从而增加液氦的消耗量。

（6）超导磁体的特点:超导磁体的优点是超导磁体具有高场强（>3T）、高稳定性（<3ppm/h）、高均匀性（<40ppm/全孔径）、磁场强度可以调节改变,不消耗电能以及容易达到所需孔径,必要时,磁场亦可以关闭。缺点是超导线圈须浸泡在密封的液氦容器中方能工作,超导磁体制造复杂、长期的低温保障要消耗液氦等,日常运行维持费用高昂,逸散磁场大因而需要大空间或设计要求更高的磁屏蔽。

（三）匀场

主磁场的均匀性是 MR 的重要指标,无论何种磁体由于受设计和制造工艺限制,在其制造过程中都不可能使整个有效空间内的磁场完全均匀一致。另外,磁体周围环境中的铁磁性物体（如钢梁等）也会进一步降低磁场的均匀性。因此,磁体安装完毕后还要在现场对磁场进行物理调整,称为匀场。静磁场是靠各种匀场补偿线圈和铁磁材料,经多次补偿、测量、修正而逐渐逼近理想均匀磁场。由于精度要求极高而且校准工作极其烦琐,大多是在计算机辅助下,采取多次测量、多次计算、多次修正才能达到 50cmDSV（球体直径）5ppm 的均匀度。常用的匀场方法有有源匀场和无源匀场两种。

1. 有源匀场（主动调整）　在磁体孔径内,一般还加装有各种形状的匀场线圈阵列,主要用于日后随时弥补环境造成的磁场波动。有源匀场就是通过适当调整匀场线圈阵列中各线圈的电流大小和方向,产生所需补偿的小的磁场,达到减小或消去静磁场的不均匀性。匀场过程中,匀场电源的质量对于匀场效果起着重要的作用,如果电源波动,不仅达不到匀场目的,反而使得主磁场的稳定性会变差。所以匀场线圈的电流均由高精度的、高稳定度的、能由系统软件进行精细调整、设定和监控的专用电源提供。MR 成像所需的磁场均匀度随时间而有些漂移,病人身体进入磁场中也会使均匀性有些减低,因此匀场线圈的电流应适当地加以细调。

匀场线圈也有超导型和常导型两种。超导型匀场线圈与主磁场线圈置于同一低温容器中,其电流值高度稳定,且不消耗电能,匀场的品质也好。常导型匀场线圈要消耗能量,匀场效果往往受匀场电源质量的影响。

2. 无源匀场（被动调整）　无源匀场在匀场过程中不使用有源元件,不消耗能量,因而称为无源匀场。无源匀场是通过在主磁体孔洞内壁上贴补专用的小铁片（也称匀场片）,提高磁场均匀性的方法。匀场片本来没有磁性,但将它贴补到磁体内或外壁,就会立刻被主磁场磁化而成为条形磁铁。选择合适尺寸的匀场片、数量和贴补位置,可以达到匀场的目的。若将匀场片贴在磁体的内表面,它对主磁场的影响是削弱的。若将匀场片贴在磁体的外表面,它对主磁场的影响是加强的（图6-11）。

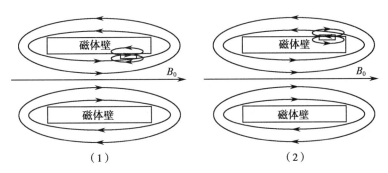

图 6-11　无源匀场原理

（1）小铁片对主磁场的影响（在磁体内壁贴补）；（2）小铁片对主磁场的影响（在磁体外壁贴补）。

目前安装的医用 MRI 设备大多用小铁片做匀场，是在超导磁体安装完毕后一次性调整，以后不再进行。铁片的大小、位置和数目要经现场的测量、计算和实验确定。无源匀场调整的一般过程是：磁体的励磁（充磁）→测量场强数据→计算匀场参数→去磁→在相关位置贴补不同尺寸的小铁片。这个过程要反复进行多次，超导磁体匀场时反复的励磁和去磁还要挥发大量的液氦。

二、梯度磁场系统

梯度磁场系统是为 MR 提供满足线性度要求、可快速开关的梯度磁场。

（一）梯度磁场的作用

在磁共振成像时，必须要在成像区域内的静磁场上，动态地迭加三个相互正交的线性梯度磁场（图 6-12），使受检体在不同位置的磁场值有线性的梯度差异，实现成像体素的选层和空间位置编码的功能。三个梯度场的任何一个均可用以完成这三项作用之一，但联合使用梯度场可获得任意轴面的图像。此外，在梯度回波和其他一些快速成像序列中，梯度磁场的翻转还起着射频激发后自旋系统的相位重聚，产生梯度回波信号的作用；在成像系统没有独立的匀场线圈的磁体系统的情况下，梯度线圈可兼用于对磁场的非均匀性校正，因此，梯度系统也是 MRI 设备的核心系统。

（二）梯度磁场的主要性能指标

梯度磁场系统产生的梯度磁场（简称梯度场），其性能优劣直接影响扫描速度、影像的几何保真度及空间分辨力等。表征其性能的指标主要有：有效容积、梯度线性、梯度强度、梯度爬升时间、梯度切换率等（图 6-13）。

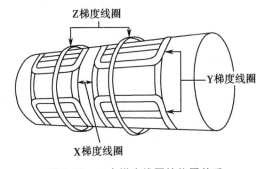

图 6-12　三个梯度线圈的位置关系

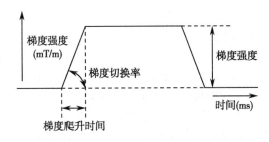

图 6-13　梯度脉冲的技术参数

1. 有效容积　梯度场的有效容积又称均匀容积，是指线圈所包容的、其梯度场能够满足一定线性要求的空间区域。这个区域常位于磁体中心，并与主磁场的有效容积同心。梯度线圈的均匀容积越大，可成像区的范围就越大。

2. 梯度线性　梯度磁场线性是衡量梯度场平稳度的指标。线性越好，表明梯度场越精确，空间定位越准，图像的质量就越好。梯度场的非线性不能超过 2%。

3. 梯度强度　梯度场强度是指梯度场能够达到的最大值。梯度场强度大（mT/m），磁场梯度越大，扫描层面可以越薄，像素体积就越小，图像的空间分辨力就越高。

171

4. 梯度爬升时间　梯度爬升时间是指单位时间内梯度场变化快慢的程度。梯度爬升越快,梯度场上升到某一预定值所需的时间就越短,那么就可开发出更快速的成像序列,提高扫描速度和图像信噪比。因此,梯度磁场与切换率的提升,是各家公司、各种类型 MRI 设备在允许的条件范围内不断改进的方向之一。比如采用梯度场与切换率分别由两个梯度线圈决定的双梯度技术,小线圈的梯度场/切换率为 40mT/m,150mT/(m·ms);大线圈的梯度场/切换率为 23mT/m,80mT/(m·ms),两个梯度可据视野(FOV)不同自动切换,FOV 超过/40cm 时自动改用大线圈。临床低场 MR 的磁场梯度约为 10~15mT/m,变化率则是 20~25T/(m·ms),高场 MR 的磁场梯度约为 30~40mT/m,变化率是 60~120T/(m·ms)。梯度场变化率的提高,除依赖于高性能的梯度线圈和梯度功率放大器外,还与梯度脉冲的复杂波形有关。

5. 梯度切换率　即在一个成像周期的时间(重复时间 TR)内梯度场工作时间所占的百分数。所谓成像周期是指 MR 采集一次数据所需要的时间,也即一个脉冲序列执行一遍所需要的时间。例如,梯度场的梯度切换率为 25%,则表示它在一个成像期间中 25% 的时间里是工作,在 75% 的时间里则处于等待及冷却之中。要实现快速成像和多层成像,就是在重复时间 TR 内对其他层面进行连续扫描。层数越多,梯度场的工作百分数要求就越高。

（三）梯度系统的组成

梯度系统由梯度线圈(gradient coil)、梯度控制器(gradient control unit,GCU)、数模转换器(digital to analogue converter,DAC)、梯度功率放大器(gradient power amplifier,GPA)和梯度冷却系统等部分组成。各部分之间的关系如图 6-14 所示。

1. 梯度线圈　三个梯度场分别由 X、Y 和 Z 三个梯度直流线圈来产生,每一组线圈要求有一个单独的电源发生器供电,每组梯度线圈

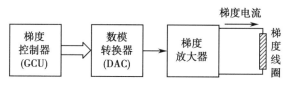

图 6-14　梯度磁场系统的结构框图

由两个电流方向相反的同轴线圈组成,以产生其轴线方向的最大线性梯度磁场。G_X、G_Y 和 G_Z 三组梯度线圈被封装在用纤维玻璃制作的大圆筒里面,装在磁体的腔内。

在一个强大静磁场中,当有强大电流通过梯度线圈产生磁场,必将引起剧烈的机械振动,发出"嘶嘶达达"的声响,会使病人产生恐惧感。为此设法消除梯度线圈在工作中产生的振动噪声,也是制造梯度线圈的又一个难题。

Z 轴方向梯度线圈 G_Z 可以有多种形式,最简单的是马克斯威尔对。当两线圈的距离为线圈半径的 3 倍时,能得到最均匀、线性最好的梯度磁场。另外,在两线圈中分别通以反向电流,两端线圈产生不同方向的磁场:一端与 B_0 同向,另一端与 B_0 反向,因而与主磁场叠加后分别起加强和削弱 B_0 的作用,中间平面的磁场强度为零(图 6-15)。

X 方向梯度线圈 G_X 和 Y 方向梯度的线圈 G_Y,它们的原理要稍微复杂。为了得到与 B_0 正交的磁场,根据毕奥-萨伐尔定律,发现四根适当放置的无限长导线通以电流便可产生所需梯度磁场,在几何形状确定的前提下所产生的磁场只与线圈的电流有关。实际上导线不可能无限长,必须提供适当的电流返回电路。电流返回电路的设计有多种方式。目前广泛采用的是鞍形梯度线圈,由两对(或四对)鞍形线圈组成(图 6-16)。增加鞍形线圈的对数可提高梯度场线性度。

2. 梯度控制器　梯度控制器(GCU)的任务是按系统主控单元的指令,发出所需梯度的标准数字信号给数模转换器(DAC)。在梯度磁场系统中,对梯度放大器的各种精确控制正是由 GCU 和 DAC 共同完成的。

3. 数模转换器　DAC 是将数字量变为模拟量输出的器件。DAC 的精度由输入端的二进制数位数来决定,大多采用 16 位的 DAC,对梯度的控制已是非常精确了。DAC 收到 GCU 发送的、标志梯度电流大小的代码后,立即转换成相应的模拟电压控制信号,并通过线性模拟运算放大器进行预放大。

4. 梯度放大器　由于梯度线圈形状特殊,匝数又少,需输入数百安培的电流才能达到规定的梯度值。梯度放大器(GPA)的输入信号就是来自波形调整器的 DAC 模拟电压信号,输出的是供梯度线圈产生梯度场的梯度电流。梯度电流多采用霍尔元件进行探测,负反馈设计进行精确的梯度电流值调控。G_X、G_Y 和 G_Z 三组梯度线圈有各自独立的梯度控制单元和梯度放大器(图 6-17)。

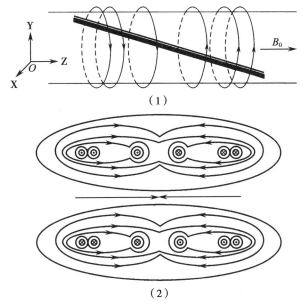

图 6-15　Z 向梯度线圈及磁场
(1)Z 向梯度线圈;(2)Z 向梯度磁场。

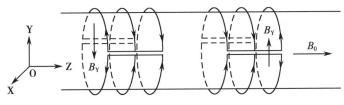

图 6-16　Y 向梯度线圈及磁场

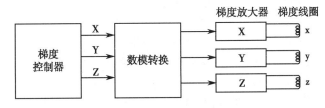

图 6-17　三组独立的梯度结构

5. 梯度冷却系统　梯度系统是大功率系统,为得到理想的梯度磁场,梯度线圈中电流往往超过 100A,大电流将在线圈中产生大量的焦耳热,需采取有效的冷却措施。常用水冷和风冷两种方式冷却,水冷是指将梯度线圈经绝缘处理后浸于封闭的蒸馏水中散热,蒸馏水的热量再由冷水交换机带出;风冷是指直接将冷风吹在梯度线圈上。

6. 涡流的影响和补偿　当梯度磁场切换时,变化的磁场在周围导体中感应出圆形电流,称为涡流。涡流自身又产生变化的磁场,其方向与梯度线圈所产生的磁场相反。因此,涡流会削弱梯度场,使梯度场波形畸变,使图像产生伪影。涡流产生的热量,又增加液氦的消耗。为了克服涡流的干扰,最常采取的措施有:①在梯度电流输出单元中加入 RC 网络,预先对梯度电流进行补偿;②在梯度线圈与磁体间增加一个与梯度线圈同轴的辅助梯度线圈,但电流方向相反且同时通断;③使用高电阻材料制造特殊的磁体,以阻断涡流通路,使涡流减小。

（四）双梯度系统

为提高梯度性能,有些制造商在梯度设计时提供了两种不同的梯度场供使用选择,即有两套梯度线圈及其相应的放大器(图 6-18)。小线圈梯度强度为 40mT/s,切换率为 150mT/(m·ms),FOV 为 40cm,大线圈梯度为 23mT/s,切换率为 80mT/(m·ms),FOV 为 48cm,这种梯度系统称为双梯度 MR 系统,它兼顾了不同层厚和不同部位等特殊情况,对提高图像质量有一定作用,但没有加快成像速度。

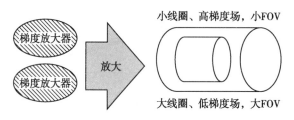

图 6-18 双梯度系统示意图

三、射频系统

射频系统包括射频脉冲发射系统和射频信号接收系统两部分。其作用为发射能产生各种翻转角的射频波,还要接收磁共振信号并进行放大等处理,最后得到数字化原始数据,送给计算机进行图像重建。系统组成框图如图 6-19 所示。

（一）射频脉冲

射频梯度场是在射频控制系统的作用下由射频线圈以射频（RF）脉冲波的形式发出的。通过调节射频场强度和脉冲宽度两个量,可使磁化向量 M 翻转至任意角度。通常情况下,脉宽决定着 RF 脉冲的选择性,因而只能用射频场强度的大小来控制 M 翻转角的大小。使其偏转多大角的脉冲就称几度的脉冲。如偏离稳定位置（静磁场方向）$90°$ 和 $180°$ 的 RF 脉冲分别称之为 $90°$ 和 $180°$ 脉冲。RF 脉冲的宽度和幅度都是由计算机和射频控制单元实施控制的。

（二）射频线圈

1. 射频线圈的功能 射频线圈有发射和接收两个基本功能。发射是指辐射一定频率和功率的电磁波,使被检体内的氢核受到激励而发生共振;接收是指检测被激氢核的进动行为,即获取 MR 信号。因此,从功能上看,射频线圈有发射线圈和接收线圈之分。但都作为换能器,在脉冲发射时,通过射频线圈将射频功率转换为射频磁场 B_1;在信号的接收时,通过射频线圈又磁化向量 M 的变化转变为电信号。因此,在实际应用中,发射线圈和接收线圈常为同一个,形成既能发射又能接收的两用线圈（射频线圈）,工作时在发射和接收之间通过电路进行快速切换。有的磁共振设备将射频线圈分为发射线圈和接收线圈两部分,发射和接收频率通常在 $1 \sim 30MHz$ 范围内,其射频带宽决定层厚及其他性能。发射功率为 $0.5 \sim 10kW$。

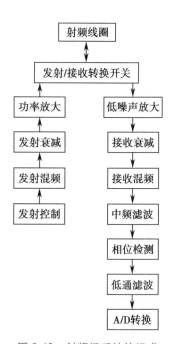

图 6-19 射频场系统的组成

2. 射频线圈的种类 MR 中使用的射频线圈种类较多,可按不同方法分类。

（1）按功能分类:射频线圈可分为发射线圈、接收线圈和两用线圈。体线圈和头线圈常采用两用线圈,大部分表面线圈都是接收线圈。线圈与被测组织的距离越近,信号越强,但观察范围越小。

（2）按适用范围分类:射频线圈可分为全容积线圈、表面线圈与体腔内线圈、相控阵线圈五类。

1）全容积线圈:全容积线圈是指能够整个地包容或包裹一定成像部位的柱状线圈,主要用于大体积组织或器官的大范围成像。图 6-20 是颅脑表面线圈。

2）表面线圈与体腔内线圈:表面线圈是一种可紧贴成像部位放置的接收线圈,主要用于表浅组织和器官的成像。表面线圈场强的不均匀直接导致了接收信号的不均匀,在图像上的表现是越接近线圈的组织越亮,越远离线圈的组织越暗。体腔内线圈是近年来出现的一种新型小线圈。使用时须置于人体有关体腔内,以便对体内

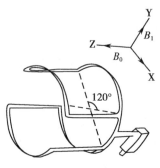

图 6-20 颅脑表面线圈

的某些结构实施高分辨成像,它比全身线圈的信噪比可提高 2.3~4.6 倍。

3）相控阵线圈:相控阵线圈是由两个以上的小线圈或线圈单元组成的线圈阵列。这些线圈可彼此连接,组成一个大的成像区间,使有效空间增大;各线圈单元也可相互分离,每个线圈单元可作为独立线圈应用。目前,有一种由 102 个线圈单元组成的全景式相控阵线圈(total imaging matrix,Tim),由于只有 32 个射频接收通道进行信号接收处理,所以每次成像最多可用 32 个线圈单元,该线圈可对全身(高达 205cm)进行无缝成像。

另外,还可以按极化方式分类,则有线(性)极化和圆(形)极化两种。按绕组形式分类,射频线圈又可分为亥姆霍兹线圈、螺线管线圈、四线结构线圈(鞍形线圈、交叉椭圆线圈等)、STR 线圈(管状谐振器)和笼式线圈等多种形式。螺线管线圈主要用于横向磁场的磁体中,多匝螺线管线圈工作频率较低,包容组织多,故噪声也大;单匝螺线管线圈由整块薄导体板材卷成有缝圆筒状。单匝螺线管线圈电感极小,当长度为电磁波半波长的整数倍时,将有驻波谐振发生。鞍形线圈用于纵向磁场的磁体中。

3. 射频线圈的主要指标　信噪比、灵敏度、射频场均匀度、线圈品质因数、填充因子及线圈的有效范围等。提高信噪比是设计线圈的最主要目的;线圈的灵敏度是指接收线圈对输入信号的响应程度,灵敏度越高可检测越微弱的信号,但同时噪声水平也会增加;射频场均匀性是指发射射频场或接收磁共振信号的均匀性,它与线圈的几何形状密切相关,表面线圈的均匀性最差;品质因数(Q)指线圈谐振电路的特性阻抗与回路电阻的比值,它与线圈的通频带宽有关;填充因数为样品体积与线圈容积之比,它与线圈的 SNR 成正比;线圈的有效范围是指激励电磁场可以到达的空间范围,它取决于线圈的几何形状,有效范围越大,成像 FOV 越大,其信噪比越低。射频线圈应该根据不同的应用,综合考虑以上指标合理设计。

（三）射频脉冲的产生单元

射频脉冲发射系统的功能是在射频控制器的作用下,产生扫描序列所需的各种任意角度射频脉冲。在射频发射电路中,是通过连续调整 B_1 的幅度来改变 RF 脉冲翻转角度的。射频脉冲是由振荡器、频率合成器、放大器、波形调制器、终端发射匹配电路及 RF 发射线圈等组成的电路来产生的(图 6-21)。

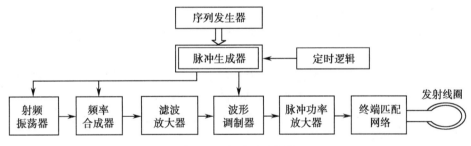

图 6-21　射频脉冲发射单元

1. 射频振荡器　射频振荡器是一种能产生稳定频率的振荡器,为发生器提供稳定的射频电源,为脉冲程序器提供时钟。对 50Ω 标准电阻输出电压为 $1V_{峰-峰值}$,其稳定性一般是小于 $0.1×10^{-6}$。

2. 频率合成器　在发射部分需要一路中频信号和一路同中频进行混频的信号;接收部分需要用到两路具有 90°相位差的中频信号和用以混频的一路射频信号;同时整个射频部分的控制还要一个共用的时钟信号,这样的信号一般采用频率合成器来完成。

3. RF 波形调制器　调制器的作用是产生需要的波形,它受脉冲生成器所控制,当脉冲程序送来一个脉冲时,控制门就接通,产生所需波形,再经过多级放大,将其幅度提高。

4. 脉冲功率放大器　最后一级为功率放大级,通过一个阻抗匹配网络输出电流到射频线圈,发射一定功率的射频波。脉冲功率放大器是射频发射系统的关键组成部分,要求能够输出足够的功率 10kW、足够宽度的频带 35~75MHz,非常好的线性和瞬时工作能力。

5. 阻抗匹配网络　阻抗匹配网络起缓冲器和开关的作用,特别是两用线圈,必须通过阻抗匹配网络的转换。射频发射时,它建立的信号通路阻抗非常小,使线圈发射脉冲磁场;射频接收时,它建立的信号通路阻抗非常大,建立信号电压。

(四)射频信号的接收单元

当射频脉冲关断后,射频接收线圈中就会感应出一个 FID 信号,这个信号由耦合电路进入前置放大器、接收门、中频放大器,检波器得到磁共振信号,再进行低放和滤波,检波器得到,最后再进行低放和滤波。由于从接收线圈感应出的磁共振发射信号只有 μV 的数量级,提取如此微弱的信号是射频接收器的关键,故要求接收系统的总增益很高,尤其在预放器中既要求有宽的动态范围,又要求适当的放大增益和极低的噪声。一般波谱仪都采用超外差式接收系统,其主要增益可取自中频放大器,中频放大器稳定性较好且工作频率较低,成为波谱仪中的主放大器。另一优点是,中频放大器工作在与发射系统不同的频段上,明显避免发射直接干扰。中频放大器使用精密滤波器,只让有用的磁共振信号通过。射频信号的接收单元(图 6-22)。

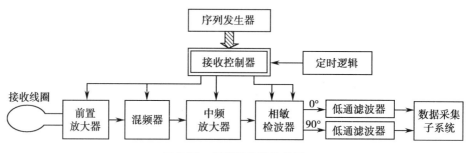

图 6-22　射频信号接收单元

1. 前置放大器　前置放大器是射频接收单元的重要组成部分。从接收线圈中感应出的 FID 信号的功率非常微弱,这就要求它既要有很高的放大倍数,又要有很小的噪声,即前置放大器要既对 1μV 以下的信号发生反应,又要能接受 1V 左右的过载,且过载后的 1μs 内迅速恢复到检测状态。同时,还要求在工作频率附近有较为平坦的频率响应,并在很大范围内有好的线性放大特性。

2. 接收控制门　接收控制门是一个电子开关,其作用是在射频发射时关闭接收门,起发射与接收系统之间的隔离作用,防止在发送射频脉冲期间,电流泄漏到射频接收系统。

3. 混频器　信号经前置放大器放大后到达混频器。为了提高放大器的灵敏度与稳定性,混频器多采用外差接收的方法,使信号与本机振荡混频后产生一个较低中频信号,信号经中频放大器进一步放大后,一般幅值超过 0.5V 再进入相敏检波器。

4. 相敏检波器　相敏检波又称正交检波。对于频率和相位均不同的信号,相敏检波电路有很高的选择性。由二维傅里叶成像原理可知,MR 信号中的频率和相位特性代表了体素的空间位置信息,为了在图像重建时能够还原出体素的空间位置信息,必须在信号采样前用硬件的办法将二者加以区分,这就是采用相敏检波的原因。

相敏检波电路是一种特殊的检波电路,它输出的直流信号除了反映输入交流信号的幅值外,还能反映它同参考电压之间的相位差。

5. 低频放大器与低通滤波器　检波输出的低频信号均为零点几伏,频带范围在零到几万赫兹,而MR 信号在 A/D 转换时需要约 10V 左右的电平。所以,相敏检波器之后是一个低通滤波放大器对此低频信号进行放大,并用于衰减信号频率范围之外的高频成分。

6. 信号采样与量化　数据采集是指对相敏检波后的两路信号分别进行 A/D 转换,使之成为离散数字信号的过程,数字信号送入计算机做进一步的预处理,例如累加、运算、变换和存储等。信号经过累加及变换处理后就可以成为重建图像的原始数据。在 MRI 设备中,射频系统和数据采集系统的工作原理与脉冲傅里叶变换波谱仪基本相同,因而这两个系统又被合称为谱仪系统(测量系统)。信号采集系统构成框图(图 6-23)。

四、计算机系统

一台磁共振设备中有各种规模的微处理器、单片机、计算机,构成了整个设备的控制网络。计算

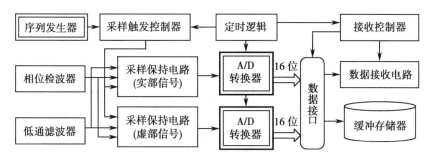

图 6-23 信号采集系统构成框图

机负责信号预处理、快速傅里叶转换和卷积反投影运算。单片机、微处理器负责信息调度(如人机交互等)与系统控制(如梯度磁场、射频脉冲等)。

（一）主计算机系统

1. 功能 主计算机系统主要是控制操作者与磁共振设备各系统之间的通信,并通过运行扫描软件来满足所期望的应用要求,即主计算机有扫描控制、病人数据管理、归档图像(标准的网络通讯接口)、评价图像以及机器检测(包括自检)等功能。目前 MR 多采用高档微机,其成像速度主要决定于测量系统和图像处理系统的运行速度。

2. 组成 主计算机系统由主机、磁盘存储器、光盘存储器、控制台、主图像显示器(主诊断台)、辅助图像显示器(辅诊断台)、图像硬拷贝输出设备、网络适配器以及测量系统的接口部件等组成。

3. 主计算机系统中运行的软件系统

（1）主计算机与测量系统的关系：MR 主计算机与测量设备之间的关系(图6-24)。

整个 MR 的软硬件系统可分为用户层、计算机层、接口层和测量系统层等四层。从控制的角度看,又将它分为软件和硬件两层。由应用软件开始通过操作系统最终控制整个 MR 的运行。

（2）系统软件：系统软件是指用于计算机自身的管理、维护、控制和运行,以及计算机程序的翻译、装载和维护的程序组。系统软件又可分为操作系统、语言处理系统和常用例行服务程序等三个模块。

（3）应用软件：应用软件是指为某一应用目的而特殊设计的程序组。在 MR 主计算机系统中运行的应用软件就是磁共振成像的软件包。通常包括病人信息管理、图像管理、图像处理、扫描及扫描控制、系统维护、网络管理和主控程序等模块。

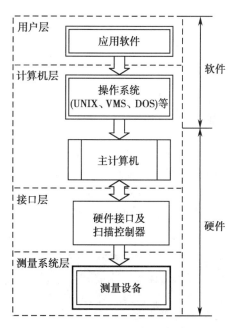

图 6-24 计算机与测量设备的关系

（二）图像重建

1. 数据处理 A/D 转换所得数据是关于信号的基本数据,不包括任何控制信息及标志信息,不能直接用来进行图像重建。它们在重建图像之前还需进行简单的处理,包括传送驱动、数据字句拼接和重建前的预处理等。对原始数据的处理首先是加入图像重建必需的标志信息,包括关于扫描行和列的信息、数据的类型、生理信号门控数据、层号等。

2. 图像重建 图像重建的本质是对数据进行高速数学运算。由于运算量很大,多专用图像处理器来进行图像重建,在高速的图像处理器中是专用的并行计算机,重建一幅图像的时间仅需几十个毫秒。

（三）图像显示

图像重建结束后,磁共振图像的数据立刻被送入主计算机系统的硬盘中,按操作者的要求从硬盘读出,并以图像的形式显示,供医生观察。图像的显示不仅限于当前病人,在会诊或进行回顾性研究时还可以调出以前的图像。图像显示要快速,命令一输入,图像立刻就展现在屏幕上。此外,在显示图像过程中,经常要进行图像的缩放、窗宽、窗位的调节、标注说明性的字符和数字等操作。图像发生器将图像的缓存、变换等合为一体,使图像的显示得以加快。

五、磁场的屏蔽

(一) 磁场与环境的相互影响

1. 等高斯线图 MR 磁体所产生的磁场,向空间各个方向散布,称为杂散磁场。它的强弱与空间位置有关,随着空间点与磁体距离的增大,杂散磁场的场强逐渐降低。杂散磁场是以磁体原点为中心向周围空间发散的,因而具有一定的对称性,常用等高斯线图来形象地表示杂散磁场的分布。等高斯线图是由一簇接近于椭圆的同心闭环曲线表示的杂散磁场分布图。图中每一椭圆上的点都有相同的场强(以往用高斯表示),故称为等高斯线。图 6-25 是 1.5T 磁体和 2T 磁体的 5 高斯线图。

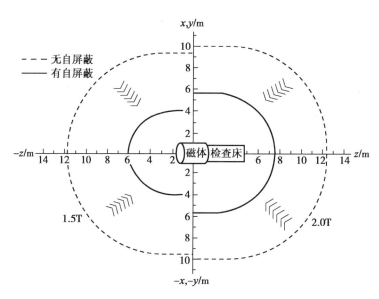

图 6-25 两种磁体的 5 高斯线图

2. 磁场对环境的影响 当杂散磁场的场强达到一定程度时,就可能干扰周围环境中那些磁敏感性强的设备,使其不能正常工作。即 MR 对环境存在磁影响。这种影响通常在 5 高斯线内区域非常明显,而在 5 高斯线以外区域逐渐减弱。因此,在 MR 磁体的 5 高斯线处应设立醒目的警示标志。

各种设备与磁体的最近距离见表 6-1。

表 6-1 各种设备与磁体的最近距离

设备种类	最大磁场强度/mT	距磁体中心的一般最小距离/m				
		0.15T	0.5T	1.0T	1.5T	2.0T
信用卡、磁盘、照相机	3	4	5	6	6.5	9
X-TV、显示器等	1	5	7	9	10	13
心脏起搏器	0.5	6	8	11	12	15
影像增强器、γ照相机、X-CT	0.1	12	16	20	23	25

3. 环境对磁场的影响 磁体周围铁磁环境的变化会影响磁场的均匀程度。这些因素统称为磁场干扰。建筑物中的钢梁、钢筋、加固物等铁磁性材料属于静干扰,它们对磁场的影响程度取决于各自的重量、距离磁体的远近等因素,可通过有源或无源匀场的办法加以克服。移动、变化的磁场干扰源称为动干扰。常见的动干扰有两类,一类是移动的铁磁性物体,如轮椅、小汽车等;另一类为可产生交

变磁场的装置,如变压器等。动干扰的特点是随机性的,很难补偿,更加有害。一般可允许的最大交变磁场干扰为 0.001 高斯。

MRI 设备的常见磁场干扰源见表 6-2。

表 6-2 MRI 设备常见磁场干扰源

干扰源	至磁体中心的最小距离/m	干扰源	至磁体中心的最小距离/m
地板内的钢筋网	>1	活动床、电瓶车、小汽车	>12
钢梁、支持物	>5	起重机、大汽车	>15
轮椅、担架	>8	铁路、电车、地铁	>20
大功率电缆	>10		

(二)主磁体屏蔽

主磁体屏蔽是为了尽量将 5 高斯线区域限于磁体室内,除通过增加磁体室的面积和高度外,还须采用磁屏蔽来达到目的。

磁屏蔽是用高饱和度的铁磁性材料来包容特定容积内的磁感线。它不仅可防止外部铁磁性物质对磁体内部磁场均匀性的影响,还能大大削减磁屏蔽外部杂散磁场的分布。增加磁屏蔽是一种极为有效的磁场隔离措施。

1. 有源屏蔽 有源屏蔽是指由一个线圈或线圈系统组成的磁屏蔽。与工作线圈(内线圈)相比,屏蔽线圈可称为外线圈。这种磁体的内线圈中通以正向电流,以产生所需的工作磁场;外线圈中则通以反向电流,以产生反向的磁场来抵消工作磁场的杂散磁场,从而达到屏蔽的目的。如果线圈排列合理或电流控制准确,屏蔽线圈所产生的磁场就有可能抵消杂散磁场。

2. 无源屏蔽 无源屏蔽使用的是铁磁性(镍合金和铁合金)屏蔽体,它因不使用电流源而得名。磁屏蔽的原理,如图 6-26 所示。

(1)房屋屏蔽:即在磁体室的四周墙壁、地基和天花板等六面体中镶入 4~8mm 厚的钢板,构成封闭的磁屏蔽间。屏蔽范围大,用材数量多,费用高。

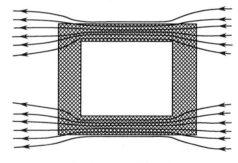

图 6-26 磁屏蔽的原理

(2)定向屏蔽:若杂散磁场的分布仅在某个方向超出了规定的限度(如 5 高斯),可只在对应方向的墙壁中安装屏蔽物,形成杂散磁场的定向屏蔽。

(3)铁轭屏蔽:是指直接在磁体外面周围安装铁轭(导磁材料),也称自屏蔽体。自屏蔽可以有板式、圆柱式、立柱式及圆顶罩式等多种结构形式。用这种方法能得到非常理想的屏蔽效果,再加定向屏蔽,就可能使主磁场的 5 高斯线完全限制在楼层高度之内。其缺点是屏蔽体自身重量多达数十吨。

(三)射频屏蔽

由于射频发射器的功率高达数千瓦,波长又处在米波段,极易干扰邻近的无线电设备;另外,射频线圈接收的共振信号功率为 nW 级,很容易受干扰而淹没。因此,MR 的磁体室须安装有效的 RF 屏蔽。

常见的 RF 屏蔽用钢板或不锈钢板制作,并镶嵌于磁体室的四壁、天花板及地板内,以构成一个完整的、密封的 RF 屏蔽体。上述六个面之间的接缝应当全部叠压,并采用氩弧焊、无磁螺钉等工艺连接。地板内的 RF 屏蔽还需进行防潮、防腐和绝缘处理。需要强调的是,所有屏蔽件均不能采用铁磁材料制作。磁体室门和墙壁间的屏蔽层要密切贴合,观察窗的玻璃面改用钢丝网或双层银网屏蔽体,其数目的选择要满足其孔径小于被屏蔽电磁波波长。电磁波的频率越高,要求铜网的孔径越小。进出磁体室的照明电源线、信号线等均应通过射频滤波器滤波(一般由 MRI 设备厂家提供),以有效地抑制 RF 干扰。所有进出磁体室的送风管、回风口和氦气回收管等穿过 RF 屏蔽时必须通过相应的波导管,使外界射频电磁信号如电视、计算机噪声、汽车发动机等来的干扰波受到阻挡,并接地短路。此外,整个屏蔽体须通过一点单独接地,其接地电阻要小于规定值。

屏蔽工程完成后,应邀请有关专业机构按国家标准对其质量进行检测。门、观察窗、波导管和滤波器周围要重点测试。总的要求是各墙面、开口处对 15~100MHz 范围内信号的衰减不低于 90dB。

第三节 MRI 设备质量保证

MRI 设备质量保证(quality assurance,QA),具体来说,就是在设备选购、安装、调试、运行过程中,严格按照行业要求规范化作业,使设备各项指标符合规定标准,各种性能处于最优状态,工作状态安全、准确、有效,为临床诊断提供优质图像。

一、设备检测模体

MRI 检测模体(phantom)就是各种 MRI 检测标准所使用的模拟检测物,即测试所用的模拟人体物,也称体模或水模。MRI 模体材料应具有化学和热稳定性,在存放期间不应有大的变化,否则会影响参数测量;应尽量避免使用着色材料,容器与填充物不应有明显的磁化率差异。模体材料的 T_1、T_2 及质子密度应满足:$100ms<T_1<1\,200ms$,$50ms<T_2<400ms$,质子密度 $\approx H_2O$ 密度。

用于 MRI 模体的材料大多是含有大量质子的凝胶和不同顺磁性离子的水溶液。表 6-3 列出了一些材料的弛豫时间。

表 6-3 几种常用模体试剂的弛豫时间(0.5T,20MHz)

试剂	浓度	T_1/ms	T_2/ms
$CuSO_4$	1~25mmol	860~40	625~38
$NiCl_2$	1~25mmol	806~59	763~66
1,2-丙二醇	0~100%	2 134~217	485~72
$MnCl_2$	0.1~1mmol	982~132	

其中,$CuSO_4$、$NiCl_2$ 和 $MnCl_2$ 是顺磁性试剂,弛豫时间是温度和场强的函数。弛豫率与离子浓度近似呈线性关系。$CuSO_4$ 溶液的 T_1/T_2 值接近 1,与生物组织的 T_1/T_2(3~10)相差较大,它只能用在 T_1、T_2 及质子密度值的测试上。

美国放射学院(ACR)的 MRI 模体是一个直径为 8 英寸(203.2mm)、高为 6.82 英寸(173.40mm)的气缸,内有各种夹具(图 6-27),包括网格、气瓶和其他兴趣点。模体内部需加注试剂。可检测 MRI 高对比度空间分辨率(高分辨率)、密度分辨率(低对比度检测能力)、信噪比、T_1/T_2 值、几何线性等。

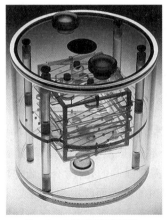
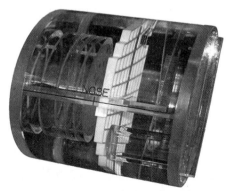

Magphan MRI模体外观图　　　　**ACR MRI模体外观图**

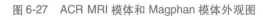
图 6-27 ACR MRI 模体和 Magphan 模体外观图

Magphan 模体是美国模体实验室设计的一种 MRI 模体。此组合型 Magphan 模体可进行横断面、冠状面和矢状面及斜面的扫描成像,可检测信噪比、几何畸变(空间线性)、扫描层厚和连续性、空间分辨率、低对比度分辨率、伪影、T_1/T_2 值等。它具有定位容易、测量性能参数多等优点。

二、质量控制参数

MRI 设备的质量控制参数很多,下面主要介绍磁场均一性、空间定位精确度和线性度、涡电流(涡流)补偿、信噪比、百分比图像均匀性、扫描层厚和层间距、高对比度空间分辨率、低对比度检测能力等参数。

(一)磁场均一性

在静态磁场的相关测试中,最主要的内容就是磁场均一性(MFH),也就是在给定径向空间(DSV)内磁场强度的变化程度。MRI 设备的 MFH 受多种因素的影响,其中包括线圈的结构精确性、外部铁磁性物体导致的磁场干扰,以及上述干扰可能被永磁体、环境温度以及匀场线圈等因素补偿的程度。

临床应用中,MFH 不足可能导致的最常见不利影响是,在使用化学位移选择性饱和技术时,图像中脂肪抑制水平分布不均匀,而这种不均一性可能导致图像的扭曲和质量下降,尤其是在以平面回波成像技术为代表的快速 MR 成像技术中。另外,MFH 不足还会严重影响 MR 波谱成像的数据。

MFH 可用磁场变化的百万分之一(ppm)或频率单位(Hz)表示。频率单位测量反映了在给定 DSV 两端的拉莫尔频率的变化。拉莫尔频率通过 $\omega = \gamma \cdot B_0$ 得出,其中 B_0 是磁场强度,γ 是旋磁比,氢的旋磁比为 $\gamma/(2\pi) = 42.576MHz/T$。

对于圆柱形超导磁体,MFH 标准是:直径为 35cm 的 DSV 两端磁场强度均方根(RMS)< 0.5ppm,或<0.1ppm(快速成像以及 MR 波谱成像)。因各 MRI 设备厂家对 MFH 的评估标准不同,加之使用不同的 DSV 和测量参数(RMS 或峰间值),故比较不同厂家 MRI 设备的 MFH 无实际意义。

(二)空间定位精确度和线性度

如已确定静磁场是均匀的,影响 MRI 空间精确度的主要硬件因素就是梯度磁场系统。理想状况下,三组正交梯度线圈线性地将空间位置信息编码为信号频率和相位。然而,因梯度线圈不可能无限延伸,梯度磁场不可能做到完全线性的信息编码,而且,随着近期各种短孔 MRI 设备的出现,上述非线性现象愈发严重。为了解决非线性编码问题,MRI 设备厂家通常会针对自己的梯度线圈设计数据处理算法,以补偿空间信号编码的非线性。但是,即便拥有上述处理算法,信号编码的非线性仍旧会影响扫描区域内的空间定位精确度,尤其是距离扫描区域中心较远的扫描层(通常情况下,MRI 设备厂家只提供扫描区域中心处扫描层的定位精确度数据)。

具体测试方法是:扫描已知尺寸的模体或包含均匀网格/孔洞的模体,并处理所得数据,来测出扫描结果中的空间扭曲百分比。实际测量时,应在全部三个正交平面上扫描模体,且应用以下公式得出每个平面上的空间扭曲百分比(%GD):

$$\%GD = 100 \cdot \frac{\Delta_{actual} - \Delta_{measured}}{\Delta_{measured}}$$

其中,Δ_{actual} 是体模的实际尺寸,$\Delta_{measured}$ 是在扫描图像中的尺寸。

使用包含均匀网格或孔洞的模体,可由孔或网格的间距的变异系数确定整个扫描范围内的空间编码线性度,而这种测试可更全面地评估整个扫描范围内的梯度线性度。

临床应用中的标准:%GD 需≤2%。若要将数据用于治疗方案制定,则%GD<2%。

(三)涡流补偿

MRI 设备在图像采集期间,快速开关梯度线圈可在周围空间产生快速变化的磁场,从而在附近的导电器件上引起涡流。这些涡电流产生的磁场会削弱梯度磁场,因此梯度磁场的最短稳定时间和

181

MRI 的最高图像获取速度,均受到涡流的影响。

MRI 图像中,很多伪影是由于涡流效应补偿不足引起,特别是在 MR 波谱扫描以及高速/超高速 MRI 技术中。同时,在临床应用中,使用现成的脉冲序列和测量工具也很难验证涡流补偿的效果。很多 MRI 厂家有专门测试涡流补偿的工程师和器械,并可提供涡流补偿测试报告。

涡流补偿效果没有统一的标准,在安装调试中,使用方应要求涡流补偿效果达到或超过 MRI 设备厂家提供的标准。

（四）信噪比

图像信噪比(SNR)是 MRI 设备重要的质控参数。影响 SNR 的因素包括射频线圈问题、射频线圈去耦功能失调、前置放大器和接收器故障及未完全消除外界电磁噪声等。测量 SNR 首选 NEMA 方案,在该方案中,需要使用 MRI 设备对一个均匀模体以最小扫描间隔连续两次扫描成像,将获得的 2 组图像数据做差,按下列公式计算 SNR:

$$SNR_{NEMA} = \frac{\sqrt{2}\,\bar{S}}{\sigma}$$

其中,$\bar{S}$ 是感兴趣区域(ROI)中的平均信号,它是来自 2 组图像中任意一组或二者的平均值;σ 是两组图像数据的标准差。

若不能获取 2 组图像数据,也可以用下列公式用 1 组图像数据计算 SNR:

$$SNR = \frac{\bar{S}}{\left[\sigma_{bkg}\Big/\sqrt{2-\frac{\pi}{2}}\right]} \approx \frac{0.655\bar{S}}{\sigma_{bkg}}$$

其中,σ_{bkg} 是在 ROI 中背景(空气)信号的标准偏差。

MRI 设备的 SNR 检测,应至少包括头部和身体两组线圈,并在其中一组线圈的三个轴平面上进行。此外,还需要选取一个轴平面测试所有临床可能用到的脉冲序列的 SNR。

SNR 的国家标准为:主磁场 $B_0 \leqslant 0.5T$ 时,SNR $\geqslant$ 50;$0.5T < B_0 \leqslant 1.0T$ 时,SNR $\geqslant$ 80;$B_0 \geqslant 1.0T$ 时,SNR $\geqslant 100$。

（五）百分比图像均匀性（PIU）

图像均匀性是描述 MRI 设备对同质模体得到同样信号强度的能力的参数。MRI 设备的图像不均匀通常是由射频场、静磁场的不均匀或涡流补偿功能不足引起的。

在 PIU 检测中,需使用同质模体,并将 ROI 的尺寸控制在 75% 的模体横截面积以上。美国放射学院(ACR)MRI 模体在第 7 层中包括符合上述要求的均匀区域。检测时,可以将 ROI 尺寸设为 $1cm^2$,并从扫描所得的图像数据中信号最弱($\bar{S}_{min}$)和最强($\bar{S}_{max}$)的部位分别获取信号强度,如图 6-28 所示,然后用下列公式计算 PIU:

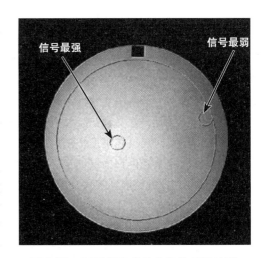

图 6-28　ACR MRI 模体执行的 PIU 检测

$$PIU = 100 \cdot \left[1 - \frac{\left(\bar{S}_{max} - \bar{S}_{min}\right)}{\bar{S}_{max} + \bar{S}_{min}}\right]$$

PIU 的国家标准为:均匀度 U $\geqslant 75\%$。临床应用中的标准是:磁场强度小于 2T 的 MRI 设备,在使用头部容积线圈时,PIU 值应不低于 90%。磁场强度大于 2T 时,可以适当放宽到不低于 75%。

（六）扫描层厚和层间距

在理想情况下,MRI扫描中的层厚由射频激发脉冲和相应的梯度脉冲幅度确定,其计算公式为:

$$层厚 = 2\pi\Delta v / (\gamma G)$$

其中,Δv 是射频激发脉冲的带宽(Hz),γ 是旋磁比(质子的旋磁比 $\gamma/2\pi = 42.567MHz/T$),G 是梯度场振幅(T/m)。在 MRI 中,扫描层厚是一个重要参数,这是因为,一方面,过厚的扫描层将导致部分容积效应,从而降低成像结果的空间分辨率,另一方面,过薄的扫描层将降低成像结果的信噪比。而且,扫描层的厚度还可能影响到扫描层间距。可能会影响扫描层厚的因素包括:梯度场不均匀、射频场不均匀、射频发射装置线性和稳定性不足导致的射频脉冲波形和强度欠缺,以及未被处理的回声信号。

目前诸多检测扫描层厚和层间距的技术手段中,最常用的是一种使用交叉标记模体的方法,它可以避免模体倾斜或旋转引起的误差,更为准确。通过测量在两个交叉标记方向上的脉冲峰半高宽(FWHM)得到实际脉冲的 FWHM,计算公式如下:

$$FWHM = \frac{(a+b)\cos\phi + \sqrt{(a+b)^2\cos^2\phi + 4ab\sin^2\phi}}{2\sin\phi}$$

其中,ϕ 为标记间的夹角,a 和 b 分别是在两个标记方向上测得的 FWHM 值。当 $\phi = 90°$ 时,FWHM 简化至 $\sqrt{ab}$,如图 6-29 所示。

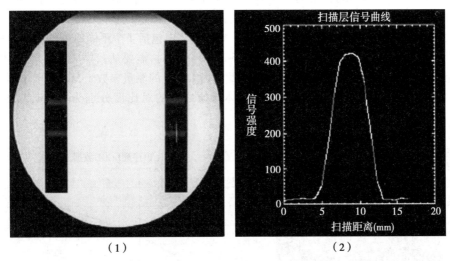

图 6-29　包含两条角度为 90°的交叉标记模体(1)和典型脉冲波谱(2)

一般情况下,应当对所有临床常用的脉冲序列在三个轴平面上进行扫描层厚测试。测试时,可以在选定方向上进行多个扫描层的成像,然后在该方向上的波谱图中读出波峰之间的距离,即扫描层厚。

扫描层厚的国家标准为:设置的标称值在 5~10mm 之间,测量值与设置的标称值误差应在 ±1mm 内。临床应用中的标准是:自旋回波序列的扫描层厚(层厚 ≥ 5mm),误差在 10% 之内,层厚的误差 ≤10%。

（七）高对比度空间分辨率

高对比度空间分辨率是描述 MRI 设备在没有噪声的情况下,区分相邻目标能力的参数。它的首要影响因素是信号采集矩阵像素的尺寸。其他可能降低高对比度空间分辨率的因素包括:涡流补偿不足、图像重影过多及图像重建中低通过滤过多。

对于成像分辨率的测定,应当在每个轴平面的频率编码和相位编码两个方向上分别进行。用于测定高对比度分辨率的 MRI 模体,通常需要包括一排间隔逐渐减小的标识物,ACR MRI 模体的第一层即符合上述要求(图 6-30)。对于标记物间隔为 1.0mm 的情况,可以使用 256×256 的点阵扫描 25cm 的区域,其成像结果中的标记物可清晰区分。

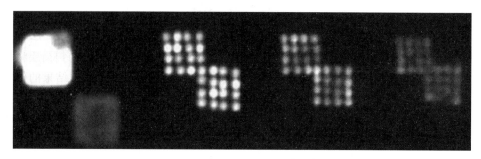

图 6-30　使用 ACR MRI 模体第 1 层进行的高对比度空间分辨率测试

注:左上角的正方形孔用于水平方向测试,右下角的正方形孔用于垂直方向测试。从左向右孔间距分别为 1.1、1.0 和 0.9mm。

空间分辨率的国家标准为:视野(FOV)为 250mm×250mm 时,采集矩阵 128mm×128mm 的空间分辨力达到 2mm;采集矩阵 256mm×256mm 的空间分辨力达到 1mm;采集矩阵 512mm×512mm 的空间分辨力达到 0.5mm。

(八) 低对比度检测能力

低对比度检测能力(LCOD)评价的是 MRI 系统在有噪声干扰的情况下对目标成像的能力。能降低 MRI 系统 SNR 的因素也会降低 LCOD,因此磁场强度对于该参数的影响非常大。

推荐使用 ACR MRI 模体进行本项测试。ACR MRI 模体中包括 4 个不同厚度的圆盘,每个圆盘有 10 排轴向排列的孔,每排 3 个,孔径逐渐减少(图 6-31)。测试时,需要从扫描成像结果中,判断所有 4 个圆盘上能够辨认的、完整连续的孔排数量,并以此作为 LCOD 的测量参数。ACR MRI 模体的第 8、9、10 和 11 层为其他测试用的圆盘,其内容物和模体材质之间的对比度分别为 1.4%、2.5%、3.6% 和 5.1%(液体 MRI 信号对比固体模体信号)。

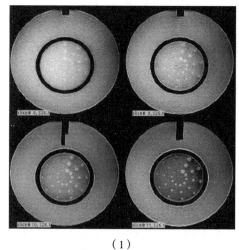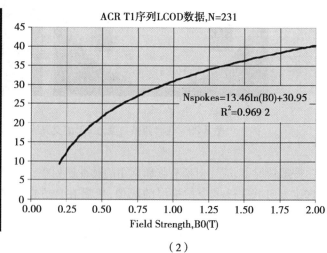

(1)　　　　　　　　　　　　(2)

图 6-31　低对比度检测能力测试相关图例

(1)ACR MRI 模体的低对比度物体可探测性圆盘;(2)磁场强度从 0.2T~2.0T 的 231 台 MRI 设备 T1 加权序列 LCOD 平均数据。

临床应用中的标准是:使用 T1 加权脉冲序列(回波时间 TE = 20ms,重复时间 TR = 500ms,256× 256 信号数据矩阵,FOV 尺寸 25cm)对 ACR MRI 模体进行扫描,ACR 规定的可辨识孔排数量下限为 9。随着磁场强度提高,低对比度分辨率显著提高,图 6-31 中的曲线是不同磁场强度下低对比度分辨率的平均值。实际操作中,某磁场强度下(0.2~2T)MRI的低对比度分辨率应当不低于曲线上对应的数值。

三、MRI设备成像伪影

磁共振设备的常见伪影大致可分为四类:与硬件相关的伪影、与软件相关的伪影、与环境相关的伪影和与病人相关的伪影。

(一)与硬件相关的伪影

此类伪影通常是由于设备本身因素造成的,如主磁场均匀度下降、射频磁场的不均匀及梯度磁场的不均匀等。

1. 射频溢出伪影 图像表现为图像不均匀,这种伪影是由于射频接收装置从人体接收到太强信号造成的,通常通过自动预扫描来调节接收装置,防止此现象的发生。

2. 非线性梯度伪影 图像表现为图像的变形和歪曲,这种伪影通常存在于大照射野图像。由于两端梯度线性下降不均匀,当梯度线性偏离理想值时便会形成伪影。在扫描时确保磁场内无金属磁化物可有效防止此类伪影,如果仍无法抑制需联系维修工程师调整。

3. 交叉伪影 图像表现为组织交叉部位的信号较低或信噪比非常低。交叉伪影的形成原因是检查层面内组织受到其他层面射频脉冲激发,或额外的射频脉冲激发,使其提前达到饱和态,而无法产生磁共振信号或信号降低。图像单次采集中应避免层面重叠,如必须重叠,应尽量分成多次采集,即交叉斜轴位图像要避免顺序采集模式,防止出现交叉伪影。

(二)与软件相关的伪影

此类伪影通常是由于扫描参数选择不当造成的伪影。

1. 卷褶伪影 图像表现为FOV以外的组织影像被卷褶到该图像的对侧,或在三维采集时层面方向上一端的图像卷褶到另一端的图像上,通常出现在相位编码方向。卷褶伪影的形成原因是被检部位超出FOV的大小,通常可通过增大FOV、在相位编码方向上施加超采技术、将被检查部位最小直径放置在相位编码上来避免。

2. 并行采集伪影 图像表现为中心部分类似卷褶伪影,呈条带状,信噪比较周围明显降低。此伪影的形成原因是并行采集K空间时,在相位编码方向上是隔行采集,每一个线圈单元采集一半的相位编码方向信息,存在明显的相位卷褶。可利用线圈敏感性数据重建图像去掉卷褶、调整参考扫描范围、参考扫描与信息采集屏气一致、对齐线圈位置或增大FOV来进行抑制。

3. 化学位移伪影 图像上表现为频率编码方向上较低频率的方向出现一条亮带,而较高频率的方向出现一条暗带。化学位移伪影主要是由于脂肪与水中氢质子进动频率的差异造成的,可通过升高频率编码带宽、降低空间分辨率、使用抑脂成像或延长TE来进行抑制。

4. 截断伪影 图像上表现为多条同心的弧线状低信号影,常出现于空间分辨力较低的图像上,或是在两种信号强度差别很大的组织间。通常可增加图像的空间分辨率或增加采集时间降低带宽来进行改善。

5. 细线伪影 图像上表现为局部较细小线状伪影,这是由于射频脉冲的受激回波对图像采集的第一个回波产生干扰造成的。可选择偶数NEX进行改善。

(三)与环境相关的伪影

此类伪影通常是由于检查间内外出现干扰电磁辐射导致的伪影。

1. 拉链伪影 图像表现为沿相位编码方向排列的"拉链状"伪影。拉链伪影的形成原因是射频脉冲波形受到噪声干扰引起,在扫描时做有效的射频屏蔽可抑制此伪影的产生。

2. 灯芯绒伪影 图像表现为覆盖整个图像的"棘刺状"伪影,可为单一方向,也可为多个方向相交排列。灯芯绒伪影的形成原因是扫描间内有放电辐射的影响,扫描前检查扫描间内是否有干扰电磁辐射源,或查看有无松动的金属物体。

(四)与病人相关的伪影

此类伪影是由于病人本身因素导致的伪影。

1. 运动伪影　运动伪影可分为生理性运动伪影和自主性运动伪影。在 MR 信号采集过程中,运动造成器官出现相位偏移,傅里叶转换时会把这种相位的偏移当成相位编码方向的位置信息,把组织信号重建到错误的位置,从而形成运动伪影。

生理性运动伪影的形成原因是 MR 成像时间较长,成像过程中心脏收缩、大血管搏动、呼吸运动、血流以及脑脊液流动、肠管蠕动等都将产生运动伪影。可通过空间预置饱和技术、增加 TR、增加激励次数、心电或呼吸门控、改变编码方向来消除或减少伪影。

自主性运动伪影是在 MR 成像过程中由于病人运动形成的,如颈部检查时的吞咽运动或咀嚼运动、头部检查时的病人躁动、眼眶检查时眼球运动等,均可在图像上造成各种不同形状的运动伪影。可通过病人的制动、镇静、止痛来防止病人的移动,或使用快速扫描序列、螺旋桨扫描技术等来消除伪影。

2. 磁敏感伪影　磁敏感伪影常出现在磁化率差异较大的两种组织界面处,如组织与空气之间、组织与脂肪之间等界面处。磁化率不同会导致局部磁场环境的变形,造成自旋失相位,在不同磁化率物质的交界面产生信号损失或错误描绘。可通过缩短 TE、使用 SE 类序列代替 GRE 类序列和 EPI 序列、增加频率编码梯度场强度、增大矩阵、减少磁化率差别等方式来减少磁敏感伪影。

3. 金属伪影　图像上表现为明显异常的混杂信号或图像扭曲变形。金属伪影的形成原因是金属异物破坏了磁场的均匀性,尤其是铁磁性物质,所以检查前应告知被检者去除金属物质并认真检查,杜绝将金属物质带入机房。同时,使用 FSE 序列进行扫描可减少金属伪影。

本章小结

MRI 的基本结构包括主磁体系统、梯度磁场系统、射频发射与接收系统、计算机系统和其他辅助设备等。

主磁体系统的作用是产生一个均匀的、稳定的静态磁场,临床上常用的主磁体有永久磁体和超导磁体,主磁体需做好匀场措施和屏蔽措施。

梯度磁场系统是为 MR 设备提供满足线性度要求的、可快速开关的梯度磁场,它由梯度控制器、数模转换器、梯度放大器、梯度线圈和梯度冷却系统等部分组成。

射频发射与接收系统的主要作用是发射能产生各种翻转角的射频波,接收 MR 信号并进行放大等处理的功能单元,最后得到数字化原始数据,送给计算机进行图像重建。

MRI 中有各种规模的计算机、单片机、微处理器,构成了整个设备的控制网络。高档次微型机负责信号预处理、快速傅里叶转换和卷积反投影运算。单片机、微处理器负责信息调度与系统控制。

MRI 设备质量保证是在设备选购、安装、调试、运行过程中,严格按照行业要求规范化作业,使设备各项指标符合规定标准,各种性能处于最优状态,工作状态安全、准确、有效,为临床诊断提供优质图像。

（周鑫　黄祥国　蒋彬斌）

扫一扫,测一测

思考题

1. 简述 MR 设备的组成和成像特点。

2. 主磁体的作用是什么？主磁体的性能指标有哪些？匀场的目的是什么？匀场的方法有哪些？

3. 梯度磁场的作用是什么？梯度磁场的性能指标有哪些？

4. 射频发射和接收的流程各是怎样的？射频线圈的类型有哪些？

5. 主磁场屏蔽及射频场屏蔽的措施有哪些？

6. 什么是等高斯线、超导电性和失超？

7. 什么是 MRI 设备质量保证？MRI 设备质量控制参数有哪些？

自学要点

教学参考

学习目标

1. 掌握：B 型超声诊断仪、超声多普勒成像仪的基本结构和工作原理。
2. 熟悉：超声探头的一般结构和超声诊断仪的使用与维护知识。
3. 了解：超声成像的基础知识和回波式超声诊断仪的基本类型。

　　超声成像设备的发展得益于二战中雷达与声纳技术在军事中的成功应用。20 世纪 50 年代，简单的 A 型超声诊断仪开始用于临床，70 年代，能提供断面动态图像的 B 型超声诊断仪问世，这是超声成像设备发展史上的一大进步。超声成像设备涉及微电子技术、计算机技术、信息处理技术、声学技术及材料科学等，它是多学科边缘交叉的结晶，是理、工、医相互合作与相互渗透的结果，是目前临床应用较广、普及率最高的医学影像设备之一。

第一节　概　　述

　　超声波在生物医学中的应用，有超声诊断、超声治疗和生物组织超声特性研究三大方向。超声成像设备主要集中在超声诊断方面，故又称之为超声诊断仪。

一、超声成像设备的分类

　　超声成像设备种类繁多，互有交叉，分类复杂，目前尚未统一。但我们仍然可以根据被探测声波特点、利用的物理特性、不同的扫描方法等进行大致分类。根据被探测声波特点，分为穿透式超声诊断仪和回波式超声诊断仪。最早研究的超声诊断仪是穿透式成像仪，但至今仍未达到实用化程度。目前，在临床上应用的都是回波式超声诊断仪，这类超声成像设备，根据其所利用的物理特性不同，又可分为回波幅度式和多普勒式。

　　（一）回波幅度式

　　这是一类利用回波幅度变化来获取组织信息的超声诊断仪。它主要提供组织器官解剖结构和形态方面的信息。根据超声波的空间分布又可分为一维图、二维图和三维图等种方式。空间一维图有 A 型和 M 型超声诊断仪；空间二维图有 B 型、C 型和 F 型超声诊断仪；空间三维图有重建三维和实时三维超声诊断仪。

　　1. A 型（amplitud mode）超声诊断仪　简称 A 型超声，它采用幅度（amplitude）调制显示，是出现最早、最简单的回波式超声诊断仪。被探测组织界面反射的回波信息在显示器上以脉冲波形的形式显示，横坐标表示超声波的传播时间，即探测深度，纵坐标则表示回波脉冲的幅度。

　　2. M 型（motion mode）超声诊断仪　简称 M 型超声，它属于运动（motion）-时间或运动-位置型，它是将 A 型超声所获取的回波信息，用亮度调制方法加于显示器内阴极射线管（CRT）阴极或栅极上，并

笔记

在时间轴上加以展开,最终显示的是被探测界面运动的轨迹图。由于能反映心脏各层组织界面的深度随心脏活动(motion)时间的变化情况,故称为 M 型超声。

3. B 型(brightness mode)超声诊断仪 简称 B 型超声或 B 超,它是用回波脉冲的幅度来调制显示器的亮度,而显示器的横坐标和纵坐标则与声束扫描的位置一一对应,从而形成一幅幅亮度调制的超声断面图像。B 型超声可分为多种类型:①扇形扫描 B 型,其成像方式有高速机械扇形扫描成像、凸阵扇形扫描成像、相控阵扇形扫描成像等。②线性扫描 B 型。③复合式 B 型,其成像方式包括线性扫描与扇形扫描成像方式的复合以及 A 型、B 型、D 型等成像方式的复合,极大地拓展了 B 型超声的功能。

4. C 型和 F 型超声诊断仪 这两类超声诊断仪的超声波束能进行 X、Y 两个方向扫描(平面扫描),都采用亮度调制,只是 C 型的距离选通(平面的深度位置)是一个常数(固定深度),而 F 型的是一个变量。

5. 3D 型超声诊断仪 它显示组织器官的立体结构或功能图(三维图),同样利用亮度来反映回波信息。目前,主要由二维扫描获取许多的平面图来重建三维图。

回波幅度式超声诊断仪一般利用灰阶来表示回波幅度的差异,灰阶级数越多,表达能力越强。但由于人的视觉对灰阶分辨的局限性,所以,也在探讨采用更为丰富的彩色编码,利用彩阶(伪彩)来表达回波幅度的大小。

（二）多普勒式

这是一类利用多普勒效应,根据回波频率的变化来获取人体组织的运动和结构信息的超声多普勒成像仪。同样,根据超声波的空间分布可分为一维图、二维图和三维图等三种方式:①空间一维图是采用多普勒(doppler)频谱法(D 型),主要有连续式多普勒(continuous wave doppler,CWD)超声诊断仪和脉冲式多普勒(pulsed wave doppler,PWD)超声诊断仪。②空间二维图扫描显示的是彩色血流图(color flow mapping,CFM),主要有彩色多普勒血流图(color doppler flow imaging,CDFI)、组织图(color doppler tissue imaging,CDTI)、能量图(color doppler energy imaging,CDE)和方向能量图(directional power angio,DPA)等。③空间三维图显示的有血管透视和重建图。

目前,临床所用的彩色多普勒超声诊断仪(简称彩超)实际上是一个综合性的超声诊断系统,它在 B 型超声图像上叠加彩色血流图,既能显示人体组织器官的形态结构,又能反映运动信息。往往这样一个系统包含有 B 型、M 型、D 型、CDFI 和 CDE 等,其类型归纳见表 7-1。

表 7-1 目前临床上应用的主要超声诊断仪的类型

大类	信息空间	类型		主要特点	显示方式
回波幅度式	一维	A 型		深度方向的组织界面回波	幅度调制
		M 型		深度方向组织界面的时间位移曲线	亮度调制
	二维	B 型		一维探测与声束方向一致的切面	亮度调制
		C 型		二维探测与声束方向垂直的平面	亮度调制
		F 型		二维探测与声束方向垂直的曲面	亮度调制
		伪彩			彩色编码
	三维	3D		立体图	亮度调制或彩色编码
多普勒式	一维	D 型	CW	发射连续波,不能检测深度、位置,但可测高速血流	亮度调制
			PW	发射脉冲波,能确定目标的深度、位置,但可测最高血流速度受脉冲重复频率限制	亮度调制
	二维	CDFI		滤去低速的组织活动信息,显示切面的血流二维信息	彩色编码
		CDTI		滤去高速的血流运动信息,显示组织的运动信息	彩色编码
		CDE		利用多普勒效应的信号幅度来显示低速的血流,但没有方向性	彩色编码
		DPA		显示低速血流及其方向	彩色编码
	三维			立体透视或立体图亮	亮度调制或彩色编码

二、医用超声成像技术

基于脉冲回波法的超声成像技术是利用超声束在传播路径上遇到不均匀界面时能发生反射的这一物理特性。由于人体不同组织器官或同一组织器官处于正常与病变状态下的声学特性阻抗不同，当一束具有特殊性质的超声束（发射强度处于安全范围之内）射入人体后，将经过不同声阻抗和不同衰减特性的器官与组织，产生不同的反射与衰减，引起强度不同的反射或折射回波。反射回波主要携带的是超声成像的位置和声阻抗信息，这种不同的反射与衰减是构成超声成像技术的基础。

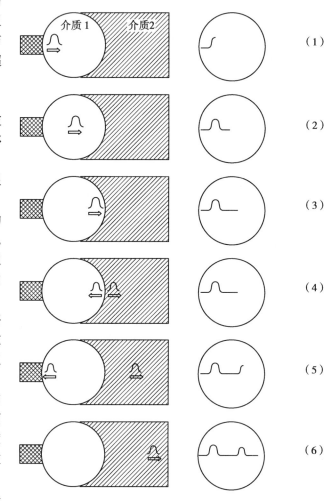

脉冲回波法的原理如图7-1所示。

脉冲发射的瞬间，产生一个短的应力波向人体内部传播。显示器上光点垂直偏移（1）。

超声脉冲以恒速通过介质1，光点在显示器上形成水平扫描线（2）。

当超声脉冲传播至介质1和介质2的分界面（3）时，一部分超声能量经界面反射。同时，由于人体组织界面两边的声学差异通常不是很大，故大部分能量穿过界面继续向前传播（4）。

当反射回声到达探头（5）时，换能器将回声信号变为电信号，再经过接收放大器放大，成为垂直偏转板的输入信号，产生光点轨迹的垂直偏转，形成界面反射回声脉冲。

显示器上两个脉冲间的距离（时间）与介质的厚度成正比，反射脉冲的幅值与界面的声反射特性有关。如果过程重复的速度足够快（大于20帧/s）就可显示出稳定的波形（6）。

图 7-1　脉冲回声法的基本原理

一般情况下，脉冲超声的发射与接收是由同一换能器完成的，根据发射脉冲和回波脉冲相隔的时间 t，可以算出反射界面与换能器（声源）之间的距离：

$$S = ct/2$$

式中，c 为声波在介质中的传播速度，在工程计算中，取平均值为 1 540m/s。

超声回波成像的基本原理以3个物理假定为前提：①声束在介质中以直线传播，以此估计成像的方位；②人体内各种组织器官中超声传播的声速恒定，以此估计成像的距离；③人体内各介质的吸收系数均匀一致，以此确定增益补偿等技术参数。

第二节　B超基本结构

一、医用超声探头

超声探头是超声诊断仪必不可少的关键部件，它具有超声发射和接收双重功能。发射时将电激励信号转换为超声波（电能转换为机械能）进入人体，接收时将人体反射的超声波转换为电信号（机械能转换为电能）处理后成像。超声探头又称为换能器，其核心部件是压电材料（压电振子）。其性能和品质直接影响整机的性能,它参与超声信号的时-空处理,可收敛波束,提高仪器的轴向分辨力或侧向分辨力,提高仪器的灵敏度,增大探测深度。

（一）压电效应与压电材料

某些电介质材料在一定方向上受到外力作用而变形时,其内部会产生电极化现象,在某两个相对的表面上分别出现正、负相反的电荷;当外力消失后,电荷亦消失;形变向改变时,电荷的极性也随之改变,这种现象称为正压电效应,如图7-2(1)所示。相反,在这些材料的极化方向上施加电场,这些材料也会发生变形;电场去掉后,形变随之消失;电场极性反转,形变亦会反转,这种现象称为逆压电效应,如图7-2(2)所示。具有压电效应的材料称为压电材料。将高频交变电激励信号作用于压电材料,根据逆压电效应使其产生高频振动而发射超声波;超声波作用于压电材料使之产生高频振动、变形时,根据正压电效应其两个电极面将会出现交变的电信号,从而达到接收超声信号的目的。

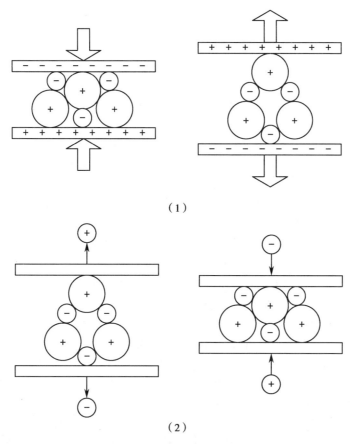

（1）

（2）

图 7-2　压电晶体的两种效应

压电效应仅存在于无对称中心的晶体中,这些晶体都具有各向异性结构,而各向同性的材料不会产生压电效应。外力作用下使晶格发生形变时,晶体中的正、负电荷重心可能被分开而产生表面电荷。目前压电材料日益丰富,包括无机压电材料和有机压电材料两大类,无机压电材料又分为压电晶体和压电陶瓷(图7-3)。①压电晶体一般指压电单晶体材料,如石英、镓酸锂、锗酸锂、锗酸钛、铌酸锂、钽酸锂等,特点是压电性弱,介电常数低,受切型限制存在尺寸局限,但稳定性和机械品质因子高;②压电陶瓷泛指压电多晶体材料,由多种原料混合、成型并高温烧结而成,如钛酸钡、锆钛酸铅、偏铌酸铅、铌酸铅钡锂等,优点是压电性强,介电常数高,可以加工成任意形状,缺点是机械品质因子低,电损耗大,稳定性也较差;③有机压电材料又称作压电聚合物,如偏聚氟乙烯等,优点是柔韧、密度低、压电电压常数高,可制成压电薄膜。

（二）探头的分类

医用诊断仪器中使用的超声探头种类繁多,分类方法多种多样,同一种探头有不同的名称。超声探头通常是从以下几个方面进行分类:

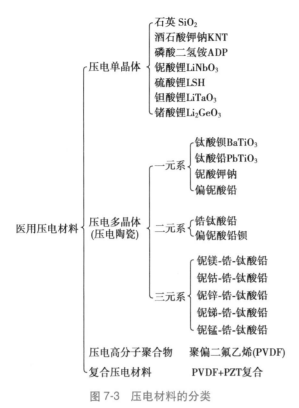

图 7-3　压电材料的分类

医用压电材料
- 压电单晶体
  - 石英 SiO₂
  - 酒石酸钾钠 KNT
  - 磷酸二氢铵 ADP
  - 铌酸锂 LiNbO₃
  - 硫酸锂 LSH
  - 钽酸锂 LiTaO₃
  - 锗酸锂 Li₂GeO₃
- 压电多晶体（压电陶瓷）
  - 一元系
    - 钛酸钡 BaTiO₃
    - 钛酸铅 PbTiO₃
    - 铌酸钾钠
    - 偏铌酸铅
  - 二元系
    - 锆钛酸铅
    - 偏铌酸铅钡
  - 三元系
    - 铌镁-锆-钛酸铅
    - 铌钴-锆-钛酸铅
    - 铌锌-锆-钛酸铅
    - 铌锑-锆-钛酸铅
    - 铌锰-锆-钛酸铅
- 压电高分子聚合物　聚偏二氟乙烯（PVDF）
- 复合压电材料　PVDF+PZT 复合

1. 按波束控制方式　分为线扫探头、相控阵探头、机械扇扫（包括单元式、多元切换式和环阵）探头等。

2. 按探头所用阵元（压电晶体）数目　分为单元探头和多元探头。

3. 按探头的几何形状　分为矩形探头、弧形探头（凸形探头）、喇叭形探头、圆形探头、菊花形探头等。

4. 按诊断部位　分为心脏探头、腹部探头、眼科探头、颅脑探头等。

5. 按应用方式　分为体外探头、体内探头、穿刺活检探头等。

（三）探头的结构

1. 单元探头　单元探头是指仅有一片压电晶片的探头，简称单探头。在超声诊断仪发展的初期，广泛用于 A 型超声诊断仪。随着超声诊断仪的发展，A 型超声诊断仪大多被 B 型超声诊断仪取代，单元探头的数量大幅减少。目前的应用范围主要有 A 型眼科超声诊断仪、M 型超声诊断仪，同时在颈颅多普勒诊断仪也有应用。

图 7-4 为典型的单元探头结构，主要由换能器、壳体、电缆和其他部分组成。

（1）匹配层（一层或多层）：压电晶体和人体皮肤声阻抗存在很大的差别，如果换能器直接与人体接触并发射超声，超声在晶体和皮肤界面上发生反射，达不到检查的结果。因此，匹配层介于换能器和人体之间，使晶体辐射的超声有效进入人体，实现对组织的检查。

（2）压电晶体：在发射时将电信号转换成超声波，在接收时将超声波转换成电信号。压电晶体的厚度决定发射超声的频率，其形状决定声束的形状和声场分布。

（3）吸声材料：由于压电元件具有双向辐射作用，当发射脉冲激励时，它不仅向前辐射声能，而且也向后进行辐射。吸声材料的作用是吸收晶体背向辐射的超声，减少或消除晶体两端之间超声的多次反射造成的干扰。同时，吸声材料可以增大晶片阻尼，使晶体发射窄脉冲，从而提高纵向分辨力。

（4）保护层和外壳：主要用于保护仪器，起支撑、容纳、密封、绝缘、承压、屏蔽及保护振子的作用。

（5）电极、导线：用于传导电信号。

（6）声学绝缘层：位于壳体与振动体之间，防止超声能量传至外壳引起反射，产生干扰信号。

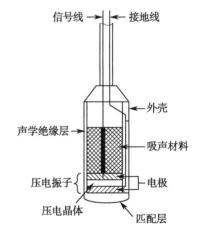

图 7-4　单元探头结构示意图

2. 多元探头多元探头中压电晶片不是整片，而是被切割成数十至数百个小窄条（称为阵元）。阵元间以吸声较强的橡胶相隔。阵元按线阵排列且尺寸较长的称为线阵探头，图 7-5（1）；按线性排列且尺寸较小的心脏探头叫相控阵探头，图 7-5（2）；按曲面线阵排列，尺寸与线阵探头相当或略小的探头叫凸面探头，图 7-5（3）；图 7-5（4）是方阵探头。线阵阵元数目目前已有 20、40、60、120、256 和 400 等。它们在逻辑电路的控制下，按指定顺序发射和接收超声波，以获取所需要的超声场。

（1）电子线阵探头：电子线阵探头以其较高的分辨力和灵敏度、波束容易控制、实现动态聚焦等特点已被广泛地采用。电子线阵探头主要由六部分组成：多元换能器、声透镜、匹配层、吸声材料、二极管开关控制器和外壳，基本结构如图 7-6。

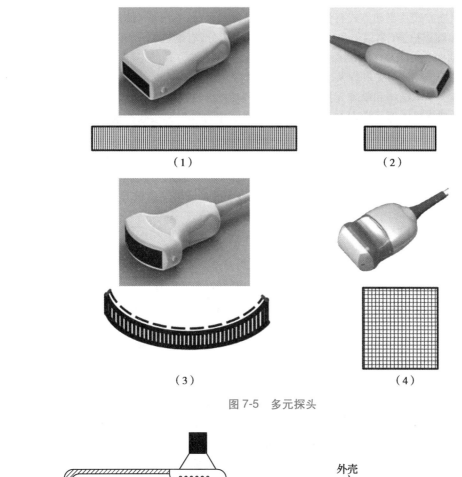

图 7-5　多元探头

图 7-6　线阵换能器结构示意图　　　　图 7-7　相控阵探头结构示意图

（2）凸形探头：凸形探头的结构与线阵探头相同,只是阵元排列成凸形。相同阵元结构凸形探头的视野要比线阵探头大。由于其探查视场为扇形,故对某些声窗较小的脏器的探查比线阵探头优越。但凸形探头波束扫描远程扩散,必须给予线插补,否则会因线密度低而影响图像的清晰度。

（3）相控阵探头：相控阵超声探头结构与线阵探头的结构相似。它主要由换能器、吸声材料、声透镜以及匹配层等几部分组成（图 7-7）。

相控阵探头与线阵探头不同之处主要有两点：①在探头中没有开关控制器。是因为相控阵探头中各阵元不是分组、分时工作的,而是同时被激励。因此,不需要用控制器来选择参与工作的阵元。②相控阵探头的体积和声窗面积都较小。是因为相控阵探头是通过控制超声波束的方向来实现扇形的扫描方式,其近场波束尺寸小。也正因为如此,它具有机械扇形扫描探头的优点,可以通过一个小的"窗口"对一个较大的扇形视野进行探查。

3. 机械扫描探头　机械扫描曾经是 B 型超声诊断仪的主要扫描方式,随着技术的日益发展,大部分已被电子扫描取代。而机械扫描探头由于端面小、成本低等优点在一些领域还有着广泛的应用,尤其在高频超声（≥10MHz）成像领域。

机械扫描一般都采用单阵元圆形换能器,以机械方式驱动换能器在某一平面内运动进行扫描,以获得二维图像。这类探头可在俯仰方向获得与扫描方向相同的分辨率。

机械扫描的扫描方式及驱动方式有许多种。以扫描方式来分,有扇形扫描(扇面扫描)、线性扫描(矩形平面扫描)和圆周扫描(全景周角扫描);以驱动动力源分,有电机驱动和电磁驱动。

4. 超声多普勒探头 超声多普勒探头结构因发射信号和工作方式的不同而不同。多普勒探头分为脉冲多普勒探头和连续波多普勒探头。

脉冲多普勒探头基本结构和单阵元探头结构相同,发射、接收共用一个压电晶体。

连续波多普勒超声换能器的特点在于用两个晶片分别作为发射和接收换能器。按其构造又可分为分隔式、分离式和重叠式多普勒换能器。

(1)分隔式:采用一个压电晶体片,一面是共同接地端,与人体相接触,另一面只将电极镀层从中间分开形成发和收相绝缘的两个半片(图7-8)。发射半片与发射功放连接,利用逆压电效应产生连续超声波。而接收半片与接收前置放大电路相连,放大接收到的连续波超声信号。

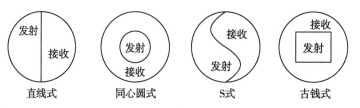

图 7-8 分隔式连续波多普勒超声换能器结构

(2)分离式:如图7-9(1)所示。结构上把同一晶片切开,形成同面积的收发两个部分,而且两部分之间加隔电隔声材料。收发两部分朝向人体的一面经引线连到公共地端,而背向人体的一面的两部分分别与发射功放输出和接收前放输入相连。分隔式中,收、发两部分只隔电而不隔声,而分离式中的收、发两部分既是电绝缘也是声绝缘。因此减小了基底信号,接收到的多普勒信号放大效果得到提高。一般收、发两部分相同,可以互换。当收、发两部分不同时,如接收部分晶片大于发射部分晶片,收、发两部分不能互换。

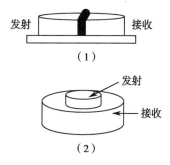

图 7-9 分离式和重叠式连续波多普勒超声换能器结构
(1)分离式;(2)重叠式。

(3)重叠式:如图7-9(2)所示。由两个晶片重叠构成,两晶片间用同频率的晶片或厚度适宜的环氧树脂隔离。接触人体的晶片作接收换能器,另一晶片作发射换能器。

(四)探头的频率

早期探头只有一个工作频率,称为单频探头。该频率为发射时振幅最强的频率,也是探头的标称频率,如2.5MHz探头、3.5MHz探头等。目前大多数超声诊断仪的探头可以在多种频率下工作,称为变频探头。通过人为选择,同一探头可选择多种工作频率,如3.5、5.0MHz。宽频探头发射的超声波有一个很宽的频带范围(例如5~12MHz),无法用中心频率来标称探头的工作频率。

宽频探头接收时有两种方式:①选频接收:在接收回声中选择某一特定的中心频率,在保证穿透力的前提下,应尽量选择较高接收频率以提高分辨力。②动态接收:接收时近场(浅表部位)选择高频,中场(较深部位)选择中频,远场(深层部位)只选择低频,则可同时兼顾图像的分辨力和穿透力要求。

二、模拟B超

B型超声因其图像信息的显示方式采用亮度调制而得名。它显示的图像形象、直观,而且是实时动态的显示,具有很高的诊断价值,受到了医学界的高度重视和普遍接受。因此,虽然B型超声临床应用的历史不长,但其发展却非常迅速,目前在各级医院应用极为广泛。本节重点讨论具有一定代表性的B型超声的工作原理。

(一)设备结构

B型超声所显示的是人体组织或脏器的二维图像,对于运动脏器,还可进行实时动态显示,其

0703

B 型超声诊
断仪的结构
（视频）

电路结构可以分成发射电路、接收前端电路、回波信号处理电路、扫描变换电路及其他控制电路等（图 7-10）。

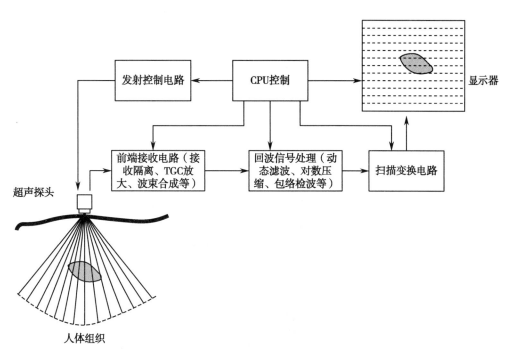

图 7-10　B 型超声设备的基本结构框图

（二）发射扫描方式

1. 电子线形扫描型　将多个声学上相互独立的换能器成一线排列称作线阵,用电子开关切换要接入发射/接收电路的换能器,使之分时组合轮流工作。如果这种组合是从探头的一侧向另一侧顺序进行的,每次仅是接入电路的那一组被激励,产生合成的超声波束发射并接收,即可实现电子控制下的线形扫描。

工作原理图如图 7-11 所示。由 n 个阵元组成线阵换能器,各阵元中心间距为 d。每次发射和接收,由相邻 m 个阵元构成一个组合,并借助电子开关有顺序地改变这种组合。比如,第 1 次由组合 m_1（假定由阵元 1~5 组合）进行发射和接收,此时发射声束中心位于阵元 3 中间,并与探头垂直;第 2 次发射由组合 m_2（由阵元 2~6 组成）进行,此时发射声束中心位于阵元 4 中间。两次发收波束空间位移为 d,按顺序经过 $(n-m+1)$ 次发射和接收,即可完成声束横向扫描范围为 $(n-m+1)×d$ 的一帧完整图像的探测。

在探头已经选定的情况下,探头中各阵元投入工作的次序和方式,即波束扫描制式将直接影响到扫描的线数,比如,将顺序扫描方式改为 $d/2$ 间隔扫描方式,将可以使波束扫描的线密度提高 1 倍。

2. 电子相控阵扇形扫描型　应用相控阵列技术,对施加于线阵探头所有阵元的激励脉冲进行相位控制,亦可以实现合成波束的扇形扫描,用此技术实现超声波束扫描的 B 型超声,即为电子相控阵扇形扫描 B 型超声。

由前述可知,对成线阵排列的多个声学上相互独立的阵元同时给予电激励,可以产生合成的超声波束,且合成波束的方向与阵元排列平面的法线方向一致,这种激励方式称为同相激励,其合成波束指向性如图 7-12 所示。如果对线阵排列的各阵元不同时给予电激励,而是使施加到各阵元的激励脉冲有一个等值的时间差 τ（图 7-13）,则合成波束的波前平面与阵元排列平面之间,将有一相位差 θ。因此,合成波束的方向与阵元排列平面的法线方向就有一相位差 θ。如果均匀地减少 τ 值,相位差 θ 也将随着减少。当合成波束方向移至 $\theta=0$ 后,使首末端的激励脉冲时差逆转并逐渐增大,则合成波束的方向将向 θ 增大的方向变化。从图 7-13 的左右两部分可以看出,如果对各阵元的电激励给予适当的时间控制,就可以在一定角度范围内实现超声波束的扇形扫描。这种通过控制激励时间而实现超声波束方向变化的扫描方式,叫做相控阵扫描。

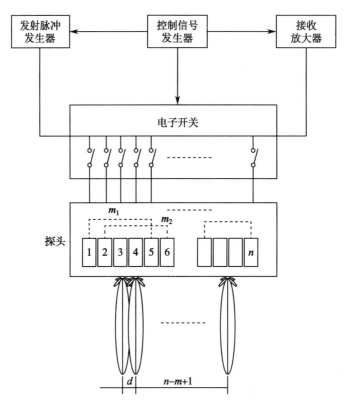

图 7-11　电子线形扫描 B 型超声原理图

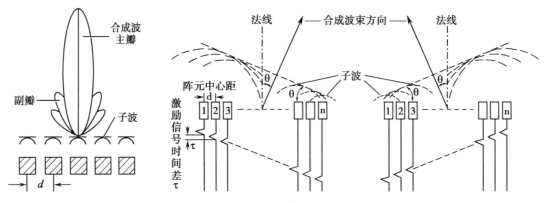

图 7-12　同相激励的指相性　　　图 7-13　相控阵探头发射波束扫描原理

（三）发射电子聚焦

发射电子聚焦是脉冲回波法超声诊断设备的关键部分,起提高分辨率的作用。其实质上是对各个阵元不同时的激励,即在每次一个激励脉冲经过不同的延迟时间后到达各个阵元,使得这些阵元发射的声场在某个既定的传播区域,由于同相位相遇时叠加增强,而异相位相遇时叠加减弱,甚至抵消,形成波阵面的汇聚,产生聚焦。

更具体地说,延迟时间是按一个二次曲线(最简单的是圆弧线)的关系变化,激励脉冲到中间的阵元延迟时间较长,而到两边的阵元延迟时间较短。即两边阵元先发出超声波,然后依次中间的阵元发出超声波,各个阵元发射的超声波的同相位面相互交叠形成一个波阵面,这个波阵面开始呈现为一个圆弧形凹面,继而不断收缩,最终会聚到焦点的过程(图 7-14)。

（四）超声接收前端电路

超声接收电路主要负责回波信号的放大和波束形成。在接收电路的前端,通常由接收隔离与前置放大电路、TGC 放大电路及波束形成器组成(图 7-15)。

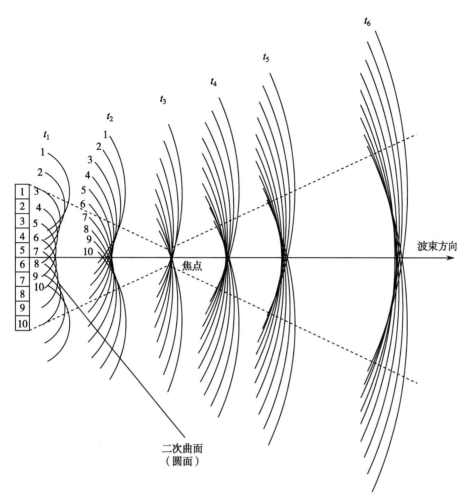

图 7-14 发射电子聚焦示意图

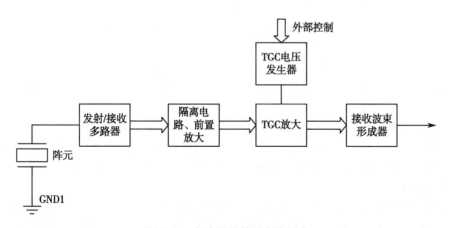

图 7-15 超声接收前端电路组成

1. 接收隔离电路 在超声诊断设备中,除连续被多普勒血流检测设备外,绝大多数采用的都是收发共用换能器的方式。这就意味着大功率的超声发射电路必须与高灵敏的接收电路相连接。为了避免接收电路被高压发射脉冲所损坏,在超声前置放大器的前面就必须有一级隔离保护电路。超声隔离电路的目的是让大幅度信号不能通过,而小幅度的信号几乎无衰减的通过。

2. TGC 放大 由于超声波随传播距离(时间)会造成衰减,使相同反射系数的界面近距离反射强,远距离反射弱,若不给予补偿,则图像将随深度(时间)而逐渐变暗。时间增益补偿的原理是:控制接收放大器增益随探测时间的增加而加大,以补偿超声随传播距离(时间)的衰减,一般将这个技术称为时间增益补偿(time gain compensation,TGC)。

因为超声传播强度是随着时间(距离)呈负指数衰减的关系,而声-电转换、前置放大等环节输入输出基本是线性关系,所以电信号也是随着时间(距离)呈负指数衰减,可以用正指数变化的放大予以补偿。

为了适应各种不同情况的需要,补偿的对策是:基本的正指数补偿和一个可调补偿关系的叠加。可调补偿关系可以由操作者根据需要通过面板调节。如图7-16是时间增益补偿电路框图。

其中,可变增益放大器(variable gain amplifer,VGA)的增益受TGC电压控制,如果TGC电压随着时间改变,就能使放大器增益随着时间改变。TGC电压发生器产生一个随接收时间(深度)而变的TGC控制电压波形,用以控制可变增益放大器的增益变化。

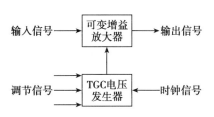

图7-16　时间增益补偿电路框图

(五)回波信号处理

超声回波信号接收和合成以后,需要进行一系列处理,以利于有效地显示。主要包括动态滤波、对数压缩、包络检波等环节。

1. 动态滤波　因为超声传播时,强度随着传播距离(时间)而指数型下降,其中反映衰减速度的衰减系数还与频率有关,频率越高衰减越快。超声发射脉冲所含的频率成分有一个频谱宽度,所以它的回波也有一个频谱宽度。由于高频成分衰减快而低频成分衰减慢,这使得回波脉冲的频谱中心频率随着传播距离(时间)逐渐下移。接收系统必须有效利用回波的频谱成分,其中的高频信号成分对于提高图像的清晰度很有价值。但是当高频信号逐渐衰减以后,由于电路固有的高频噪声并不减弱,高频部分的信噪比下降,此时这些信号应当滤除。因此,接收电路的滤波器通频带应该随着频谱中心频率的下移而下移,这就是动态滤波(dynamic filter,DF),也就是通频带可变的带通滤波。随着传播距离(时间)的增加,在近场区保证信号的高频成分,有利于图像的清晰度;而在远场区则抑制高频噪声,提高信号信噪比。

动态滤波技术实际上就是设计一个动态滤波器,通常采用数字处理实现。

2. 包络检波　超声回波信号是超声脉冲信号遇到反射层时产生的信号,它保持着超声振荡的原始波形。不同深度不同反射强度的回波信号,它们的波形是相同的,不同的只是回波相对于发射到达的时间和回波的幅度。经过检波处理后的包络信号,保留了信号的时间信息和幅度信息,而滤除了高频的振荡波形信息,这些振荡波形信息在B型超声成像中是无用的。所以检波保留了信号的有用信息,滤除了信号的无用信息,它使得信号频谱的中心频率下降,有利于后续处理。

数字超声检波常用的方法有绝对值低通滤波法与数字正交解调法两种。

3. 对数压缩　超声回波信号动态范围非常大,约有100dB。而在B型超声成像中,是将这些信号以显示光点的亮度来体现的,即回波信号越强显示光点越亮;回波信号越弱显示光点越暗。因为显示器光点明暗的动态范围只有约30dB,远比超声回波信号的动态范围小,是无法直接呈现超声回波信号的全部动态信息的,所以提出了压缩信号动态范围的要求。对数压缩器能起到这样的作用。

(六)扫描变换

在二维图像的超声诊断设备中,把回波的视频信号直接映射到显示屏上,从原理上讲,这种直接显示方式最简单,也是最"忠实"的方法。但在超声显像设备中有一个重要的因素需要考虑,那便是速度。超声在人体软组织传播的平均速度为1 540m/s,换能器发射超声脉冲到接收到200mm深度的回波信号需约260μs。为了使显示的图像具有可视性,每幅超声图像需由100条以上的超声扫描线组成。因此,采用常规的成像方法,完成一幅图像的单线扫描至少需26ms以上,而这种单线扫描的方式将会使图像有闪烁感。

在超声扫描与显示器之间,如果插入图像存储器,超声回波的视频信号能够实时地存入图像存储器,并且同时从存储器中不断地取出图像信号用于显示,就可以避免一幅图像的单线扫描情况。这种用数字方式、以不同速率来存入和读取图像信息的方法称为数字扫描变换,数字扫描变换器便是实现此变换的关键部件。数字扫描变换器(digital scan Converter,DSC)主要是对数据缓存进行操作,图像数据以一种格式存入缓存,再以另一种格式读出。同时 DSC 使超声扫描速率和显示扫描的速率相互独立,不管超声扫描的形式与速度是多少,显示的图像都能保持稳定。DSC 在系统中的位置如图 7-17 所示。

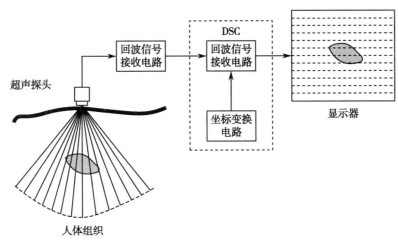

图 7-17　具有 DSC 功能的 B 超系统方框图

B 型超声诊断仪的操作(视频)

　　DSC 的最初方案就是将换能器在随机扫描中获得的模拟信号经数字化后存入存储单元,对图像进行处理后,以模拟的形式完成图像输出。随着超声诊断技术的发展,对 DSC 的功能扩展成了:扫描格式变换、图像局部放大与漫游、二维数据插补等。

三、全数字化超声诊断系统

　　全数字化超声诊断系统是指发射波束和接收波束都是数字化形成的超声诊断系统。1987 年,世界上第一台全数字化超声诊断系统诞生,经过近三十年的发展、改进与不断更新,已成为现代超声诊断系统的主流。

　　数字式超声设备与模拟式超声设备在硬件方面的差异主要表现在接收波束合成的实现方法上。图 7-18 表示其两类的对比图。在模拟信号回声处理模式中,波束信号形成和射频信号解调之后才将模拟信号转换为数字信号,只使用 1 个 A/D 转换器。在数字信号回声处理模式中,数字延时之前就需

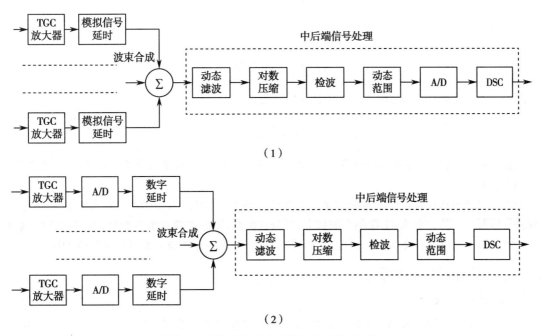

图 7-18　模拟式和数字式回声处理模式的区别
(1)模拟式回声信号处理模式;(2)数字式回声信号处理模式。

要将模拟信号转换为数字信号,需要使用和通道数一样多的 A/D 转换器,且对 A/D 转换器的分辨率和采样率要求高。由于以前的芯片水平很难达到高速的采样要求,早期的超声设备采用的是模拟波束合成的方式。

第三节　超声多普勒成像

一、超声多普勒技术

当声源和接收器至少有一个相对于媒质运动时,接收器接收到的声波频率就会变化。例如列车从身边疾驶而过,汽笛的声调会有明显的改变。我们称这种现象为多普勒效应或多普勒频移。当声源和接收器在他们的连线上运动时,接收器接收到的频率是:

$$f = \frac{c \pm v}{c \pm u} f_0$$

式中,c 为声速,f_0 为声波频率,v、u 分别为接收器、声源相对于媒质的运动速度。接收器向着声源运动时,v 取正号,背离时取负号;声源向着接收器运动时 u 取负号,背离时取正号。当声源和接收器不在两者的连线上运动时,就取它们在连线上的速度分量。

利用多普勒频移可以测量血液的流动速度。如图 7-19 所示,探头在人体外保持静止,当发射超声波时,探头为声源,流动的血液中的红细胞相当于接收器。设血液红细胞的速度为 v,它与超声波传播方向夹角为 θ,超声波的频率为 f_0,根据多普勒频移的频率公式,血液中红细胞接收到的声波频率为:

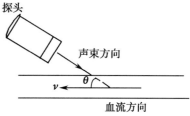

图 7-19　血流测量示意图

$$f' = \frac{c + v\cos\theta}{c} f_0$$

反射超声波(回波)时,红细胞相当于声源,反射波频率为 f',此时探头作为接收器接收到的声波频率为:

$$f'' = \frac{c + v\cos\theta}{c - v\cos\theta} f_0$$

多普勒频移值为:

$$\Delta f = f'' - f_0 = \frac{2v\cos\theta}{c - v\cos\theta} f_0$$

超声波在人体内传播时,因 $c \gg v\cos\theta$,故上式可简化为:

$$\Delta f = \frac{2v\cos\theta}{c} f_0$$

由此可知,只要已知超声波的频率 f_0、声速 c、夹角 θ,并测得 Δf,即可计算出红细胞运动速度(血液流动速度)。

超声多普勒成像仪在医学上主要用来测量血流。检查时,根据多普勒频移情况对血流和心血管疾病进行诊断。具体可分为:①探测血流状态,区分层流和湍流;②鉴别液性暗区的性质;③检测血流速度;④估计压差;⑤估计血流量。目前,它以成为心血管、外科等领域必不可少的诊断工具。

二、多普勒频移信号显示

(一)连续多普勒

连续多普勒是最早出现的一种多普勒技术。连续多普勒成像采用双晶片探头,一个(组)晶片连续发射超声束,另一个(组)晶片连续接收反射回声。由于多普勒效应,探头接收的信号相对于发射超声有一个频移,不同的频移对应于不同的目标运动速度(图 7-20)。

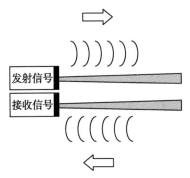

图 7-20 连续多普勒发射与接收

从理论上讲,连续多普勒的取样频率可为无穷大,最大测速可不受限制。但实际上,连续多普勒的最大可测速度受数模转换器工作速度的限制。连续多普勒对于定量分析狭窄处高速血流、反流、分流的流速和压力阶差等非常有价值。

由于连续多普勒将声束传播方向出现的所有目标运动多普勒频移全部记录下来,因此无法确定声束内回声信号的深度来源。也就是说,连续多普勒的主要缺点是没有距离选通功能,不能进行定位诊断。但这种高速血流总是发生于病变部位,可以借助二维声像图判定最高血流速度发生的部位,弥补连续多普勒的这一缺点。

（二）脉冲多普勒

PWD 超声诊断仪是以断续方式发射超声波。它由门控电路来控制超声波的产生和选通回声信号的接收与放大,借助截取回声信号的时间段来选择测定距离,鉴别器官组织的深度位置。其基本结构如图 7-21 所示,它由主控制单元、发射单元、探头单元及接收处理单元中的多普勒信号处理通道和 B（M）型灰度调制处理通道组成。

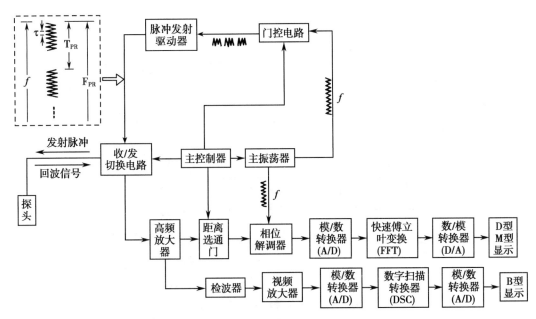

图 7-21 PWD 超声诊断仪结构框图

主控制单元是以中央微处理器、超声频率振荡发生器为核心的中枢机构,它可以改变振荡器发生的频率 f 控制发射单元中脉冲形成的周期（或脉冲重复频率）,协调探头的接收、发射工作状态以及开启、关闭接收电路中的距离选通门。主振荡器产生的频率为 f 的振荡信号分为两路:一路送至发射单元中的门控电路,供其输出调制的脉冲信号;另一路传至接收单元中,作为原始信号的相位参考标准。

发射单元中的脉冲波源,来自主振荡器送来的、频率为 f 的连续脉冲信号。门控电路执行主控制器的指令,将连续脉冲截取成重复频率为 FPR 的脉冲段（也可按主控制器的程序调制成其他频率或其他函数形式的波形）,送至脉冲发射驱动器、探头等转换成超声波发射。

接收单元中有两路通道,一路将回波信号按 B 型即时显示出断面图像;另一路则主要处理回波中的多普勒频移信息,最终以声音或图形的形式显示出来。

由于超声波的发射和接收采用脉冲式,所以发射和接收信号可以由探头中的同一个换能器完成。而换能器中排列着许多的晶振阵元,能在几乎是同一时间内完成许多通道的接收、发射工作。发射脉冲的宽度比较窄,只有 $1 \sim 2 \mu s$,但前后 2 个脉冲之间的间隔时间较脉冲本身的宽度大得多。换能器在发射完第 1 个脉冲后即处于接收状态,超声波经过人体各层组织时会产生一系列回波,被换能器接收后,转换成一系列电脉冲信号。通过收/发切换电路送入接收放大电路处理。至下一个发射脉冲到来时,切换电路状态反转,使换能器停止接收,重新工作于发射状态,周而复始。上述工作过程与 B 型超声的收/发过程一致,因而它可以和 B 型显示通道共用一个探头,同时完成 B 型和 D 型的图像显示。

三、超声多普勒成像系统

PWD 超声诊断仪检测的只是一维声束上多普勒血流信息,它的频谱显示表示流过取样容积的血流速度变化。习惯上把 PWD 称为一维多普勒。它测定某一位置的血流很方便,但要了解瓣口血流流动的详细分布就很困难,只能逐点检测,把各点的血流速度记录下来,最后得到一个大致的血流轮廓。目前,更先进、实用的是彩色多普勒超声诊断仪(即彩超),它对血流的多种信息具有很好的检测、处理和成像能力,例如:①同时显示心脏某一断面上的异常血流的分布情况;②反映血流的途径及方向;③明确血流性质是层流、湍流或涡流;④测量血流束的面积、轮廓、长度、宽度;⑤血流信息能显示在二维切面或 M 型图上,更直观地反映结构异常与血流动力学异常的关系等。

彩色多普勒超声诊断仪除了装配多种频率的脉冲式、连续式多普勒探头外,还可以匹配其他类型的探头,从而完成 B 型、D 型、M 型等综合性的超声检查工作。因此,它实际上是一个超声诊断系统,主要由 CFM 系统和 B 型超声成像两大部分组成(图 7-22)。

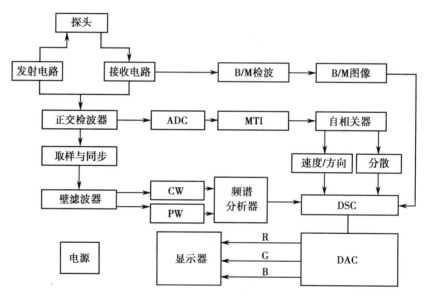

图 7-22　彩色多普勒超声诊断仪结构框图

彩色多普勒
超声诊断仪
的结构(视
频)

探头向人体发射超声,并接收来自人体内的回波,将其转换成电信号。再对回波信号的幅度信息按 B 型显像,实现对人体内脏器组织的实时信息显示;而对如血液等运动型目标的多普勒频移信息,经过正交检波器后分为两路:一路以 CW 和 PW 的频谱图来显示血流信息;另一路则经 A/D 转换器(ADC)转变为数字信号,进入运动目标滤波器(MTI),提取与血流有关的多普勒信息(其频率较高),而壁层和瓣膜等与血流无关的、低频的多普勒信息被滤出。然后进入自相关器(auto correlation)进行积分、速度和方差计算,计算出血流速度、方向和血流分散这三个动态参数,并将它们归为速度加方向以及分散这两部分存在 DSC 的存储器中。最后以 TV 格式读出这些信息并依据约定调配红(red,R)、绿(gree,G)、蓝(blue,B)三基色和变化其亮度,从而在 B 型超声图像上显示出彩色血流图。

通过数字电路和计算机处理,可以很方便地将血流的某种信息参数处理成任何一种色彩模拟量。为了统一显示标准,目前彩色多普勒超声诊断仪均采用国际照明委员会规定的彩色图,它有红、绿、蓝3 种基本颜色,其他颜色都是由这 3 种颜色混合而成。规定血流的方向用红色和蓝色表示,朝向探头运动(正向)的血流用红色,远离探头运动(反向)的血流用蓝色,而湍动血流用绿色。绿色的混合比率是与血流的湍动程度成正比的,所以正向湍流的颜色接近黄色(由于红和绿的混合),而反向湍流的颜色接近深青色(由于蓝和绿的混合)。血流中的层流越多,所显示的红色和蓝色越纯正。此外还规定血流的速度与红蓝两种彩色的亮度成正比,正向速度越高,红色的亮度越亮;同样反向速度越高,蓝色的亮度越亮。这样,用 3 种彩色显示了血流的方向、速度及湍流程度,为临床提供了丰富的实时血流分析资料。图 7-23 表示出了彩色多普勒血流诊断仪中彩色图像的各种定义,图 7-23(1)表示红、绿、蓝 3 种原色相加后的混合效果,图 7-23(2)为血流方向和速度与色彩明暗的对照关系。

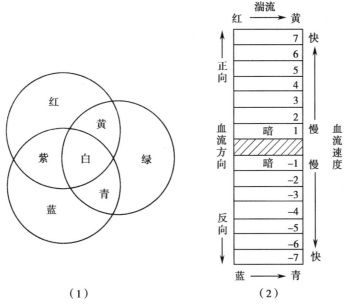

（1）　　　　　　　　　（2）

图 7-23　血流的彩色显示
（1）三基色混合；（2）对照关系。

本章小结

回波式成像的超声诊断仪根据其所利用的超声物理特性不同,可分为回波幅度式和多普勒式。

回波幅度式超声诊断仪是利用回波幅度变化来获取组织信息的,主要提供组织器官解剖等结构和形态方面的信息。它包括 A 型、M 型、B 型、C 型、F 型、3D 型等。

超声多普勒成像仪是利用多普勒效应,根据回波频率的变化来获取人体组织器官的运动和结构信息。目前,临床所用的彩色多普勒超声诊断仪实际上是一个综合性的超声诊断系统,它是在 B 型超声图像上叠加彩色血流图,包含有 B 型、M 型、D 型、CDFI 和 CDE 等显像功能。

超声探头的基本结构包括换能器、外壳、连接电缆和其他部分等,换能器主要由声透镜、匹配层、压电晶体(或压电晶体阵列)和吸收块组成。

B 型超声电路结构可以分成发射电路、接收前端电路、回波信号处理电路、扫描变换电路及其他控制电路等。

超声接收电路主要负责回波信号的放大和波束形成。在接收电路的前端,通常由接收隔离与前置放大电路、TGC 放大电路及波束形成器组成。

超声多普勒成像仪在医学上主要用来测量血流。检查时,根据多普勒频移情况对血流和心血管疾病进行诊断。具体可分为:①探测血流状态,区分层流和湍流;②鉴别液性暗区的性质;③检测血流速度;④估计压差;⑤估计血流量。目前,它以成为心血管、外科等领域必不可少的诊断工具。

（马敬研　刘红）

扫一扫,测一测

思考题

1. 简述压电晶体的两种效应和超声探头的基本结构。
2. 脉冲回波式探头和多普勒式探头各有何特点？
3. 简述典型 B 型超声诊断仪的结构。
4. CWD 和 PWD 超声诊断仪各有何有缺点？
5. 彩色多普勒超声诊断仪具有哪些优点？

自学要点

学习目标

1. 掌握：γ照相机探测器；单光子发射型计算机体层成像设备(SPECT)、正电子发射型计算机体层成像设备(PET)的基本结构和工作原理。

2. 熟悉：核医学成像设备的分类及应用特点、双模式分子影像技术和设备；γ照相机成像过程；SPECT探测器、机架和扫描床、控制台和计算机；PET探测器和机架。

3. 了解：SPECT外围装置；PET计算机和网络系统。

放射性核素能自发地产生衰变，使原来的核素数量不断地减少并产生新的核素，衰变后的新核素有的是稳定的，有的仍为放射性核素并继续产生衰变。放射性核素的衰变方式有α衰变、β衰变、γ衰变等多种，不同的衰变方式将产生不同的放射线，如γ衰变将产生γ射线。若将一定量的放射性核素引入人体，它将参与人体的新陈代谢，或者在特定的脏器或组织中产生特异性浓聚，同时不断地衰变而产生放射线。核医学成像就是在人体外测量这些反映人体内放射性核素活度分布的放射线，并将测量结果以图像形式显示出来。这些图像含有丰富的人体内部功能性信息，故核医学成像以功能性显像为主。我们将需要显像的脏器或组织称为靶器官。在一般情况下，疾病引起的功能性改变早于形态学改变，故核医学成像有利于疾病的早期诊断和基础医学研究。

教学参考

第一节　概　述

20世纪50年代初，逐点扫描成像的闪烁扫描机研制成功，奠定了核医学成像的基础，揭开了核医学成像设备发展的序幕。

一、分类及应用特点

核医学成像设备大致可分为两类：一是γ照相机，二是ECT。ECT亦称为放射性核素计算机体层成像(radionuclide computed tomography，RCT)。目前，ECT设备有SPECT设备和PET设备。

（一）γ照相机

γ照相机以一次成像代替闪烁扫描机的逐点成像，使核医学成像进入到动态和静态功能显像相结合的新阶段。γ照相机成像的主要优点有：①通过连续显像，追踪和记录放射性核素在靶器官中分布，呈现靶器官功能状态信息，有助于对人体组织或器官的动态研究；②检查时间相对较短，检查过程方便简单，特别适合儿童和危重病人；③显像快捷，并且便于多体位、多部位观察，获得有助于早期疾病诊断的参考数据。尽管如此，γ照相机的大视野一次快速成像，仍不能满足临床需求，目前已被SPECT

取代。SPECT 可探视野更大、性能更强。

（二）SPECT 设备

SPECT 亦称为单光子发射型计算机体层成像术。SPECT 是在 γ 照相机的基础上,增加探头旋转装置和用于图像重建的计算机软件系统。SPECT 成像的优势在于:①克服了平面成像的影像重叠难题,可单独呈现某一层面内的放射性核素分布,这不仅有利于观察到较小的病灶和深部病变,还可以进行定量分析;②在心肌血流灌注、脑血流灌注、骨盆显像、全身显像等方面优于 γ 照相机,虽然它的平面成像与 γ 照相机区别不大,但它具有更好的系统均匀性、线性和稳定性;③兼有多种成像方式,如动态、静态、局部、全身、平面和体层成像等;④通过增加探头数量,可进一步提高灵敏度,缩短数据采集时间,提高图像质量。双探头 SPECT 是性价比最高、最实用的机型,它功能全面、应用范围广、价格适中,至今仍是各大型医院首选的核医学体层成像设备。

SPECT 设备也存在许多不足:①灵敏度低,图像中所呈现的信息量不够多,远不及 CT、MRI,即使加大给药量,延长采集数据时间,仍然相差甚远。②射线衰减和散射大。γ 射线在体内因被软组织、骨骼等吸收而衰减。据测试,5cm 的软组织对 ^{99m}Tc 射线的衰减量达 50%。衰减会造成各部分图像严重失真,尤其是胸部、心脏的成像,有衰减和无衰减的图像差别很大。此外,γ 射线经过高密度物质(如骨骼、准直孔边缘等)时会发生散射,致使图像灰雾度增加,在图像上会叠加一层不均匀的伪影,这也是发射型成像设备固有的缺陷。③图像的空间分辨率低。SPECT 平面图像目前最好的固有空间分辨率为 3~4mm 半高宽(full width at half maximum,FWHM),重建图像的固有空间分辨率为 6~8mm,而 CT 及 MRI 图像分辨率可达 0.25mm。双探头符合线路 SPECT(coincidence circuit SPECT)是一种在常规 SPECT 上,实现对正电子核素进行探测的成像设备。它在双探头 SPECT 基础上,对探头设计、电子线路、图像校正、图像重建等方面进行改进,以适应正电子成像的要求。在保证探测灵敏度和分辨率的前提下,兼顾常规低能核素成像与正电子核素成像,它不仅具备 SPECT 所有的成像功能,还可进行正电子成像(主要是 ^{18}F-FDG),可完成 PET 所具有的部分临床诊断任务。它的不足是:①空间分辨率、灵敏度、图像对比度和动态成像能力远不如专用 PET;②进行 ^{18}F-FDG 成像的检查时间较长,无法使用超短半衰期的正电子核素(如 ^{11}C 和 ^{15}O 等)。

（三）PET 设备

PET 亦称为正电子发射型计算机体层成像术。PET 设备是一种较为前沿的核医学设备,它的出现,被认为是核医学发展史中一个划时代的里程碑。与 SPECT 相比,它有如下特点:①所用发射正电子的放射性核素,如 ^{11}C、^{13}N、^{15}O 等,都是人体组织的基本元素,易于标记各种生命体所必需的化合物及其代谢产物或类似物,而不改变它们的生物化学活性,且可参与生命体的生理、生化代谢过程;而且,这些核素的半衰期都比较短,检查时可使用较大剂量,进而提高图像对比度和空间分辨率。PET 获取的反映人体生理、生化或病理及功能的图像,比 SPECT 清晰、真实,对早期疾病诊断、确定治疗方案、疗效监测和判断有很高的实用价值,对探讨功能性疾病的机制和研究生命现象具有重要意义。②PET 成像使用的是发射正电子的放射性核素,正电子在物质中很容易被负电子俘获,发生湮没辐射(也称湮灭辐射)。湮没辐射产生的 γ 射线,以 γ 光子对(两个相反方向运行的 γ 光子)的形式出现,因此 PET 的探头与 SPECT 的探头结构完全不同。目前最先进的是多探头、多环型的 PET,它具有探测效率高、探测速度快、一次体层可获得多个断层影像的优点,大大缩短了检查时间。需要注意的是,发射正电子的放射性核素,它们的半衰期都很短,而且都需要用回旋加速器生产,因此,安装有 PET 的单位,其附近应有能生产这些短半衰期放射性核素的医用回旋加速器,并应具备快速制备相应放射性药物的设备和实验室。

二、双模式分子影像技术和设备

随着科学技术的迅猛发展,当今的医学影像,已从单模式成像发展到了双模式成像的融合设备时代。在这一趋势中,核医学 PET、SPECT 与放射学 CT 相融合成为典型代表。两种成像设备的融合,可提供效果优于各设备单独工作之和的诊断优势,两种不同成像模式的图像数据精确配准,实现了跨模式数据关联。

（一）SPECT/CT

SPECT/CT 是将 SPECT 和 CT 这两种设备的机架同轴式地结合在一起,两种成像的定位坐标系统互相校准,在两种扫描期间,受检者处于同一扫描床上,且保持体位不变,这样可防止因受检者位移产生的误差,在一定程度上也解决了时间配准的问题。SPECT 和 CT 扫描均是序列化完成的。X 线和 γ 射线具有相同的物理学和生物学特性,CT 图像提供的解剖结构信息,可用于对 SPECT 图像的衰减校正。目前,SPECT/CT 融合设备朝两个方向发展,一个方向是 SPECT 中配备低剂量 CT。低剂量 CT 主要用于对 SPECT 图像的衰减校正、计算内照射吸收剂量,对 SPECT 图像的病灶进行定位。这类 SPECT/CT 设备中的 CT,扫描速度慢,不能进行增强 CT 扫描。另一个方向是 SPECT 中配备诊断级 CT,这类 SPECT/CT 设备中的 CT,扫描速度快,具有独立的临床诊断价值,可进行 CT 增强扫描。

SPECT/CT 的结构(视频)

半定量分析是核医学诊断的重要内容。配备诊断级 CT 的 SPECT/CT,在为受检者提供一站式服务的同时,通过在同机检查过程中获得的 CT 图像上勾画感兴趣区,继而在 SPECT 图像上的同一解剖位置获得与 CT 图像所示位置和大小完全一致的感兴趣区,最终获得核医学半定量分析指标。SPECT/CT 在骨骼系统、内分泌系统、心血管系统等疾病诊疗中,具有较高的临床应用价值。

（二）PET/CT

PET/CT 是将 PET 和螺旋 CT 整合在同一台机器中,通过一个较长的扫描床,将两个相对独立的、共轴的设备单元相连接,两个设备单元保持一定距离,以避免电磁干扰。两台设备可各自独立使用,也可融合在一起使用,一次扫描可获得 PET、CT 及 PET 与 CT 的融合图像。PET/CT 设备的探头(探测器)包括 PET 探头和 CT 探头,分别放置在各自的机架中,两个机架同轴式地结合在一起,CT 机架在前,PET 机架在后。

PET/CT 的结构(视频)

PET/CT 具有 PET 和 CT 的全部功能,但它不是二者功能的简单叠加。PET/CT 可以显示病变部位的病理、生理变化及解剖结构改变,产生了 1+1>2 的效果,有效地提高了影像诊断的准确率。目前,PET/CT 主要的应用领域是肿瘤诊断、TNM 分期,以及决定治疗方案和疗效的监测、分析等。由于 PET/CT 在肿瘤放疗中的特殊作用,最近又推出了将放疗计划系统整合到 PET/CT 中的 PET/CT/RT 融合设备,依据 CT 和 PET 图像数据,在同一计算机界面上制定放疗计划,可明显提高放疗的精准度。此外,PET/CT 也可用于神经系统及心血管系统的成像。

（三）PET/MRI

全身 PET/MRI 融合设备的研发经历了漫长的过程。由于 MRI 主磁体的磁场强度很高,常规的 PET 无法直接置于 MRI 设备内,否则会造成 PET 探头的崩溃。直到将 APD 技术应用到 PET 中,才有效地解决了这一难题,使 PET/MRI 融合设备的临床应用成为可能。PET/MRI 融合设备经历了图像融合、分体式、头颅一体化、全身一体化四个研发阶段。PET/MRI 融合的模式主要有四种:分离式、串联式、插入式和整合式。分离式是将 PET 和 MRI 并列放置在两个房间,MRI 与 PET 之间使用一个公共转运床的"穿梭系统",来回转运受检者,两台设备的图像通过软件进行融合,它并不是真正意义上的 PET/MRI 融合成像。串联式是将 PET 和 MRI 按一定顺序排列放置,类似于 PET/CT 的同轴串联式结构,采用分步采集数据的方法,但因 MRI 采集速度慢,成像时间长于 CT,因此它的使用效率低,且不能同时成像。插入式结构中的 PET 探头置于 MRI 设备内,PET 探头须最大限度降低对磁场的干扰,同时它自身须在磁场波动中保持工作稳定和免受电磁干扰;这种结构做到了真正意义上的同时成像,但因受 FOV 的限制,它只能进行颅脑成像。全身一体化 PET/MRI,是将 PET 和 MRI 有机结合在同一个机架内,一次扫描即可完成全身 PET 和 MRI 成像,可获得解剖、功能、代谢等方面的全方位信息,真正实现了 PET 和 MRI 数据的同步采集,提高了 PET 和 MRI 图像融合的精确性,它在神经系统疾病、肿瘤、心脏功能评估及小儿肿瘤诊断等方面具有独特的临床应用价值。

第二节　γ 照相机

20 世纪 70 年代后,计算机技术开始应用于 γ 照相机。通过计算机技术对获得的信息进行深层次处理,使图像清晰度和分辨率有了很大提高。

一、成像过程

γ 照相机的成像过程如图 8-1 所示。

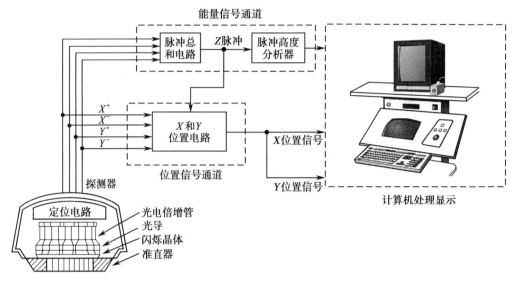

图 8-1　γ 照相机成像过程示意图

探测器置于被测部位体外。受检者体内放射性核素辐射出的 γ 射线,经过准直器入射到闪烁晶体,经闪烁晶体接收并转换成可见光子,发出闪烁荧光。闪烁晶体发出的闪烁荧光通过光导纤维耦合给光电倍增管。探测器内有数十只光电倍增管,它们构成一个呈六角晶体状排列的阵列。光电倍增管将接收到的闪烁荧光按照一定的比例关系转换成电流,经过前置放大器放大和定位电路后,形成四路含有 X、Y 位置信息和能量信息的电脉冲信号。再经过位置信号通道和能量信号通道,输出 X、Y 位置信号和能量信号。位置信号和能量信号传输给计算机,经处理后由高分辨率显示器实时显示,或者回顾性显示,供医生精细观察。

二、探测器及其准直器

(一)探测器

γ 照相机的探测器,也称为探头,它是 γ 照相机的核心部件。探测器的性能优劣对于整机性能和成像质量起着决定性的作用(图 8-2)。

(二)准直器

准直器位于探头的最前端,是由具有单孔或多孔的铅或铅合金块构成。其孔的几何长度、孔的数量、孔径大小、孔与孔之间的间隔厚度、孔与探头平面之间的角度等,依准直器的功能不同而有所差异。

1. 作用　由于放射性核素是任意地向立体空间内各方向发射 γ 射线,因而,要准确地探测 γ 射线的空间分布,就必须使用准直器。准直器的作用是让一定视野范围内及一定角度方向上的 γ 射线通过准直器进入到闪烁晶体,而视野外的、与准直器孔角不符的 γ 射线,则被准直器所屏蔽。简而言之,就是起到空间定位选择器的作用。

2. 主要性能参数　准直器的几何参数主要有孔数、孔径、孔长(或称孔深)及间壁厚度,它们决定着准直器的空间分辨率、灵敏度和适用能量范围等性能参数。

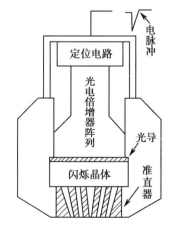

图 8-2　探测器的结构

(1)空间分辨率:它表征对两个邻近点源加以区别的能力,通常以准直器的一个孔的线源相应曲线的 FWHM(半高宽度)作为分辨率 R 的指标,R 越小表示空间分辨率越好。如图 8-3 所示,R 可根据准直器及有关几何参数求得。

$$R = \frac{a+b+c}{a} \times d \tag{8-1}$$

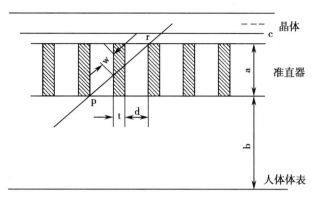

图 8-3 准直器结构示意图

式中,a 为孔长(即准直器的厚度),b 为被测物与准直器外口的距离,c 为准直器内口与闪烁晶体的平均距离,d 为外孔直径。对一个特定的准直器而言,空间分辨率随被测物与准直器外孔距离的增加而减低,显像时应尽量将探测器贴近人体体表。准直器孔径越小,准直器越厚,分辨率越高。

(2)灵敏度:它是配置该准直器的探测器实测单位活度(如 1MBq)的计数率(计数/s)。

$$S = 10^6 \times f \times e \times E \qquad (8-2)$$

式中,S 为灵敏度,f 为所测 γ 射线的丰度,e 为光电子峰探测效率,E 为准直器几何效率,此公式中未考虑射线在病人体内的衰减。对平行孔准直器而言。

$$E = \left(\frac{kd^2}{a(d+t)} \right)^2 \qquad (8-3)$$

式中,k 为随孔的形态而异的常数,d 为外孔直径,a 为准直器的厚度,t 为孔间壁厚度。可见准直孔越大,灵敏度越高;准直器越厚,孔间壁越厚,灵敏度越低。

$$E \propto R^2 \qquad (8-4)$$

因此,对给定核素和给定 γ 射线能量,准直器的空间分辨率与灵敏度是一对矛盾,空间分辨率的提高必然伴随灵敏度的降低。准直器的设计就是在灵敏度和分辨率之间选择最佳的折中匹配。

(3)适用能量范围:它主要由孔长和孔间壁厚度有关。高能准直器孔更长,孔间壁更厚。厚度 0.3mm 左右者适用于低能(<150keV)射线探测,1.5mm 左右者适用于中能(150~350keV)射线探测,2.0mm 左右者适用于高能(>350keV)射线探测。

3. 类型 准直器按结构形态可分为单针孔型、多针孔型、多孔聚焦型、多孔发散型、平行孔型、平行斜孔型等(图 8-4)。

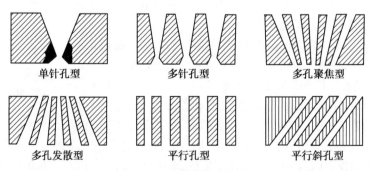

图 8-4 几种类型的准直器

常用的准直器有以下几种:

(1)平行孔型:这是一种常用的准直器,由一组垂直于闪烁晶体表面的铅孔组成。每个孔仅接收来自它正前方的 γ 射线,而防止其他方向上的 γ 射线射入闪烁晶体。最接近准直器处的空间分辨率最好,随距离的增加而变差,而灵敏度却随距离的增加变化不大。这是因为γ射线的空间强度虽随距离的平方成反比而减少,而闪烁晶体暴露于放射源的总面积却按距离的平方成正比而增加。平行孔准直器的性能由其孔数、孔径、孔长、间壁厚度和准直器的材料所决定,图像大小与靶器官和准直器之间的距离无关。根据准直器适用的γ射线能量范围,可将平行孔准直器分为低能、中能和高能三种。根据低能准直器的灵敏度和分辨率,可将平行孔准直器分为低能通用型、低能高分辨率、低能高灵敏度三种。

(2)单针孔型:它是一种单孔准直器,其成像原理与光学中的小孔成像原理相同,像与实物的方向相反。成像的大小与被检物距离针孔的远近有关,距离越近,成像越大。

(3)多孔发散型:其优点是扩大了有效视野10%～20%,且视野随放射源与准直器距离的增加而增大。其缺点是灵敏度和分辨率较平行孔型准直器差,且随放射源与准直器距离的增加而变坏。利用这种准直器,被测物被缩小,但并不是所有的部分都受到相应的缩小,故易产生图像畸变。

(4)多孔聚焦型:其优点是可以提高灵敏度和分辨率,但也容易出现图像的畸变。主要适用于总计数时间受限的动态研究。

第三节 单光子发射型计算机体层成像设备

SPECT设备临床中使用最多、最普及的核医学成像设备。它根据探头类型不同分为两种:扫描机型和γ照相机型。扫描机型的探头由多个小型闪烁探测器组成,排列在圆周上,检查时探测器做平移和转动两种运动,以采集各个方向上的投影数据;它具有体层灵敏度高、空间分辨率好、成像时间短等优点;但因其价格较高,不能同时用于平面显像和全身显像,故较少见。目前,最常用的是由γ照相机发展而来的γ照相机型,本节所介绍的SPECT仅限此类。

一、基本结构与工作原理

SPECT可以通过下面方法实现体层显像。一种方法是用多针孔准直器或旋转斜孔准直器采集不同角度的投影而进行图像重建,由于角度取样有限,空间分辨率和均匀度都较差,容易产生伪影,目前已很少应用。另一种方法是使γ照相机探测器围绕身体旋转360°或180°进行完全角度或有限角度取样,所得投影量丰富,可以重建各种方向的、符合临床要求的体层图像,是当今SPECT的主流。这种旋转γ照相机型的SPECT同时兼有平面显像、体层显像和全身显像的功能。但单探头体层显像的空间分辨率较平面显像差,成像时间慢,不能进行较快的动态显像为其不足。近年来为了提高灵敏度和空间分辨率,并且加快采集速度,已有双探头和三探头的旋转γ照相机型问世,三探头SPECT所得脑血流体层图像的质量已接近PET图像,也可进行心肌快速动态显像。

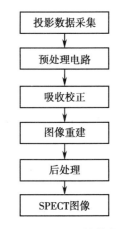

图8-5 SPECT的基本工作原理图

图8-5为SPECT的基本工作原理图。探测器沿病人某一层面在不同方向上作直线扫描,将每一条线上的体内示踪核素放出的射线总和记录下来,形成一个投影。这些直线投影的集合形成一个"投影截面"。每做完一次直线扫描,探测器旋转一个角度(旋转角的大小根据所需图像分辨率来定),再扫描一次,取得另一个投影截面,如此反复,完成投影数据的采集。采集到的原始数据需经过"预处理"电路及吸收校正后,由图像重建系统重建出SPECT图像。SPECT图像重建是指从已知各方向的平面投影值(projection),即测量值,求体层平面内各像素的灰度值,用以形成体层图像。重建方法很多,现在各公司最常用的方法是滤波反投影法(filter backprojection)。

SPECT通常由探测器、机架、床、控制台、计算机和外围装置组成。图像的重建和处理是控制台和计算机的主要任务之一,外围装置包括磁带机、磁盘机、高精度显示器、打印机和照相装置。图8-6为SPECT的结构方框图,如图8-7为SPECT的外形图。

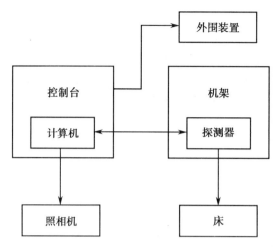

图 8-6　SPECT 的结构方框图

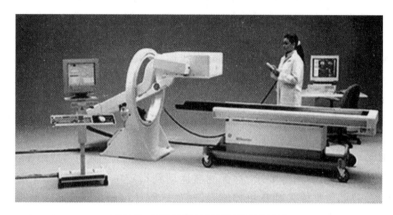

图 8-7　SPECT 的外形图(单探头)

二、探测器

SPECT 的探测器实际上与 γ 照相机的探测器相同,它包括准直器、闪烁晶体、光电倍增管(PMT)、综合电路和探测器外壳;其作用也是探测参与体内各种生理、代谢活动的放射性核素不断向外辐射的 γ 射线。方向不规则的光子被准直器阻挡住,只有方向与准直器孔长轴平行的 γ 光子才可以到达晶体。闪烁晶体将 γ 光子转换为可见的荧光光子,经光电倍增管和电子线路形成带位置坐标信息的电脉冲,输出到控制台再进一步处理,构成图像。

随着技术进展,SPECT 设备多采用新型 PMT。新型 PMT 降低了探头和 SPECT 机架整体质量,同时也提高了 SPECT 系统分辨率和图像的信噪比。SPECT 的探测器的核心部件是晶体、PMT 和相关线路。PMT 将荧光转化为电信号的效率仅有 20%~25%,只有 1/4 的光子被转换成电信号。最新研制成功并初步用于临床的碲锌镉(CdZnte,CZT)半导体探测器克服了传统 SPECT 的局限性。当具有电离能力的射线和 CZT 晶体作用时,晶体内部产生电子空穴对,并且数量和入射光子的数量成正比。带负电的电子和带正电的空穴朝不同的电极运动,形成的电流脉冲经过前置放大变成电压脉冲,电压脉冲与入射 γ 光子的能量成正比。前置放大器输出的信号经过后续电路处理,然后进行图像重建。CZT 探测器在室温状态下能够处理 2×10^{9} 光子/(s·mm^2),从而保证探测器对 γ 射线探测具有极高的系统灵敏度。在室温情况下,CZT 半导体探测器可直接将 γ 射线转化成电信号,与传统碘化钠闪烁晶体探头相比,具有更高的探测效率和能量分辨率,能量探测范围在 10keV~6MeV,非常适合探测能量 10~500keV 的 γ 光子;采用较厚的 CZT 晶体阵列(至少 6m)和小尺寸像素面元电极设计的面元阵列探测器,能同时得到好的能谱特性和高的空间分辨率,从整体上改变 SPECT 系统性能,提高系统灵敏度从而减少放射性示踪剂的用量,缩短扫描时间,提高图像信噪比。CZT 半导体探测器易于加工成像素阵列探测器,配合桥接的硅集成信号读出电路,可做成紧凑、高效、高分辨率的 γ 射线成像装置,缩小探测器的体积,整体探测器可通过高度集成化的线路来实现。由于探测器体积小,采用屏蔽需要的材料少,因此明显减轻了整个 SPECT 设备探头的质量。采用半导体探测器探头 SPECT 设备已经被商品化,如专用于小脏器的心脏 SPECT 和双探头乳腺分子成像设备。CZT 探测器的成本过高,短期内无法广泛应用。但是 CZT 探测器基础上的探头是 SPECT 设备技术未来发展的趋势。

三、机架与扫描床

SPECT 的机架部分由机械运动组件、机架运动控制电路、电源保障系统、机架操纵器及其运动状态显示器等组成。机架的旋转结构有圆环形、悬臂形、龙门形等。其主要功能是:①根据操作控制命令,完成不同采集条件所需要的各种运动功能,如直线全身扫描运动、圆周体层扫描运动、预置定位运动等。②把探测器输出的位置信号、角度信号等通过模数转换后传输给计算机,并接受计算机指令进行各种动作。③保障整个系统(探测器、机架、计算机及其辅助装置等)的供电,提供各种稳定的高低压、交直流电源。限于篇幅,这里仅讨论机架运动及其控制系统。

机架运动按其运动形式分为四种:①整体机架直线运动。此时探测器处于 0° 或 180°,机架沿导轨作直线运动,床与导轨平行。这主要适用于全身扫描。②探测器及其悬臂以支架机械旋转轴为圆心,作顺时针或逆时针圆周运动,床与导轨垂直,此时探测器倾斜度必须为 0°。这主要适用于体层采集。③探测器及其悬臂沿圆周运动半径作向心或离心直线运动,其主要作用是使探测器在采集数据时尽可能贴近病人。④探测器沿自身中轴作顺时针和逆时针倾斜或直立运动。这主要适用于静态或动态显像时特殊体位的数据采集。在实际工作中,往往是①、③或②、③联合运动,这就是所谓的"贴身轨道"法全身扫描或体层采集,以提高探测效率和空间分辨率,但由于机架的多种运动使得数据采集总时间稍有延长。

机架运动按其控制方式分为手动控制和自动运行两种。手动控制主要适用于:①数据采集前,根据检查部位、体位、倾斜角、旋转角等要求,把探测器运动到指定位置。②在全身或体层扫描前,必须将预定探测器运动轨迹的数据输入计算机控制系统,如椭圆体层轨道预置四点距旋转中心最近点的定位、床的高度定位、预定全身扫描的起始位置等。自动运行主要适用于全身或体层采集,根据预置运动条件(起始角度和位置、旋转的总角度和运行的总距离等),在计算机的控制下自动运行并同时采集每个角度和位置上的投影数据。

探测器及机架的各种运动方式和速度受机架内定位控制系统的控制。定位控制系统主要由三部分组成:①驱动马达控制电路;②位置信息存储器;③定位处理器。定位处理器实际上是一个微型计算机,它的主要作用是控制探测器及机架转动的角度、移动的距离及识别位置。定位处理器受主计算机的控制,并将各种定位数据传输给主计算机。

在主计算机的只读存储器(ROM)中有一组标准的位置编码。每次开机后,主计算机把标准位置编码传输给机架定位处理器,并储存在定位存储器中。在机架内,每种方式的机械运动其正反两个极限位置均装有极限脉冲发生器,当运动滑块触及此脉冲器,即发出停止运动脉冲。在每个驱动马达的后部都装配有同轴运动脉冲发生器,只要马达转子每转动一周,脉冲发生器就发出一个或数个标准脉冲。机架定位处理器把接受的脉冲数与存储器中相应的位置编码相比较,以确定自身的位置。

为了保证体层扫描和全身扫描运动时,探测器转动角度和机架移动距离的精确度,在每次开机后、紧急停止运动后或机架运动出错后,都要利用计算机机架位置检测和校正程序,首先进行机架位置自我检测。当自检失败时,都要重新进行机架位置设定,即重新确定各种运动方式的标准脉冲参数。标准参数有三个:角度参数、距离参数和高度参数。手动控制完成以下三个过程并加以确认:①机架或探测器旋转 180° 和 360°。②直线移动机架 100cm。③将探测器和床分别调到最高点和最低点,并确认当探测器处于 180° 最低位和最高位时,床的最低高度和最高高度,即可建立三个标准参数。然后,再控制机架作各种运动直至运动到正反两个极限,直到限位脉冲器发出停止脉冲为止。这样,计算机通过计算上述平移或旋转单位距离或角度时,同轴运动脉冲发生器所发出的脉冲数,并以此为标准计算运动到正反极限的总脉冲数,即可计算出全程移动的距离或旋转的角度。

四、控制台和计算机

（一）采集工作站

原始数据的采集通常由采集计算机来完成,并配备有数据采集、数据库管理和质量控制软件等,能通过人机对话控制探头和扫描床的各种运动,实现各种图像采集,完成仪器的质量控制和校正。

1. 基本信息　录入基本信息包括姓名、性别、年龄、身高、体重、采集参数等。

2. 数据采集

（1）数据采集模式:厂家软件提供常用的数据采集模式有:①静态模式采集;②动态模式采集;③门控模式采集;④体层模式采集;⑤门控体层模式采集;⑥全身采集。根据临床需求,可对生产厂家提供的原始参数进行部分修改后另保存为一个采集规程,采集时直接调取相应的采集程序进行显像。

（2）图像获取过程:经 SPECT 探头采集到的人体内放射性核素分布信息（X、Y、Z 及心电门控信号）经 AD 转换后通过接口板输入采集计算机。数据采集时首先在计算机内存中设定好存储矩阵,用来记录 SPECT 探测到的闪烁事件。每次探测到有用的 γ 事件后,SPECT 输出一个 Z 信号（闭锁信号）到计算机,通知计算机将 SPECT 的模拟 X、Y 位置信号进行 AD 转换后作为图像矩阵的行列索引,查找闪烁事件发生的位置在图像矩阵中对应的单元,并把此单元计数加 1。经过一段时间的累加形成一幅完整的图像,传送给处理工作站做进一步处理、显示和存储。

3. 采集数据管理　每次采集完成后,采集计算机可自动向处理计算机传送原始图像,并可对已经采集完的图像进行复制、粘贴、删除、排序、查询等管理工作。

4. 质量控制和各种校正　在图像采集期间可使用相应的能量、线性、均匀性和旋转中心校正图实时校正采集数据。要求采集计算机的 AD 转换器速度高、线性好,可作为生理信号的输入接口,带有高速缓冲存储器、阵列处理机。

（二）处理工作站

核医学图像处理工作站在核医学影像诊断中具有重要的作用。它主要由手动处理规程、临床处理规程及数据库维护等三部分组成。

1. 手工处理规程　包括对各种图像的显示浏览、数学和几何运算、图像资料的统计和分析等,另外还包括对资料的电影显示、感兴趣区（region of interest,ROI）的勾画、图像的标注、颜色显示方案的选择等。

2. 临床处理规程　包括全身各种脏器的处理规程,如甲状腺静态显像、心肌血流灌注体层显像、肺通气灌注显像、全身骨显像、肾动态显像的常规处理软件等。

3. 数据库维护　包括数据的储存、传输、导入、导出、查询等功能。另外,在软件方面应具备各种图像处理程序和修正程序,能提供选择方式和参数,还应具备开发的可行性。

五、外围装置

为更好地发挥 SPECT 在临床中的作用,根据临床检查项目和成像药物的不同,需要配备相应的小型外围装置。单光子发射型计算机体层成像的外围装置包括 ECG 触发器、多功能运动踏车功量仪、肺通气专用雾化装置、各式打印机、质量控制模型等。

（一）ECG 触发器

用于实现心电控制的平面或体层采集,可对心动周期不同时相的心功能或心肌供血进行评价分析。常用于心肌门控显像,采集过程连接心电图,以心电图 R 波作为触发信号,每个 R-R 间期采集 8~12 帧图像。

（二）多功能运动踏车功量仪

核素心肌血流灌注显像常用的负荷试验之一。踏车负荷范围 25~800W 可调,转速范围 30~130r/min,踏车过程中实时监测 12 个导联的心电,每 3min 一次的自动血压测量,测压范围 40~300mmHg,仪器通过串行通用接口与电脑相连。

（三）肺通气专用雾化装置

其结构主要包括铅屏蔽雾化器、呼吸管路、过滤器、氧气管等。将放射性药物经高频气流（9~11L/

min 的高流量氧气)振动雾化,经呼吸道被受检者吸入肺内,累积计数达到一定标准后显像。采用此方法探测放射性气溶胶在呼吸道内的沉降情况,来判断气道通畅情况及病变状况,以达到诊断目的。在肺栓塞诊断中起重要作用。

（四）各式打印机

根据临床需要可配置喷墨打印机或激光打印机等。

（五）质量控制模型

SPECT 系统需要进行常规质量控制(质控),以确保设备工作在最佳状态,并能及时发现设备性能降低程度。用于评价 SPECT 设备性能的质控模体有多种,如线性模体、四象限铅栅模体、SL 铅栅模体、系统灵敏度测试面源及 SPECT/PET 体层模体等。

第四节　正电子发射型计算机体层成像设备

PET 是一种利用高能正电子成像的设备,目前已逐步走向临床。PET 与 SPECT 相比具有的优势是:①不需要准直器;②检测灵敏度高;③本底低,分辨率好;④易于吸收校正;⑤可正确定量。

一、基本结构与工作原理

图 8-8 是一种全身 PET 的外形图。PET 的基本结构与 SPECT 的基本结构相同,主要由探测器、机架、控制台、计算机及外围装置等组成。

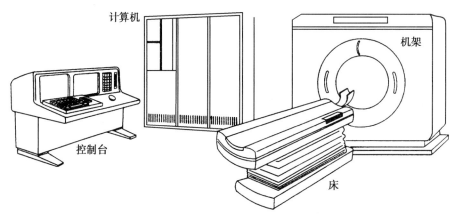

图 8-8　全身 PET 的外形图

正电子放射性核素从 20 世纪 50 年代就开始用于核医学,常用的有 ^{11}C、^{13}N、^{15}O 和 ^{18}F。这些核素可用小型回旋加速器产生,它们都可在放出正电子的同时,衰变成相应的放射性核素。将这些核素标记在水、氧、糖、氨基酸等代谢物质上,注入病人体内,通过显像,将生理的、药理的、生化的过程等转变为图像。正电子有其固有的射程(在人体内为数厘米),然后与体内的电子结合而消失。正电子发射体发射出的正电子(β^+)在极短时间内与其邻近的负电子(β^-)碰撞而发生湮没辐射,即在二者湮没的同时,产生两个方向相反的能量皆为 $511keV$ 的 γ 光子。两个相对的 γ 闪烁探头和符合电路组成湮没符合探测装置。上述两个方向相反的 γ 光子可以同时分别进入这两个探头,通过符合电路形成一个 Z 信号,而被探测到(图 8-9)。

湮没辐射发生的位置限于这两个探测器的有效视野内,故探测器视野越小,Z 信号的定位范围越窄,空间分辨率越高。凡在此视野外或在此视野内发生的湮没辐射,所产生的两个 γ 光子不能同时入射两个探测器者,皆不能形成符合信号而不能被记录。可见这种位置探测不需要一般的屏蔽型准直器,而是依靠两个光子的特殊方向和符合电路来实现的,故称为"光子准直"或"电子准直"。由于免去了一般的屏蔽型准直器,极大地提高了探测灵敏度,因一般准直器会挡去 90% 以上的应该入射视野的射线。

PET 是专门为探测体内湮没辐射并进行体层显像的设备,它的核心部分是探测器阵列。该探测

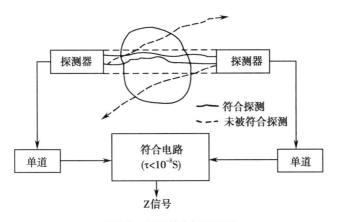

图 8-9　湮没符合探测原理

器阵列是一个由数百个成对分布的小型 γ 闪烁探测器组成的环形装置(图 8-10)。人体置于环中,体内湮没辐射产生的成对 γ 光子可投影到相应的成对探测器中,四周众多探测器获得的这些投影信息就可以重建体层图像。图像重建的原理和方法与 X-CT 和 SPECT 基本相同。

为在短时间内获得更多信息和缩短采集时间,常采取两方面的措施以提高投影数:①用探头微角转动加偏心旋转,二分法加半旋转或简单步进转动等运动方式,增加扫描线;②由单环增至多环,不仅可以增加一次采集的空间范围,并且由于两个邻近环的探测器还可以构成交叉符合探测单元,形成交叉层面,故 n 环的准直层面共有 $2n-1$ 个体层面,如 4 环可同时获得 7 层横断图像。

二、探测器

探测器是 PET 设备的核心部分,它由闪烁晶体、光电倍增管和高压电源组成。探测器的性能优劣直接影响 PET 整体性能的好坏。

图 8-10　湮没符合探测装置

闪烁晶体是组成探测器的关键部件之一。它的主要作用是能量转换,将高能 γ 光子转换为多个可见光子,由光电倍增管将光信号转换为电信号,再经过一系列电子线路系统完成记录。用于 PET 的理想的闪烁晶体应具有良好的性能,要求光输出高、光产额高、时间分辨率好、阻止本领强等。为了探测正电子核素产生的高能 γ 光子,探测器的晶体面积一般较小而厚度较大。目前临床在用 PET 的 γ 闪烁晶体 95% 为锗酸铋(BGO),主要是因为它不易潮解、有很高的密度(7.13g/cm^3),对 511keV 光电子的线性衰减系数为 0.92/cm,因此探测效率高,比 $NaI(T_1)$ 高 10 倍。它可以被切割成 $\varphi=3\text{mm}$ 的小块,使 FWHM 近乎极限值($2.5\sim2.6\text{mm}$)。BGO 的缺点是发光衰减常数较长,影响了时间分辨率,这对提高空间分辨率不利,因此发光衰减常数低的其他晶体也被广泛研究利用,如 CsF 和 BaF_2 等。目前,新进的 PET/CT 采用了新的探测器晶体-硅酸镥(LSO),光衰减常数时间更短,进一步提高了图像的空间分辨率。在成对探测器探测视野内的一对 γ 光子到达两个探测器的时间可能有差别(Δt),也可能无差别($\Delta t=0$),根据 Δt 和光速可计算出发生湮没辐射的确切位置,这是近年来为提高空间分辨率的又一技术进展,称为飞行时间(time of flight)技术。若能将它与尽可能小的晶体结合起来,就有可能进一步提高 PET 的空间分辨率。

PET 的另一个特点是用互成 180° 的两个探测器进行探测,所以湮没辐射的位置深度对测量结果无明显影响,并可得到极正确的衰减校正(SPECT 的衰减校正问题从数学上尚未彻底解决,故称为相对校正),因此可用实测数和经衰减校正的真实数进行"绝对"定量分析(精度为 ±10%),远优于

SPECT(精度为±25%~±50%)。

三、机架

机架主要用来固定探测器并使其在机架上以某种方式运动。根据探测器在机架上排列的阵列形状,机架的中心孔可以是六角形或圆形。为提高性能,一些环形 PET 带有旋转装置,其探测器排列方式是在直径 50~100cm 的圆周上,将数十到数百个 *BGO* 或氟化钡闪烁晶体呈环形排列成 1~4 列均等的圆形,并且在机械传动系统的驱动下做圆周运动。PET 与 SPECT 的最大不同在于各自的准直方法,由于 PET 采用的是电子准直,所以在机架上没有 SPECT 所使用的铅准直器。在机械系统方面,PET 与 SPECT 的要求一样,一般要求稳定、可靠、安全,还应能迅速灵活地调整定位;采集数据时应旋转平稳、精确,旋转中心准确。按探测器在机架上的排列形状和运动方式,PET 可分为:①固定型;②旋转型;③旋转-平移型;④摆动-旋转型等。

四、计算机和网络系统

PET 的计算机与 SPECT 的计算机的工作原理与功能基本相同,但由于在生产年代上 PET 比 SPECT 晚,所以采用的计算机主频、内存容量、硬盘容量及其他硬件的配置上都要高一些。与 SPECT 相似,计算机是 PET 的重要组件,它控制所有的硬件设备,采集和组织数据,执行各种误差校正,重建体层图像,对图像进行处理和分析,显示图像和有关信息。较早的计算机运算能力有限图像重建由专用的阵列处理机完成。计算机技术日新月异,近年来出现了采用流水线和超标量结构的精简指令,集计算机、单指令多数据技术加速图形接口等新技术于一体,大大提高了数据处理和显示速度。新的 PET 系统越来越多地使用工作站或高档个人机,为实时性要求很高的 PET 数据采集、复杂的图像处理和定量分析提供了强大的硬件平台。

与 SPECT 相似,除了数据采集和图像重建以外,PET 的核心软件还包括数据库管理及操作(查询排序、添加、复制、粘贴、删除、编辑等)、图像显示(黑白/伪彩色编码及调整、图像放大/缩小、电影显示、3D 显示)图像处理和分析(图像的平滑、滤波、边缘增强、算术和逻辑运算、感兴趣区产生、计数统计、曲线生成医学参数计算、功能图产生)、图像硬拷贝及文件存档(打印、拍片、存储在磁介质或光盘上)、文件格式转换及网络传输。这些专用的软件一般都被精心保护起来,不允许用户修改或触动。PET 的计算机通常运行于多任务操作系统之下,它们负责调度和同时运行多个进程,协调着前后台任务的执行,并且提供友好的人机界面,帮助医生掌握和运用上述庞大、复杂的软件。

本章小结

核医学成像设备可大致分为 γ 照相机、SPECT 和 PET。核医学成像设备的基本部件主要由准直器、闪烁晶体、光电倍增管、前置放大器、电子线路(含位置和能量信号通道)、显示记录装置、机械支架和检查床等组成。SPECT 应用最广泛,SPECT 通常由探测器、机架、床、控制台、计算机和外围装置等组成,探测器是其核心部件。PET 与 γ 照相机和 SPECT 相比具有不需要准直器、检测灵敏度高、分辨率好、易于吸收校正、可正确定量测量等优点。

（王衍子　史晓霞　吴春兴）

扫一扫,测一测

思考题

1. 核医学准直器的主要性能指标。
2. 简述 SPECT 的工作原理、探测器的结构及其各组成的作用。
3. 试述 PET 工作原理及其电子准直的工作原理。
4. 举例说明 γ 照相机、SPECT 和 PET 有哪些相同或不同之处。

自学要点

教学参考

学习目标

1. 掌握:PACS/RIS/HIS 定义及功能。
2. 熟悉:DICOM3.0 标准的主要内容和功能。
3. 了解:PACS 基本结构。

随着数字成像技术、计算机技术和网络技术的进步和迅速发展,医院信息化管理系统应运而生。医学图像存储与通讯系统(PACS)、放射科信息系统(RIS)、医院信息系统(HIS)、检验科信息系统(laboratory information system,LIS)和远程放射学(teleradiology)系统等,共同构成了现代化医院综合管理模式,最大限度地实现了医疗信息资源的共享。

<h1 style="text-align:center">第一节 概 述</h1>

PACS 以全新方式管理医学图像信息,它具有以下优点:①便于图像传递和交流,实现图像数据共享;②可在不同地方同时调阅不同时期和不同成像手段的多幅图像,并可进行图像的再处理,为开展远程影像诊断、综合影像诊断和多学科会诊提供了必要条件;③采用大容量可记录光盘(CD-R)存储技术,实现了部分无胶片化,减少了胶片的使用量,降低了管理成本;④简化了工作流程,提高了工作效率;⑤改善了医生的工作模式,缩短了病人的候诊时间,降低了重拍概率,提高了服务质量;⑥图文并茂,丰富了诊断报告内容;⑦可对医疗设备的工作状态及工作量进行实时监控、管理,提高了设备的使用效率。

一、发展简史与发展趋势

(一)发展简史

PACS 在国际上兴起于 20 世纪 80 年代初,1982 年 1 月在美国举行了第一次关于 PACS 的国际会议,同年 7 月在日本召开了第一次国际讨论会;1983 年在美国开始实施与 PACS 相关的研究计划;1989 年医学数字图像和通讯(digital imaging and communications in medicine,DICOM)标准 3.0 出台后,PACS 得到了迅速发展。

PACS 的发展经历了三个时代:

1. 第一代 PACS 1991 年,以加利福尼亚州洛杉矶大学医学院研制的 PACS 为代表。它只是放射科专用系统,开发技术、标准均不统一。

2. 第二代 PACS 1996 年,以加利福尼亚州旧金山大学医学院研制的 PACS 为代表。它可向医院其他临床科室提供医学图像服务,可与 HIS/RIS 集成,结构开放,广泛使用了工业标准传输控制协议/因特网互联协议(transmission control protocol/internet protocol,TCP/IP),美国放射学会和美国国家电子制造商协会(American college of radiology, national electrical manufacturers association, ACR/NEMA),卫生信息交换标准(health level 7, HL7)等协议,系统可跨平台运行,部分采用 DICOM 3.0 标准,但仍未形成统一的工作流程和数据流程协议。

3. 第三代 PACS 从 1998 年开始,以广泛使用 DICOM 和医疗卫生综合标准(integrating the healthcare enterprise, IHE)为代表的 PACS,图像传输都采用 DICOM 3.0 标准(以后简称 DICOM 标准),具有开放性和扩展性;系统结构可跨平台(Unix/Linux/Windows)操作,具有较好的安全性、可靠性、稳定性和伸缩性;系统结构模块化,具有较好的容错性;在遵从 HL7、DICOM 和 IHE 标准和协议下,与 RIS/HIS 集成;具有自动监控系统,可对 PACS 各单元和工作数据流程进行监控和管理。

（二）发展趋势

PACS 是一项技术含量高且应用前景十分广阔的高新技术,它的发展与普及不仅对影像医学,而且对临床医学的发展都起到了重大的推动作用。其发展趋势为:①提高速度和存储量;②提高图像质量;③三维重建、多种影像融合和计算机辅助诊断等。

二、主要功能

（一）图像的获取与传输

PACS 的首要任务是获得符合 DICOM 标准的图像数据,即接收由影像设备产生的图像信息。其基本内容为:

1. 接收符合 DICOM 标准的数字图像 PACS 可通过网络通讯接收影像设备输出的数字图像,并根据需要进行图像的复合信息校验等预处理。所有纳入 PACS 的图像必须符合 DICOM 标准,且图像清晰度能满足临床诊断、教学、浏览等不同层次的要求。

2. 图像传输 图像传输速度与图像大小、网络带宽、用户多少、资料库大小、服务器性能、工作站性能和存储硬盘速度等有关。例如,CR 图像的大小为 3MB,网络带宽为 100Mbits,网络可利用率为 60%,则单一工作站接收图像的通讯时间为:$3/(100×0.6/8)=0.4s$。

（二）图像管理

图像管理是对已获取的图像进行查询、修改、删除等操作。其主要任务是:提高图像文件的存档和提取的速度和效率,对调用图像的订单安排轻重缓急的顺序,发放用户进入许可,对不同用户要求编制相应的时间表,对特殊用户要求做出快速响应并给以明确答复。

（三）图像处理与显示

图像处理与显示工作站,也称为图像显示/浏览工作站。它具有以下功能:①支持多屏幕显示,以便对比观察;②支持同一检查多序列图像同窗口显示,以便对比观察:同一病人多次检查图像的同窗口显示;不同病人相似检查图像的同窗口显示;不同病人相似检查的多序列图像同步滚动对比;③支持图像调节:如调节亮度/对比度、调节窗宽/窗位、局部放大、翻转、导航等;④支持图像测量:CT 值测量、定位测量、感兴趣区的面积、长度、角度测量等;⑤支持图像标注:可对感兴趣区进行标注、测量、截取、遮盖等;⑥支持图像转换:伪彩色转换、灰阶转换;⑦支持电影回放:播放速度可任意调节。另外,三维重建、多影像融合和计算机辅助诊断也是 PACS 的研发热点。

（四）图像存储

图像存储是将接收的图像与数据库相连接,存放在指定的存储硬件上,以便于图像的调阅。图像存储方式有:在线、近线、离线三种。在线存储一般为无损压缩数据,可提供诊断级的图像,数据量较大,时间跨度较短(3 个月~1 年);近线或离线存储一般为有损压缩数据,可提供临床级的图像,数据量较小,时间跨度较长(1~5 年)。为减少存储服务器的负载压力,提高传输效率,分级存储是必要的。图像存储的主要参数包含三个:响应时间、权限和范围和访问优先级。

三、分类

PACS 最初是从处理影像科数字化的医学图像发展起来的。随着计算机技术、通讯技术和 DICOM 3.0 标准的发展,PACS 已扩展到所有的医学图像领域。根据 PACS 的覆盖范围,可将其分为科室级、全院级、区域级三种类型。

（一）科室级 PACS

科室级 PACS 是指影像科室范围内的图像传输网络,即 mini PACS。

（二）全院级 PACS

全院级 PACS 是将 PACS 能够提供的所有影像服务扩展到医院的每一个科室、每一个部门、每一个角落,即与 HIS 相融合的 PACS。

（三）区域级 PACS

区域级 PACS 一般由政府、保险公司、社会保障部门共同推动,将某个地区的医疗资源应用信息技术整合成为一个统一的平台,为该地区的所有公众提供医疗卫生健康保健服务。它的特点是图像传输要借助公用通信网在广域网上进行。远程放射学正是在区域级 PACS 的基础上发展起来的,远程诊断将成为 PACS 的重要功能之一。

第二节　DICOM 标准

构建 PACS 的基础是医学图像的数字化、标准化、网络化。不同的影像设备之间用网络传送数字图像,需要遵循同一个标准来定义图像及其相关信息的组成格式和交换方法,才能完成图像数据的输入/输出。早期的数字医学影像设备所产生的图像格式都由各设备生产厂商自定的专用格式,别人无法共用,极大地阻碍了 PACS 的发展。美国放射学会(American college of radiology,ACR)和电气制造协会(national electrical manufacturers association,NEMA)于 1983 年成立了一个联合委员会,并于 1993 年发布了 DICOM 标准(3.0 版本),此标准被全世界主要设备生产厂商所接受,现已成为事实上的工业标准。

一、应用范围和领域

PACS 隶属于 RIS 和 HIS,又自成系统。HIS 和 RIS 保存着病人的基本信息和临床资料数据,也保存和传递病人的图像数据。PACS 主要保存病人的图像数据,也使用 HIS 和 RIS 中已有的病人信息,从 HIS 和 RIS 中直接获得可避免重复输入,减少错误发生。在书写诊断报告或复查时,工作站在显示病人图像的同时,还能显示 HIS 和 RIS 中病人的各种临床记录;临床医生也可以在 HIS 中看到病人的各种检查图像,达到信息共享。做影像检查时,病人资料从 HIS 和 RIS 中传输到 PACS;对于曾有过影像检查的病人(复诊病人),利用病人信息检索功能,PACS 能将长期保存的数字图像调出,传输到书写报告的工作站,以便医生前后对照。检查完成后,图像和诊断报告随即传回到 HIS 和 RIS,临床医生能立即看到。临床医生的工作站也有图像分析处理功能。DICOM 标准是医学影像设备之间数字图像信息交换的保证。符合 DICOM 标准的医学影像设备之间可以互操作,这决定了 DICOM 标准的应用范围很广,与 PACS、RIS、HIS 等系统均有重叠(图 9-1)。

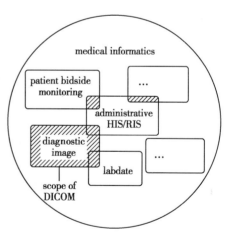

图 9-1　DICOM 标准领域(PACS/HIS/RIS)的模型图

二、主要内容

DICOM 标准经过多年的丰富和发展,目前基本内容主要包括以下 15 项内容。

（一）概述

简单介绍了概念及其组成,对设计原则进行了描述。

（二）兼容性

说明了兼容性定义和方法。兼容性是指遵守 DICOM 标准的设备能够互相连接和操作的能力。这部分定义了声明的结构和必须表现的信息。包含三个主要部分:①可以识别的信息对象;②支持的消息服务;③支持的通信协议。

(三)信息对象定义

DICOM 把每个图像包装成一个信息对象定义(information object definition,IOD),每个 IOD 是由其用途和属性构成的,有普通型和复合型两种。信息对象定义有普通型和复合型两种。信息对象与特定的图像种类相对应,普通信息对象定义只包含应用实体中固有的那些属性;复合信息对象定义可以附加不是应用实体所固有的属性,如 CT 图像的信息对象既包含图像固有的图像日期、图像数据等图像实体的属性,又包含了如病人姓名等并不属于图像本身的属性。复合对象类提供了表达图像通信所需求的结构性框架,使网络环境下的应用更加方便。

(四)服务类

服务类是将信息对象与作用在该对象上的命令联系在一起,并说明了命令元素的要求以及作用在信息对象上的结果。典型的 DICOM 服务类有查询/检索服务类、存储服务类、打印管理服务类等。服务类可以简单理解为 DICOM 提供的命令或提供给应用程序使用的内部调用函数。这部分实际上说明的是 DICOM 消息中的命令流。

(五)数据结构和语义

这部分着重说明的是有关 DICOM 消息中数据流方面的内容,说明 DICOM 应用实体如何构造从信息对象与服务类的用途中导出的数据集信息,给出了构成消息中传递的数据流编码规则、值表示法和传输语法等。数据流是由数据集的数据元素产生的,几个数据集可以被一个复合数据集引用或包容。一个复合数据集可以在一个"数据包"中传递信息对象的内容。此外也定义了许多信息对象共同的基本函数的语义,即要求的条件、完成的结果、实现的功能等。

(六)数据字典

它是 DICOM 中所有表示信息的数据元素定义的集合,在 DICOM 标准中为每一个数据元素指定了唯一的标记、名字、数字特征和语义。这样在 DICOM 设备之间进行消息交换时,消息中的内容具有明确的无歧义的编号和意义,可以相互理解和解释。

(七)消息交换

消息由用于交换的一个或多个命令以及完成命令所必需的数据组成(包括消息服务单元、应用上下文命令字典和应用上下文名称唯一标识符的索引等),是 DICOM 应用实体之间进行通信的基本单元。这部分说明了在医学图像环境中的应用实体用于交换消息的服务和协议。

(八)消息交换的网络支持

说明了 DICOM 实体之间在网络环境中通信服务和必要的上层协议的支持。这些服务和协议保证了应用实体之间有效和正确地通过网络进行通信。DICOM 中的网络环境包括开放系统互连(open system interconnection,OSI)和工业标准传输控制协议/因特网互联协议(TCP/IP)两种参考模型,DICOM 只是使用而不是实现这两类协议,因而具有通用性。

(九)消息交换的点对点通信支持

说明了与 ACR-NEMA2.0 相兼容的点对点通信环境下的服务和协议。它包括物理接口、信号联络过程以及使用该物理接口与 OSI 类似的会话/传输/网络协议及其服务。

(十)介质交换的介质存储和文件格式

此项说明了一个在可移动存储介质上医学图像信息存储的通用模型。提供了在各种物理存储介质上不同类型的医学图像和相关信息进行交换的框架,以及支持封装任何信息对象定义的文件格式。

(十一)介质存储应用

它是用于医学图像及相关设备信息交换的兼容性声明,给出了 DSA、US、CT、MRI 等图像的应用说明和 CD-R 格式文件交换的说明。

(十二)介质交换的物理介质和介质格式

它提供了在医学环境中数字图像计算机系统之间信息交换的功能,这种交换功能将增强诊断图像和其他潜在的临床应用。这部分说明了特定的物理介质特性和介质格式,具体说明了各种规格的存储介质,例如 MO 磁光盘和 CD-R 可刻写光盘等。

(十三)点对点通信支持的打印管理

定义了在打印用户和打印提供方之间点对点连接时,支持 DICOM 打印管理应用实体通信的服务和协议。点对点通信卷宗提供了与第 8 部分相同的上层服务,因此打印管理应用实体能够应用在点对点连接和网络连接。点对点打印管理通信也使用了低层的协议,与已有的并行图像通道和串行控制通道硬件硬拷贝通信相兼容。

(十四)灰度图像的标准显示功能

这部分提供了用于测量特定显示系统显示特性的方法。

(十五)安全性概述(security profiles)

在两个通信的应用程序之间交换信息时应遵守的安全规则。它不研究访问控制时的安全规则,只提供适当的技术手段,让两个应用程序通过交换足够多的信息来实现安全。例如两个应用程序通过 DICOM 协议连接上,它们实际上同意并接收了对方实体的安全级别。这时,主应用程序信任对方在它们的控制下能够保持它们数据的保密和完整性。当然这种级别上的信任也可由本地的设置得到。

应用程序可能并不相信其所处的通信线路是完全安全的。在通信的过程中,信息有可能被篡改,也有可能被截获用于不法用途,基于这种情况,DICOM 标准规定通信双方需要安全认证。应用程序可以根据现实情况(网络范围),有选择地使用何种级别的认证。

三、文件格式

DICOM 文件是指按照 DICOM 标准而存储的医学文件。它一般由一个文件头和一个数据集合组成。

(一)文件头

文件头包含标识数据集合的相关信息。每个文件都必须包括该文件头。文件头由前言开始,接下来是前缀,它是一个长度为 4 的字符串"DICM",可以根据该值来判断一个文件是不是 DICOM 文件。

(二)数据元素

在 DICOM 文件中最基本的单元是数据元素。

(三)数据集合

数据集合是由数据元素按照指定的顺序依次排列组成的。

DICOM 文件数据集合不仅包括医学图像,还包括许多和医学图像有关的信息。例如,病人信息、图像大小等。

对于 DICOM 文件,一般采用显式传输方式,数据元素按照标签从小到大的顺序排列。DICOM 数据集合是按照 DICOM 标准 PS3.5 部分来编写组成的(图 9-2)。

四、网络结构

(一)信息交换的网络支持

DICOM 的网络传输协议是与开放系统互连(OSI)协议相对应的。OSI 参考模型有 7 层,每层的功能简述如下:

1. 物理层　传输数字信息到连接的设备。它通过电缆或光缆传输比特数据流,同时定义了电缆线如何连接到网卡,数据编码如何和数据流同步,比特数据流的持续时间以及比特数据流如何转换为可在缆线上传输的电或光脉冲信号。

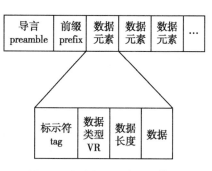

图 9-2　DICOM 文件结构模型

2. 数据链路层　在物理连接的基础上实现点对点传输。从网络层向物理层发送数据帧(存放数据的有组织的逻辑结构),接收端来自物理层的比特数据流打包成数据帧。控制信息包括帧的类型、路由和分段信息。

3. 网络层　把数据路由到不同网络。它负责信息寻址,将逻辑地址与名字转换为物理地址,通过分组交换和路由选择,实现数据块传输。

4. 传输层　工业标准传输控制协议(TCP)确保可靠地传输全部信息。这一层将信息重新打包,将长的信息分成几个报文,并把多个小的信息合并成一个报文,从而使报文在网络上有效地传输。提供流量控制和错误处理能力。

5. 会话层 管理设备间的会话(开始、停止和调整传输顺序)。在两个应用进程之间,管理不同形式的通讯会话,并在数据流中放置监测点来保持用户任务之间的同步。

6. 表示层 提供数据转换的语法(编码格式、转换格式等)。转换主机间的不同信息格式和编码的方式,也称为网络转换器。在发送方,表示层将应用层发送的数据转换成可辨认的中间格式;在接收方,将数据的中间格式转换成应用层可以理解的有用格式。表示层负责协议转换、数据加密、数据翻译等功能。

7. 应用层 为网络提供服务功能和供用户使用的应用程序。一般包含所有的高层协议,主要由DICOM 消息服务元素协议和 DICOM 协议组成。DICOM 协议是建立在传输控制协议(TCP)和因特网互联协议(IP)之上的高层协议,其主要作用是将要传输的数据封装成 TCP 协议数据单元(protocol data unit,PDU)形式传输给传输层,以及将接收的 TCP PDU 形式的数据转化成一般的数据格式;进行指定方式的通信(电子邮件、文件传送、客户机/服务器)执行"打开"、"关闭"、读写文件等操作,执行远程作业,获得关于网络资源的字典信息。由于应用层支持消息交换的操作和服务,也被称为"连接控制服务单元(association control service element,ACSE)"。

由于 TCP/IP 协议高效而简洁,DICOM 标准又定义了支持 TCP/IP 传输 DICOM 对象的上层协议(对应于 OSI 的表示层、会话层和应用层),TCP/IP 成为了常用的通信协议。网络支持在 DICOM 的下层,是基础部分,图 9-3 是 DICOM/OSI 协议的层次结构。

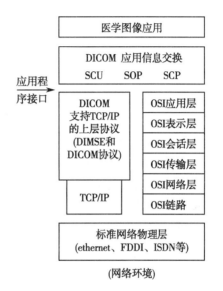

图 9-3 DICOM-OSI 模型结构图

（二）信息对象定义

信息对象与特定的图像种类相对应,图像信息对象定义(IOD)有 4 个层次:①病人(patient)层;②研究(study)层;③系列(series)层;④图像(image)层。病人层包含病人的基本资料,是最高层次;研究层是最重要的层次,包含检查种类(CT、MRI 等)、检查日期;系列层包含检查形态和扫描条件、视野和层厚等;图像层包含获取的位置属性、图像像素信息等。

（三）信息服务

信息对象定义(IOD)只是服务的对象,信息服务则定义了服务的内容。如存储、查询/检索、传输、存档,打印等服务类。信息对象加服务,就组成了服务对象对(SOP),一个 DICOM 兼容设备必须兼容一个或多个 SOP,即设备支持特定图像和 SOP 规定的操作,还必须符合服务类用户(SCU)或服务类提供者(SCP)的身份。提供服务、执行命令的一方是 SCP,接收服务、发出命令的一方是 SCU。在 PACS中,图像工作站是影像设备的传输服务类提供者(SCP)、存档服务器的传输服务类用户(SCU)、查询/检索 SCU 和 SCP,也是打印机的打印服务类用户(SCU)。存档服务器是影像设备和工作站的存档 SCP,也是工作站的传输 SCP、查询/检索 SCU 和 SCP。影像设备是影像工作站的传输 SCU、存档服务器的存档 SCU 和打印机的打印 SCU。打印机是影像设备和工作站的打印 SCP。

为实现信息交换,DICOM 标准要求消息服务单元完成以下操作:①应用程序通过应用程序接口(API)发出 DICOM 功能服务要求;②DICOM 服务器构造应用实体,把 API 参数放入应用实体上下文;应用实体根据上下文功能,要求调用对应的 DICOM 上层服务功能;③DICOM 上层服务功能将相关参数组成 TCP 协议数据单元(PDU)包,传递给 TCP 套接字接口进行封装;对于 SCU,DICOM-MSE 用于发送请求命令和接收响应命令;而对 SCP,DICOM-MSE 用于接收请求命令和发送响应命令等;④操作系统的 TCP/IP 服务通过物理网络,将数据传送到目标计算机;⑤目标计算机收到信息后,回送应答信息。

五、网络接口与通讯

两台计算机进行通讯,需要请求 DICOM 给予支持,首先要进行通讯的起始设定。

（一）起始信息的交换

如果 A 系统想要与 B 系统通信,则先要发出一个起始信息,其中应包含以下内容:①A 系统本身能支持的 SOP 有哪些;②针对每个支持的 SOP,A 系统必须说明它是如何编码(压缩)这些"传输语法"资料的,给出自己可用的传输语法清单,传输语法规定了传送内容的编码方式、字节发送的次序和图像的封装形式等;③A 系统可以扮演哪些 SCU/SCP 的角色。

B 系统接收到这些起始信息后,把这些资料和本身支持的部分作对照后,就能整理出双方共同的SOP 和传输语法,再将所有的对应部分包装成一个信息,回送给 A 系统。通信起始信息设定完成后,两者就能进行信息交换了。图 9-4 是上述过程的示意图,假设 A 是 MRI 设备,B 是存档服务器。

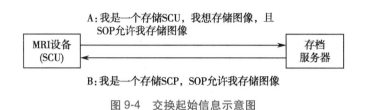

图 9-4 交换起始信息示意图

（二）图像信息存储（storage）

它是 DICOM 标准中的一个协议。其主要功能是实现图像的存储。其工作过程是:带 storage 功能的设备通过正确的配置可以将设备已经采集的 DICOM 图像发送给 PACS。例如,将 MRI 图像传送到存档服务器,工作过程如下:

1. 包装　MRI 设备将图像包装成信息对象定义(IOD),再加上 storage 信息服务,包装为网络通信信息,向 PACS 发出信息服务申请。

2. 解包　存档服务器接收信息后,进行解包,判读命令部分,将 MRI 图像读出,并存入硬盘。

3. 回答　服务器发出回答信息,通知 MRI 设备,已完成存储。MRI 设备收到后,即完成了通信。

（三）工作列表（work list）

它是 DICOM 标准中的一个协议,是方便影像科检查流程的一个服务。其主要功能是将病人信息转化为影像设备所需要的工作列表。其工作过程是:带 work list 功能的设备通过正确的配置可询问(query)PACS 或者 HIS 系统,从中获取所要病人的基本信息到设备的工作表(schedule)以方便检查,减少差错率。

（四）打印（print）

它是 DICOM 标准的打印服务协议,是将图像传送至 DICOM 打印机。其工作过程是:带打印功能的设备(如影像科大型影像设备,PACS 的图像诊断工作站)可将病人的图像传输到激光打印机并打印出胶片。

实现 storage、work list、print 协议的三个条件是:设备之间的 IP 地址、端口号、应用实体程序标题(AE title)。由 SCU 给 SCP 提供参数或者互相提供参数,通常一些设备上会有主机名,这一般是填写 IP 地址。即使同时添加 storage、work list,如果是同样的 IP,那么主机名也必须一致。AE title 是配置影像设备 DICOM 服务必不可少的参数之一,对于某一台影像设备,各个 DICOM 服务可以对应不同的 AE title,当然这些 DICOM 服务也可以对应同一个 AE title。AE title 是一个字符串,但是这个字符串在要配置的 RIS/PACS 网络中必须是唯一的。因此,AE title 是这个网络中某一个(或几个)DICOM 服务的唯一标识。

第三节　应　　用

RIS 是放射科有关信息管理的基本工具。由于放射检查所产生的医学图像数据量大,采集和再现需要专门的技术,并且 DICOM 3.0 允许 RIS 数据库镶入其中,因此通常把图像存储与传输部分单独作为一个系统来开发和应用,即 PACS。

HIS 利用计算机、网络通信技术等现代化手段,使医院及其所属各部门对人流、财流、物流进行信

PACS 影像
诊断工作站
(视频)

息化综合管理,对医疗活动各阶段产生的数据进行采集、存储、处理、提取、传输、汇总、加工生成各种信息,从而为医院的整体运行提供全面的、自动化的管理和各种服务。

一、医院信息系统简介

医院信息以受检者医疗信息为核心,总体可分为管理信息(management information)和临床信息(clinical information)两大类。采集、整理、传输、汇总、分析这些信息就形成了以财务为中心的医院管理信息系统和以受检者信息为中心的临床信息系统。

(一)医院信息系统功能划分

医院是一个信息点分散、信息种类多、信息量大的机构,鉴于医院信息系统的目标、任务和性质,决定了医院信息系统是各类信息系统中最复杂的系统之一。原卫生部关于《医院信息系统基本功能规范》中根据数据流量、流向及处理过程,将整个医院信息系统划分为以下五部分:①临床诊疗部分;②药品管理部分;③经济管理部分;④综合管理与统计分析部分;⑤外部接口部分。

1. 主要目标　临床信息系统必须能够为医疗相关部门提供大量方便、实用的信息处理工具,以减轻医务人员信息处理的负担,提供工作效率和医疗服务质量。

2. 设计方法　临床诊疗部分主要以受检者信息为核心,将受检者诊疗过程作为主线,医院所有科室将沿此主线展开工作。

3. 主要功能模块　HIS 系统结构如图 9-5 所示。

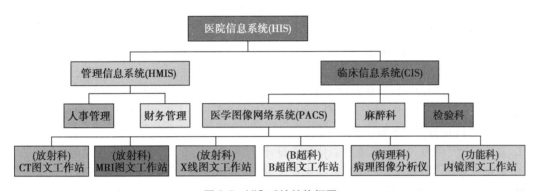

图 9-5　HIS 系统结构框图

(1)医生工作站:医生工作站是临床信息系统中最重要的子系统之一。系统提供病历文件的处理工具,医生能够随时查看受检者以往的病历,了解医技科室提供的检验结果、检查报告、检查所产生的图形和图像;利用医生工作站提供的病历书写工具完成病历的书写与修改;通过医嘱录入功能快速准确地下达医嘱等。

(2)护士工作站:接收医生工作站下达的医嘱,帮助护士完成大量医疗记录和执行单的转抄任务,并通过网络将各种执行单传送到各个部门;系统同时提供护理病历的处理工具,如由护士执行的体温、血压、入出量等数据的记录,各种护理诊断信息的处理,各种执行单的操作登记等。

(3)放射信息系统 RIS/PACS:受检者的预约、检查登记、检查队列的生成、检查图像的采集、图像的显示、检查报告的生成、报告审查与阅片讨论、胶片的打印等放射科的工作业务信息处理。

(4)检验信息系统(LIS):接收病房或门诊传送来的检验申请,将接收的标本处理后进行各种实验,然后生成实验报告,自动将结果传回到 LIS 中,LIS 再将审核的结果传送到门诊或病房医生工作站。LIS 系统除完成日常检验信息的传递与处理外,还有实验室质量控制、试剂管理等功能。

(5)手术信息系统(OIS):根据病房医生提出的手术预约申请,安排麻醉师、手术护士,并可为麻醉医师及相关人员提供受检者的病历、检查和检验结果等信息的查询,以便医护人员做好术前准备;并记录术中信息及手术费用,还可进行工作量统计等;采集和记录手术过程中的各种数据,通过监护设备和麻醉机自动采集受检者体征数据;提供下达医嘱和书写病历的工具,使医生能够在术中及时完成处置信息和病历所需要记录信息的处理。

由此可见,HIS 技术先进,功能强大,各个子系统之间随时有信息的交换和共享。如何实现这种多系统之间信息的共享,这就要求在系统设计时必须认真做好总体数据规划,遵循各种医疗信息的编码标准和交换标准。

（二）医院信息系统体系结构

随着系统的大型化、复杂化,及软件设计体系结构的不断发展,医院信息系统(HIS)的体系结构经历了三个发展阶段。

1. 第一阶段　文件服务器方式下部门与业务条块级的应用。文件服务器上安装应用软件和数据库,由应用程序与关系数据库共享统一文件系统,PC机可以共享局域网文件服务器上的应用软件和数据库或连在打印机服务器上的打印机,这种数据处理的模式一般称为单层结构。

2. 第二阶段　以受检者信息及财务管理为主线的完整的 HIS 应用,是一种两层结构的系统。第一层在客户机上安装功能各异的应用程序,第二层在服务器上安装数据库管理系统(DBMS)。在这种模式下,应用被分为前台和后台,前台处理用户接口和交互,只有系统中预定义好的请求(sql 命令)可以送到服务器,在服务器上的后台部分负责处理请求,得到结果后把它们通过网络送回客户机。

3. 第三阶段　20 世纪 90 年代中期以后,由于分布式计算机技术和 web 的迅速发展,数据库应用系统出现了三层模式,即对两层模式进一步任务细分和功能划分,在客户层与数据库服务器之间增加了中间件(mid-ware)应用服务器,由其处理应用系统的业务逻辑,客户端程序只处理界面的显示。由中间层与数据库通信,客户端因为不需要与数据库通信,所以不需要安装数据库的客户端程序和数据库驱动程序,使客户端程序变得更小、更快,便于客户端的维护和升级。

随着分布式处理技术趋于成熟,依据协作组件,利用三层应用程序体系机构来构建 HIS 应用程序是未来我国 HIS 的发展方向。

（三）医院信息系统建设内容

无论开发什么规模、什么企业的应用系统软件,除了选用先进的开发方法、利用先进的开发工具、开发技术以外,都必须做好以下几方面工作,医院信息系统的建设也是如此。

1. 系统分析　系统需求分析、可行性分析、医院业务流程调查与分析、数据流的调查与分析、数据字典的建立、系统化分析与逻辑模型的建立。

2. 系统设计　系统设计包括系统总体结构设计定位、系统功能需求分析、系统功能模块。

3. 数据库设计　数据库设计包括数据库需求分析、数据库概念结构设计、数据库逻辑结构设计、数据库机构的实现、数据库仓库的构建。信息系统归根到底是数据处理系统,它是以数据库为核心的。

4. 信息系统的服务器端与客户端应用设计　此设计包括信息系统的软件体系结构、服务器端应用设计与运行、客户端应用设计与运行。

（四）医学信息的标准化

随着 Internet 的广泛应用、电子病历和远程医疗的逐步实用化,受检者的医疗信息不再仅仅隶属于几个科室和医院,而将会在一个更广大的区域内、甚至是全球范围内被授权者所共享。信息能被共享的一个前提条件就是信息的标准化。

1. 信息标准化定义　狭义的信息标准化是指信息表达上的标准化,实质上就是在一定范围内人们能共同使用的对某类、某些、某个客观抽象的描述与表达。医学信息的标准化是特指信息标准化在医学领域的具体应用。

广义的信息标准化不仅涉及信息元素的表达,而且涉及整个信息处理:包括信息传达与通信、数据流程、信息处理的技术与方法、信息处理设备等。

2. 国际常用医学信息标准介绍

（1）电子病历信息标准化:医疗业务行为的信息化和医疗活动资料的信息化采集、存储、管理、再利用将是数据化医院建设的核心,而其中电子病历则是重中之重,为了能够提高信息共享的效率,电子病历必须具有良好的结构化、标准化的形式。包括以下标准:①基于国际化标准的结构模型 XML;②国际疾病分类(international classification of diseases, ICD);③ICD-9-CM-3 手术操作编码;④SNOMED (systemized nomenclature of human and veterinary medicine)系统医学命名法。

（2）DICOM 医学数字化图像通信标准:DICOM 是一个专门用于数字化医学图像传送、显示与存储的标准。

（3）子系统间无缝连接的标准化。

3. 医疗信息交换标准 HL7　前期医院信息系统都各自为政,相互间的数据结构各不相同,使得系统之间无法整合。为使各个系统间实现信息充分分享,只有进行大量的医学电子信息交换,这就需要一个标准。1987 年,美国推出的 HL7,是一个专门规范医疗机构用于临床信息、财务信息和管理信息、电子信息交换的标准,目前已成为应用最广泛的医学电子信息交换标准,其主要目标就是提供医疗计算机应用程序之间进行数据交换、管理和数据整合的标准。

HL7 标准的通信协议参考了 ISO-OSI 参考模型,通信规则对应开放系统互连(OSI)模型第 7 层从应用程序到应用程序接口的概念定义;主要关注应用程序之间被交换的数据、交换时间、交换规则及应用程序间通信的特殊错误的定义;另外还定义了第 6 层的内容,如信息的语法和语义。基于 HL7 标准数据交换的基本原理是使每个系统按照 HL7 标准自由地进行消息交换,按照协议的通信规则发送至接收系统,接收方进行解析,再转化为应用程序数据,从而实现系统间的数据交换。

HL7 适用于医院内部不同子系统之间交换受检者信息、临床检验信息、医疗费用信息,同时也适用于医院之间、医院与保险公司、医院与上级主管部门之间大量的信息交换。

4. 全面医疗集成(integrating the healthcare enterprise,IHE)　IHE 是工作流程的标准,解决的是不同的 IT 系统间的协同工作问题。虽然当前 IHE 的应用集中在影像诊断和 PACS,但其方法学和实现技术正在发展并推广到整个企业。

IHE 的目标是整合医院环境中以设备为主的各种信息资源,包括 HIS、LIS、RIS、EIS 等,而这些系统的最终信息都可以为病历所容纳,"全面医疗集成"的核心就被赋给了电子病历(computerized patient record,CPR 或 electronic medical record,EMR)。

二、全院级 PACS 规划和建设

（一）全院级 PACS 分析

近年来,信息化建设已成为医院管理与经营的一大热点。PACS 的发展经历了从低级到高级、从技术研究到广泛商业应用的过程。PACS 发展到今天已被医疗机构广泛接受并且日益普及,正在向更高级应用的全院级和区域级 PACS 方向发展(图9-6)。根据世界卫生组织相关专家的分析,下一步 PACS 技术的发展将集中在以下几方面:完善系统架构设计,提升应用程序性能;采用三维重建技术,提高图像处理效率;开发多态影像融合技术,提高诊疗质量;改进存储体系,增强系统的可靠性和灵活性。

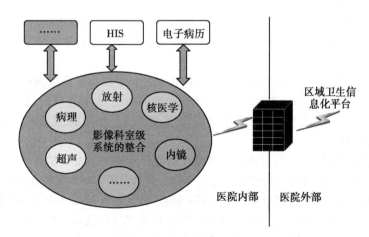

图 9-6　全院级 PACS 示意图

（二）全院级 PACS 设计

基于多影像融合的全院级 PACS 的主要技术关键点为:

1. 采用多影像融合技术,实现多源医学数据协同应用　目前,医学影像检查形式多样,各项检查均有自身的特点和优势,但又都存在缺陷和局限性。而多影像融合技术的研究应用,则可有效解决这一问题。医学影像融合是信息融合技术在医学影像学领域的应用。它利用计算机技术,将各种影像学检查所得到的图像信息行数字化综合处理,将多源医学影像数据协同应用,进行空间配准后,产生一种全新的信息影像,以获得研究对象的一致性描述,同时融合了各种检查的优势,从而达到计算机辅助诊断(computer aided diagnosis)的目的(图9-7)。

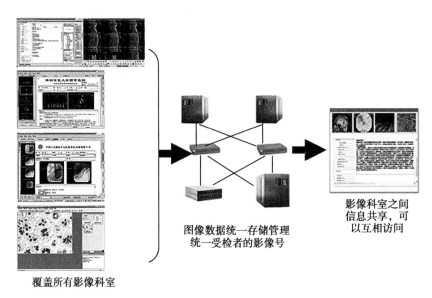

覆盖所有影像科室

图像数据统一存储管理
统一受检者的影像号

影像科室之间
信息共享,可
以互相访问

图 9-7　影像科室系统整合

2. 基于智能客户端的系统架构设计　信息系统的实现最终要落实到具体的应用开发平台。客户/服务器(C/S)结构已成为新一代医院信息系统的首选运行平台。

全院级 PACS 采用基于智能客户端的设计模式来构建系统架构。该模式是由新一代 Microsoft. NET 构架支持的应用程序,将 Windows 平台跟 Internet 应用结合起来。它能利用用户端计算机本地的处理资源,并可智能地链接到利用 web 服务进行通信的分布式数据源。智能客户端需要在用户计算机上装入并运行程序,可以给予用户丰富的体验、高级的功能及快速的响应;同时,它又易于管理,可以集中部署和升级,并提供远程访问。为了保证最快的响应速度,智能客户端只交换所需要的数据,可以在线和离线工作。

3. PACS 服务器架构及存储系统

(1) PACS 服务器架构:在服务器方面,两台 PACS 中心服务器通过双机软件搭建成双机热备的架构,如两台服务器中的任何一台出现故障,另一台服务器就会自动接管故障服务器的工作,以保证 PACS 的业务 24h 不间断。

(2) PACS 分级存储系统设计:医院影像设备的发展使医学影像数据量激增,考虑到每年 8TB 左右的数据量,以及不断扩充新的设备和增加其他影像科室的应用,而且在线数据要求保证一年,对 3~5 年数据进行归档管理,离线数据系统全备份等需求,迫切需要一种可靠、灵活的大容量存储系统来满足 PACS 的应用和发展。

(3) 虚拟化数据管理平台设计:PACS 存储系统的设计也需要具备高扩展性和灵活性,需要支持容量增长的高度可扩展架构和对异构存储环境的支持。但目前医院的 PACS 多呈现设备异构化严重、海量数据移动困难、管理复杂、投资成本居高不下等特点,因此在存储设计中,可利用存储虚拟化技术来解决这些问题。通过存储虚拟化,用户不用再去关心存储环境中低层物理环境的复杂性,也不用再去关心设备异构与否、协议是否统一。虚拟化使存储的统一管理成为现实,用户可以通过选择完善的存储技术来满足不断增长的需要。在存储虚拟化技术的基础上,通过采用标准化的连接技术和统一的复制、镜像、快照等存储技术可以实现海量数据的快速移动和简单管理,从而为提供标准化存储服务打下坚实的架构基础。

(4) PACS 网络设计:在网络连接方面,为了避免单点故障,使用两台光纤交换机、4 块光纤卡和 12 根光纤线连接中心存储与两台 PACS 服务器。两条链路采用了负载均衡的模式,任何一条链路出现故障都不会影响 PACS 的正常工作。骨干网采用 1 000M 接口,保证每个到桌面可得到 100M 带宽,在安全性及浏览速度上完全可以满足医院影像诊断的需要。

（三）HIS 与 PACS 的选型原则

在实现以数字化医院为目标的医院信息化建设软件规划和选型中,应遵循以下几条原则:

1. 成熟性原则　在进行软件规划和选型时,要坚持选择那些经多家医院长时间运行,并被实践证明是成熟的医院信息系统。

2. 实用性原则　要选择那些能满足医院信息化建设的总体目标和实际需要的系统,其次才是资金和其他因素。

3. 标准化原则　在进行软件规划和选型时,要坚持选择那些遵循标准接口的系统,以便信息能够方便地交换和共享。

4. 集成性原则　数字化医院建设是一个复杂的系统工程,其开发和实施的难度非常大,通常依靠一家 IT 公司很难顺利完成,必须把多家各有特色的产品和功能集成在一起。

5. 一致性原则　一致性原则就是医院在软件规划和实施过程中,一定要坚持数据一致性和高度共享的原则,避免产生内部信息孤岛。

三、HIS 与 RIS、PACS 的融合

（一）融合的必然性

1. RIS-PACS 的融合　影像检查的图像与影像检查信息是密切相关的。在早期开发的系统中,RIS 与 PACS 是分别独立开发的两套系统,RIS 用于处理检查报告和受检者的检查申请信息,PACS 用于显示和处理影像图像。然而,影像医生看图像和书写报告是同时进行的,人们越来越感觉到这两种系统应该密切地结合。为此在许多标准中都制定了信息沟通的规范,如在 DICOM 标准中就规定了通过工作列表(work list) 和一系列信息对象来传输和描述受检者检查过程和报告产生过程中使用的信息,使放射信息系统能够与 PACS 很好地结合在一起。在 IHE 框架方案中也规定了信息沟通的规范框架,在 RIS 和 PACS 信息融合的过程中,放射信息系统主要向图像管理系统传输受检者预约信息、检查工作清单信息;在系统功能融合上,放射信息系统可以在书写报告过程中查询和调阅图像,还可以通过系统的授权对图像采取保护,以防数据的丢失和滥用。在 PACS 中 RIS 仍然起着图像管理和控制图像流向的作用。

2. HIS-PACS 的融合　HIS 通常是运行在医院范围的信息管理系统,为各个子系统提供诸如受检者基本情况、费用发生情况、治疗计划及检查结果之类的信息服务。而 PACS 也是以局域网为基础,只要提供一定的接口,PACS 就可以从 HIS 获取信息;反过来,它也可以给 HIS 提供数据。为此,PACS 的成功应用有赖于医学图像同 HIS 或 RIS 中相关数据的集成。

（二）HIS-PACS 融合面临的问题

临床信息系统由许多子系统组成,子系统的数目可多达几家甚至十几家,在医院中存在着不同时期、不同厂家的多个子系统。并且,医院希望各种数据实现高度共享,各系统能实现一体化,为以受检者为核心的医院业务提供系统支撑。为此,系统集成实现的关键在于解决异构系统之间的互连和互操作性问题,它是一个多厂商、多协议和面向各种应用的体系结构。这需要解决各类设备、子系统间的接口、协议、系统平台、应用软件等与子系统、建筑环境、施工配合、组织管理和人员配备相关的一切面向集成的问题。系统集成操作、流程、数据三个方面的整合。

（三）集成方法与原则

医院信息系统覆盖了受检者在院期间的各个诊断治疗环节,各部分之间信息高度共享。为保证每个局部系统都能与整个系统相集成、保证局部系统的变化不会导致整个系统的改变、并与系统将来的发展相适应,在这样的系统中,应该建立贯穿各局部系统的信息主线,每个局部系统都必须按照信息主线的要求与整体建立接口。信息主线与接口在设计中表现为统一的数据结构。遵守共同的标准是实现互操作的重要基础,DICOM、HL7 和 IHE 的应用为 PACS、HIS 互操作提供了有力的技术支持。

（四）HIS-PACS 融合需求分析

1. 输入需求　医院在建立 PACS 时,把 PACS 与 HIS 融合作为其主要目标之一。由于大型医疗设

备大多是进口设备,文字输入只能用汉语拼音和英文,这样一来每天输入大量受检者的完整信息就变成一项艰难的工作。通过与 HIS 融合,在影像服务器接收 DICOM 数据后,利用 HIS 中受检者的基本信息来代替原英文信息,并补充一些没有的数据,在 PACS 中实现了 DICOM 信息的中、英文转换。

2. 信息共享 实现检查申请、检查报告、处置等受检者医疗文字信息的相互传递,实现临床科室与检查科室及各检查科室之间的影像信息共享(图 9-8)。

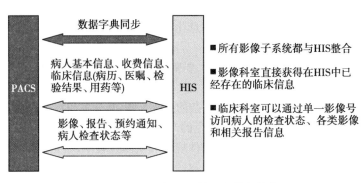

图 9-8 PACS 与 HIS 的双向信息整合

3. PACS 与 HIS 融合系统设计方案

(1) 医院系统的环境与接口方式:目前医院客户端基本使用 Windows 系统,采用客户端直接调用接口程序(DLL),以函数参数的方式传递要发送的输入信息,并以 XML 字符串格式返回输出信息。接口示意图如图 9-9 所示。

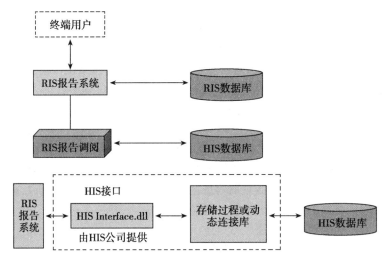

图 9-9 HIS 与 RIS 接口数据流图

(2) 接口流程

1) 门诊流程说明:门诊流程如图 9-10 所示。

2) 住院流程说明:住院流程如图 9-11 所示。

3) 门诊、住院特殊流程说明:

a. 预约项目:门诊医生工作站输入处方时提示预约地点等;门诊医生站显示预约结果;在门诊发票上打印预约地点等信息。

b. 检查科室增加费用:为门诊病人增加项目和药品信息;受检者到门诊收费处收费;到药房领取药物;返回检查科室继续检查。

c. 受检者退费:操作员选择退费项目;确认是否需要取消预约;完成退费。

若为住院病人,则无须在检查前缴费,办理出院手续时统一缴清即可,其余流程与门诊病人无异,不再赘述。

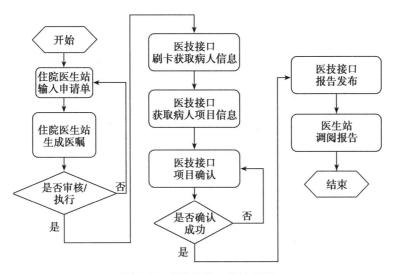

图 9-10　HIS 门诊工作流程图

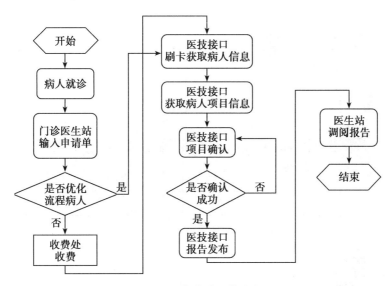

图 9-11　HIS 住院工作流程图

4）体检流程说明：体检工作流程如图 9-12 所示。

4. 实施效果　通过 PACS 与 HIS 的融合，受检者医疗信息可以安全、方便地在两个系统间传输，规范、优化了医院工作流程，实现了全院医疗数据的共享，提高了工作效率和诊断效率。两个系统的融合体现在三方面的信息共享（图 9-13）。

实现 HIS/PACS 融合后，医院获得的效益具体表现在以下几个方面：

（1）实现医学影像资源高度共享：HIS 临床和门诊医生工作站中可以直接调阅 PACS 诊断工作站书写的报告内容，也可通过图像浏览软件直接调阅受检者图像信息；医技科室在书写诊断报告后，各种检查工作站后台可自动统计，并在综合查询中直接调阅，减轻了劳动强度、规范了报告内容；医院内的图像资料查询、教学、培训可以通过网络方式进行。医院之间资料交互方便，可以通过 Internet 进行传输，实现远程会诊。

（2）加快医学影像传输及调阅速度：医院的效益很大程度上取决于医生作出诊断的速度。PACS 的实施及前置服务器的采用，大大缩短了生成报告的时间，并且可避免工作高峰时段网络带宽的瓶颈问题，资料检索迅捷；临床医生可及时调阅受检者的检查诊断报告，及早做出治疗方案，缩短了受检者的住院时间，提高了病床使用率，从总体上增加了医院每年的住院人次，提高了经济效益。

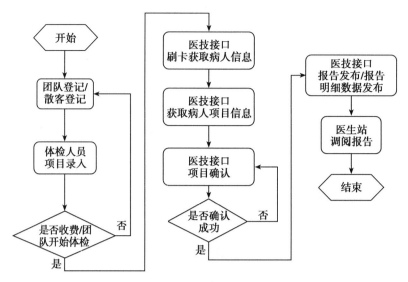

图 9-12 HIS 体检工作流程图

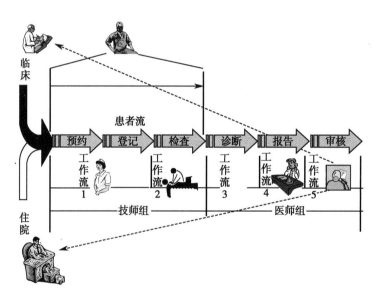

图 9-13 HIS-PACS 融合信息共享

（3）规范医院流程、经济效益明显：HIS 与 PACS 融合的实现，体现在医院流程的再造。系统实施后比实施前优化了工作流程，缩短了受检者在医院的滞留时间。在整个就诊流程中，HIS 与 PACS 之间的信息共享不仅减少了信息的重复录入、减轻了医生的工作量、提高了诊断水平，而且通过交费信息、检查状态信息可以杜绝漏费现象，间接提高医院的经济效益。

（4）无胶片影像管理将降低检查成本：大中型医院每年的胶片费用为几百万元，而建立 PACS 后，数字化图像代替了胶片，医院每年所需的胶片费用大大降低；同时还可以节约用于存放胶片的库房和管理人员方面的开支。

四、远程放射学系统

远程放射学系统（tele radiology system）是 PACS 在空间的延伸，可包含在 PACS 之内，也可自成系统。通常意义下，PACS 是指局限于医院内或放射科室内的图像存储和传输系统，属于局域网通信；而远程放射学系统是通过多媒体通信技术和医学信息相结合而产生的一种新的医学科学。利用各种诸如卫星线路、公用数据网、因特网和电话线路等通信介质作为载体，可以进行远程的多种医疗卫生活动，如远程医疗、远程放射学、远程病理学、远程教育等。

远程放射学系统的基本构成包括医学影像设备和图像显示处理设备、远程通信设备和图像硬拷贝设备等。

目前远程放射学系统有三种。第一种为低速、窄带远程放射学系统。它以普通的 PACS 为基础，以多媒体 PC 为平台。传输速率由微机配备的调制解调器(modem)的速率(144~366kbps)决定。其最大的优点是投资少，通信费用不高。但由于传输速率慢，监视器分辨率有限，因此仅适于 CT、MRI、静态超声图像及个别部位 X 线照片等中低分辨率图像的远程会诊。第二种为中速远程放射学系统。它以 ISDN 为骨干，以计算机工作站为平台，同时配备 X 线胶片数字化仪。ISDN 建立在现有 PSTN 的基础上，通过一对用户线为客户提供多种综合业务，包括电话、数据、图像、电视会议等。它可在普通市话线路上实现基础速率带宽(64~128kbps)的传输，也可在干线网实现主速率带宽(1.92Mbps)的传输。计算机工作站通过基础速率接口(BRI)或主速率接口(PRI)上网；模拟电话、传真机通过适配器上网。ISDN 很适合分散用户间歇型通信。由于工作站采用高分辨力监视器，且传输速率较快，因此这类系统除了对 CT、MRI 等图像的远程会诊外，还可对大部分的 X 线照片、动态超声心动图、CT 血管成像(CT angiography)图像进行会诊。第三种为宽带高速远程放射学系统。它以异步通讯模式(ATM)为骨干，是一种以信息元为单位应用于网络主干的高速联网技术。在同一网络上可以高速传输包括语音、图像、数据等所有形式的信息，其速率高达 2.4Gbps(2 400Mbps)。如此高的带宽可应用到所有领域，但由于成本高，目前真正具有如此高宽带的城域网极少。

远程放射学是目前国内外研究的一个热点，远程放射学作为远程医疗重要的一部分，是较早发展又相对独立的一个领域。不同地点、不同时间的用户可以通过网络同时浏览同一幅图像，进行读片、异地会诊、经验交流等。高质量的影像诊断和分析，大大提高了医疗资源缺乏地区的医疗水平。随着各级 PACS 在医院的实施，以及计算机网络技术和通信技术的支撑，高质量医学影像的获取、传输、归档等问题都迎刃而解，对远程放射学的发展起到了推动作用。但对于远程放射学来说，关键因素是图像质量和速度，而两者又相互制约，特别是现代放射学的发展，使影像的数量越来越大，成为制约远程放射学发展的瓶颈之一。为解决这一问题，国内有些医疗机构正在构建各种规模的远程放射学平台。例如，建立以省级医院影像专家为核心的远程放射学系统。该平台的建设是在远程医疗中心网络和硬件的基础上，通过覆盖省、市、县、乡镇各级医疗机构的网络互联而实现的，它是基于广域网的远程放射学平台，平台包括：数据中心、会诊中心、专家医院的专家桌面终端、会诊医院终端及远程放射学管理机构。可见，远程放射学系统的建立为有效地利用医疗资源提供了技术支撑。

尽管如此，传统远程放射诊断仍然面临网络传输压力大，难以满足即时影像诊断的要求。故云影像处理技术被提出，可用于解决此类问题。云技术(cloud technology)是基于云计算的各种技术的总称。云计算是一种分布式计算机技术，它通过网络计算，将一个大程序拆分成数个小的子程序，经由网络中多部服务器进行搜寻、处理、存储等后，将处理结果反馈给用户。可在仅几秒的时间内，将原本耗时巨大的工程处理完成。通过云技术的处理，影像的传输时间可大大缩短。但是受限于目前国内影像信息系统的现状，云技术在远程放射诊断中的应用还有待进一步发展。

本章小结

PACS 是影像科向数字化、信息化方向发展的产物，主要用于数字化医学图像信息的获取、存储、管理、显示、处理及传输。PACS 应用 DICOM 标准，促进医学影像设备之间的互操作性，使图像的采集、存储、传输更便于计算机处理。医院信息系统能够为医疗相关部门提供大量方便、实用的信息处理工具，以减轻医务人员信息处理的负担，提高工作效率和医疗服务质量。PACS 发展到今天已被医疗机构广泛接受并且日益普及，正在向更高级应用的全院级和区域级 PACS 方向发展。PACS 的成功应用有赖于医学图像同 HIS 和 RIS 中相关数据的集成。远程放射学系统是 PACS 在空间的延伸，可包含在 PACS 之内，也可自成系统。

（史晓霞　胡昊　蔡慧芳）

扫一扫,测一测

思考题

1. PACS 的主要优点有哪些?
2. 简述 PACS 的主要功能。
3. 常用的医学数字图像和通信标准是什么?
4. 简述医院信息系统的构成。
5. DICOM 在 PACS 中的作用是什么?
6. 简述 PACS 的基本结构和各部分的作用。

中英文名词对照索引

参 考 文 献

［1］黄祥国,李燕.医学影像设备学［M］.北京:人民卫生出版社,2014.

［2］韩丰谈.医学影像设备学［M］.北京:人民卫生出版社,2016.

［3］石明国,韩丰谈.医学影像设备学［M］.北京:人民卫生出版社,2016.

［4］石明国.中华医学影像技术学［M］.北京:人民卫生出版社,2017.

［5］赵祥坤,于广浩,李永生.高频 X 线机管电压调整电路的工作原理及故障分析［J］.医疗卫生装备,2013,34(2):133-135.

［6］王恒地.磁共振成像设备影像质量控制标准和流程［J］.中国医疗设备,2013,28(12):19-23.